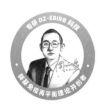

酶基免疫平衡

主　编 周训勇　李胜军

主　审 刘　辉

编　者 赵龙山　黄晓华　邹　丹　张怡轩

　　　　　王　舰　李海威　王光川　耿　人

　　　　　王晓楠　单凤平

U0319520

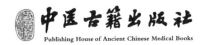

中医古籍出版社
Publishing House of Ancient Chinese Medical Books

图书在版编目（CIP）数据

酶基免疫平衡 / 周训勇，李胜军主编 . -- 北京：中医古籍出版社，2024.6

ISBN 978-7-5152-2841-9

Ⅰ . ①酶… Ⅱ . ①周… ②李… Ⅲ . ①酶—免疫学—研究 Ⅳ . ① R392

中国国家版本馆 CIP 数据核字（2024）第 090797 号

酶基免疫平衡

周训勇　李胜军　主编

责任编辑	王　梅　赵月华	
封面设计	洛客科技有限公司	
出版发行	中医古籍出版社	
社　　址	北京市东城区东直门内南小街 16 号（100700）	
电　　话	010-64089446（总编室）　010-64002949（发行部）	
网　　址	www.zhongyiguji.com.cn	
印　　刷	北京市海天舜日印刷有限公司	
开　　本	710mm×1000mm　1/16	
印　　张	26.75	
字　　数	380 千字	
版　　次	2024 年 6 月第 1 版　2024 年 6 月第 1 次印刷	
书　　号	ISBN 978-7-5152-2841-9	
定　　价	199.00 元	

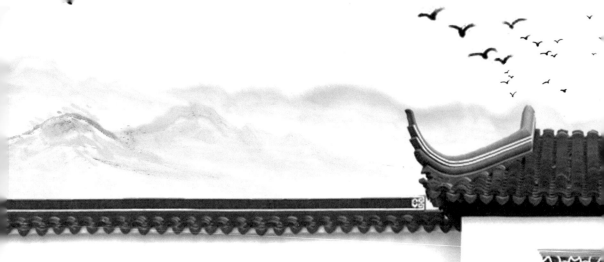

前言

　　随着生命科学领域研究的进展和人类健康事业的进步，人们越加关注人体的健康与长寿。酶与免疫系统的关系是生命科学研究中的核心问题之一，与人体健康和寿命密切相关。全面认识酶在机体代谢中的作用，与免疫系统之间的联系及作用、特点，是我们需要关注的焦点。本书从酶的起源开始，采用通俗的语言，全面介绍酶在人体生命活动中的作用、特点，与免疫细胞、免疫组织间的密切联系，以及相互作用间产生的平衡对人体健康的影响。我们希望为社会奉献一本难得的好书。

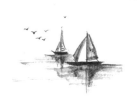

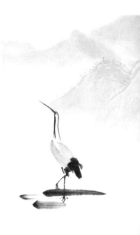

酶基免疫平衡

Enzyme based immune balance

目录

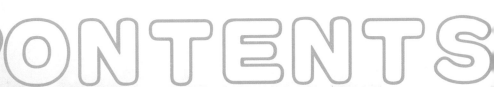

CONTENTS

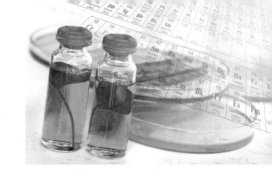

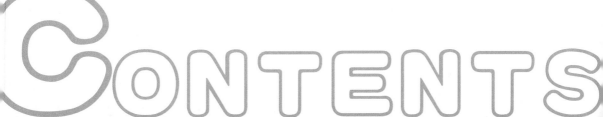

CONTENTS

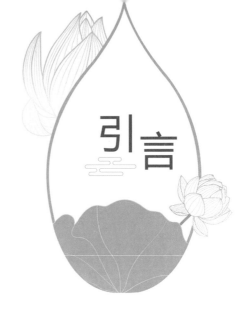

对酶与免疫的认识

　　酶是由生命机体细胞产生的一类具有高效催化作用效应的活性蛋白质，故又有生物催化剂之称。外源酶是通过食物或酶制品给机体提供的需要酶。内源酶是机体产生的自体酶。以呼吸链为核心生命过程中的每一个代谢环节，细胞的代谢与调控都离不开酶的作用存在。只有酶存在时，人体内才能进行各项生物化学反应，每个细胞正是由于酶的存在才表现出完整的生命活动。人体内酶相对越多，越完整、平衡，其生命活动就越丰富，人体就越健康。

　　免疫系统是机体执行免疫功能的重要系统。这个系统由中枢免疫器官和外周免疫器官（骨髓、胸腺、脾脏、淋巴结、扁桃体、小肠集合淋巴结、阑尾等）组成。免疫细胞组成包括淋巴细胞群、单核吞噬细胞、中性粒细胞、嗜酸粒细胞、嗜碱粒细胞、肥大细胞、血小板等，以及具有免疫活性的物质像抗体、补体、白细胞介素、干扰素、肿瘤坏死因子、溶菌酶等细胞因子。

　　人体免疫系统具有三大功能，即：①免疫防御，负责识别和清除外来入侵机体的病原微生物等。②免疫自稳，即通过调节自身免疫耐受使免疫系统内环境保持稳定，清除死亡和衰老细胞。③免疫监视，随时发现和清除体内产生突变的肿瘤细胞及其他有害的成分。

现代研究证明，人体细胞内进行的几乎所有的生命活动都与酶有关系，并且酶的产生也是在大量酶的参与下完成的。从氧化还原，DNA 的复制到酶原形成，再到形成功能，都离不开酶的作用。免疫细胞也是如此，免疫细胞在体内执行功能的过程中都离不开产生酶类或与酶类的相互作用，或者说是在酶的参与下完成的。免疫细胞从初始到活化、增殖分化，到发挥效应，都离不开酶的作用，并且很多由免疫细胞释放的细胞因子本身就是酶，如有些补体成分。细胞内小 RNA 的调控，甲基化，及所有信号转导都有酶的作用。一些自身免疫性疾病也是由于一些代谢酶的改变。这些生命机体内的酶类具有协助免疫系统和免疫细胞完成上述三大功能的关键作用。

历史上，从 1798 年 Edward Jenner（爱德华·琴纳）尝试接种法从而开启了免疫学；1882 年 Mechnikov 发现了巨噬细胞的噬菌性；1906 年 Pirquet 发现了过敏症；1922 年 Fleming 发现了溶菌酶和青霉素；1957 年 Isaacs 和 Lindemann 发现了干扰素；1974 年 Jerne 推断出免疫控制的整套理论构架，这种控制和调节作用都是基于体内酶与免疫细胞，细胞因子之间的相互作用实现的。并且随着酶学的进一步发展完善，体内和细胞内发现了多种不同的酶类参与了免疫细胞功能的发挥。

特别是近年来随着免疫学分析技术的进步，进一步从分子水平上确认了免疫细胞在体内的发生、迁移、增殖、活化和分化以及最后变成有杀伤功能效应细胞的整个过程，都依赖于多种酶类的发挥协调作用。

因一些内在和外在因素，如先天遗传缺陷或后天人工诱变等造成某个酶缺损，造成酶的活性部分减弱或丧失，均可导致该酶生物催化的反应异常，使物质代谢发生紊乱。特别是可以造成免疫系统紊乱而影响免疫功能，甚至发生严重疾病。因此，酶与免疫系统的关系十分复杂、密切，机体内酶与免疫平衡对于机体的健康也是十分重要的。

人体内酶的活性和数量与免疫系统、免疫细胞、免疫因子密切相关。免疫细胞如 NK 细胞和 T 细胞，可以释放多种活性酶以杀伤和清除肿瘤细胞和各种感染细胞，以完整的三大功能维持机体健康。免疫细胞在激活的过程中需要很多酶的辅助或协同作用，很多细胞因子实际上是酶类或具有酶活性的多肽，如免疫系统补体激活的过程中的 C3 转化酶和 C5 转化酶等都是活化后的酶。人体酶还可以通过调节免疫细胞活性和功能起到消除身体内炎症的作用，可以清除身体内的病原微生物感染，能够促进身体的细胞康复。人体酶还可以通过调节各种细胞通路和代谢活动，激活应激系统，起到抗疲劳的作用，还可以防止身体免疫力下降，改善消化吸收，增强体质。酶还可以通过与神经内分泌系统的相互作用，调节女性内分泌失衡或改善疾病状况，以预防女性更年期综合征等。

当体内因为先天或后天的原因缺乏某种酶时，会发生相应的酶功能丧失相关的疾病和临床症状，这通过内在调节和外源性补充可以缓解症状。因消化腺障碍所致的消化不良可适当补充如胃蛋白酶、胰蛋白酶、凝乳蛋白酶或益生元等以助消化。抗感染治疗中凡能抑制或阻断细菌等病原微生物体内重要代谢途径中相关酶活性，即可达到杀菌或抑菌的目的，如磺胺类药物可以通过竞争性抑制细菌体内二氢叶酸合成酶活性，从而使细菌核酸代谢受阻而抑制其生长繁殖。机体炎症部位的免疫细胞可以集中释放大量酶类物质和细胞因子来平息炎症对机体细胞及组织造成的局部损伤。药物链激酶、尿激酶和纳豆激酶可用于心、脑血管栓塞治疗。单胺氧化酶可以治疗抑郁症，减少儿茶酚胺类物质代谢，提高儿茶酚胺在神经突触中的含量。

肿瘤细胞在其产生、发展、生长及转移的过程中依赖于大量酶活动。肿瘤细胞一方面通过释放不同的酶类物质从机体获得营养保证自身的增殖，另一方面可以释放酶类物质抑制免疫细胞活性以防止被杀伤，这样就构成了肿瘤的微环境。肿瘤细胞可以在微环境中释放大量的酶类，抑制免疫细胞活性，溶解局部组织为其转移助力。肿瘤细胞能释放的酶类包括活化酶、水解酶、抑制酶、调控酶和转移酶等，如乙酰化酶、脂肪酸转移酶、DNA 甲基化酶和 MicroRNA 合成酶等。肿瘤细胞有其独特的代谢方式，若能阻断相应酶活性或细胞内某些与肿瘤细胞生长转移相关的信号通路酶活性，就能达到遏制肿瘤生长的目的。L- 天冬酰胺是一些肿瘤细胞生长必需的氨基酸，如给予 L- 天冬酰胺水解酶，则肿瘤细胞因其必需的营养素供应被阻断而死亡。体内免疫细胞还可以释放大量的杀伤酶，来杀死癌细胞，如 NK 细胞和 T 细胞释放的穿孔素和颗粒酶。

多肽类免疫调节剂能够有效调节平衡人体免疫力，增强机体预防和战胜疾病的能力。那么多肽类免疫调节剂是如何调节免疫功能和作用的呢？过去的科学认为，人体吸收蛋白质主要在机体酶的作用下分解，一是靠食物中提供的外源酶，二是靠身体产生的内源酶，如胃蛋白酶、胰蛋白酶等，以及各种酸碱物质来消化降解食物蛋白质获得小肽，最后以氨基酸的形式被机体吸收。现代深入研究数据表明，小肽在体内可以直接吸收，特别是肽类免疫调节剂可以以小肽形式作用于免疫细胞受体，调节人体免疫细胞活性和功能，引发一系列免疫学效应，并且可能是一种主要的机体调节方式。如果体内因为某种原因或疾病而导致缺乏相应的酶类，食物又不能提供，这样食物进入机体后难以消化分解，保持着大分子蛋白质形式。这样，机体吸收的主要形式小分子多肽没了，人的免疫器官和免疫细胞活性和功能都会受到影响，不仅免疫细胞活性和数量下降，还会出现衰老、退化和功能变异，进而各种有害微生物进入人体，引发各种各样的疾病甚至免疫性疾病。

健康人的胃肠道内寄居着 1 ～ 2kg 微生物，成千上万种这些微生物称为肠道菌群。肠道菌群通过自身代谢产生多种酶类，帮助消化人体食入的营养成分，再与人体特殊的肠黏膜相关免疫系统相互作用，同时，各益生菌间互相制约，互相依存，形成一种生态平衡。一旦机体内外环境发生重大变化，特别是肠道微环境发生变化，如大量或长时间应用抗生素，这样敏感肠道菌群被抑制，未被抑制的细菌而乘机繁殖，从而引起菌群失调，引起临床症状，就称为肠道菌群失调症，同时引起肠道免疫系统乃至全身免疫系统功能紊乱。

干细胞治疗疾病，特别是临床疑难病症和免疫相关疾病已经显现出很好的应用前景。干细胞进入人体通过归巢作用和外泌体释放大量的细胞因子和酶类，重新平衡人体免疫系统、内分泌系统以及相关组织内的酶类，使疾病得以缓解或根本治疗。干细胞与免疫细胞及酶间的相互作用、相互调节，是一种重要的免疫与代谢调节方式，具有极大的临床治疗前景、价值及意义。

健康的免疫系统虽然强大并具有上述三大功能，但由于衣食住行的复杂性，仍可能因为接触或摄取不健康物质而发生损伤而失效。然而这些免疫细胞在体内执行功能的过程中都离不开产生酶类或与酶类的相互作用，或者说是在酶的参与下完成的。体内酶类具有协助免疫系统和免疫细胞完成上述三大功能的关键作用。特别是近年来随着免疫学分析技术的进步，进一步从分子水平上确认了免疫细胞在体内的发生、迁移、增殖、活化和分化以及最后变成有杀伤功能效应细胞的整个过程，都依赖于多种酶类的发挥协调作用。

第一章
酶的发现史、概念与本质

在人体的生命活动过程中，酶扮演着至关重要的角色，作为一种生物催化剂，使得生化反应能够在人体内高效进行。同样，在医药、化工和食品行业中，酶发挥着举足轻重的作用。2006 年诺贝尔化学奖得主罗杰·科恩伯格提出，"99% 的慢性病与酶不足有关"，从侧面反映人体的酶耗损与老化过程之间存在紧密的联系。

第一节 酶的发现史

　　生命依赖于一系列精细调控的化学反应，但很多反应本身的速率过慢，无法满足生命活动所需。为克服这一困难，自然界设计出了催化剂，也就是我们通常所说的酶，来显著促进上述化学反应的完成。从病毒到人类，酶的催化能力基本上促进了各种生物类型的生存过程。很多酶在被提取出生物体内后就一直保持着催化活性，而人类对于酶的催化能力及其商业应用的认识尚属较新。人们对酶的催化作用和生化本质等基本概念的了解，在人类漫长的生产活动和科学中经过了一个逐渐深化并持续演变下去的过程。

一、早期酶学

　　几千年以前，我们的祖先已经开始使用酶来生产食物和治疗各种疾病。在《战国策》一书中，"仪狄作酒，禹饮而甘之"的描述表明，在 4000 多年前的夏禹时代，人们就已经开始酿酒了。在《周礼·天官》中，"膳夫掌王馈食酱用百有二十瓮"阐述了 3000 多年前周朝就已经掌握了制饴和制酱的技术。《左传》中，"叔展曰：'有麦麴乎？'曰：'无。''河鱼腹疾，奈何？'"说明在 2500 多年前的春秋战国时期就懂得用麴治病。这些文字记载说明我们的祖先在几千年前就已经利用了酶的催化作用，祖先们不但创造了"酶"这个汉字，还给出了"酶者，酒母也"这个较为确切的定义。西方国家最早在《汉谟拉比法典》（约公元前 1776 年）对酿酒过程进行了描述。乳制品作为当时的重要食物来源，由于鲜牛奶无法储存足够长的时间，人们将牛奶转化为奶酪作为重要的食品生产方式，在这个过程中，多种酶起到了关键的作用。其中，最常使用的酶类物质包括无花果蛋白酶（ficin）和凝乳酶（rennin），而凝乳酶是从多胃动物（如牛）的第四个胃内壁中提取得到的。这些酶在牛奶中起到了催化的作用，引发了一系列的化学反应，导致牛奶中的蛋白质凝聚成块状，形成奶酪。有关无花果蛋白酶的应用在

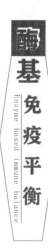

荷马的经典作品《伊利亚特》中也有所提及，进一步证明古代人们早期对于酶的应用以及对奶酪制作过程的认识。前人对酶的应用主要是基于经验观察，并没有进行系统的化学研究或深入的鉴赏。在 18 世纪和 19 世纪，随着科学的进步和启蒙运动的兴起，科学家们开始以更加系统的方式研究酶的作用。

1680 年，在使用简单显微镜的观察中，荷兰的列文虎克最先发现了酵母细胞。一个半世纪后，法国科学家卡格尼亚尔·德拉图尔运用复合显微镜技术，对酵母的繁殖过程进行了深入研究，并确定酵母是一种活体微生物。

1750 年，列奥米尔，一位意大利的生物学家，对老鹰的消化进行了研究。列奥米尔取出一根金属管，在管里放入碎肉，然后用铁丝把管子的两端封起来，这样肉就不会受到机械研磨。然后，在管上设置了一个有格栅挡着的小孔，可以让胃中化学反应直接作用于肉上。他让鹰吞下带有碎肉的金属管，经过一段时间后取出金属管进行观察。令人惊讶的是，当他打开金属管时，发现管内有一种带有黄色的液体，而碎肉不见了。列奥米尔观察到金属管阻止了胃对碎肉的直接研磨，只有胃液可以进入金属管中。基于这一观察，他得出结论：胃液中一定存在一种能够消化肉的物质。然而，当时的科学环境还没有充分了解这种物质的性质和机制。

1814 年，原俄国科学院院士 Ckirchoff K. 用少量的麦芽提取液在室温下使淀粉转变为糊精和糖，初步认识了酶的催化作用，开始了酶的研究。

1824 年，斯普劳斯尔首先证实了人类胃液中具有的酸性成分。11 年后，德国生物学家施旺在胃液中提取到了某种粉末，这些粉末对肉有非常好的消化吸收功能。他通过向胃液中加入氯化汞，得到了一种白色沉淀物。然后，他去除了沉淀物中的汞化合物，并将剩下的粉末溶解，得到了一种非常浓缩的消化液。这种物质只在高温环境下起作用，并且只在强酸性环境中才能发挥其功能。在研究消化过程时，科学家们分离出了一种可以在胃内消化蛋白质的物质，并将其命名为胃蛋白酶。

1833 年，法国化学家安塞姆·佩恩（Anselm Payen）和帕索兹（Ean-

FranoisPersoz），使用乙醇从麦芽水提取物中沉淀出一种物质，这种物质能够使淀粉水解生成可溶性糖。他们描述了从大麦麦芽中分离淀粉酶多聚体的过程，并将其命名为淀粉酶。这项研究是关于第一个无细胞制剂的发现，并揭示了它的催化特性和热不稳定性。

1858 年，法国化学及生物学家巴斯德（Pasteur）对酵母的乙醇发酵进行了大量研究，指出在活酵母细胞内有一种物质可以将糖发酵生成乙醇，从而提出酒精发酵是酵母细胞活动所引起的。

1896 年，巴纳克（Eduard Buchner）在对酵母进行研究的过程中，观察到酵母的无细胞提取液同样具有将糖转化为酒精的能力。他将这些有发酵作用的蛋白质定名为酒化酶（eymase），这表明酶虽然能够在活跃的裂解状态下从破碎的细胞中被分离，但并非直接存在于细胞内，这也有利于酶的进一步分离以及对其理化属性的研究。因此，巴纳克在 1907 年荣获诺贝尔化学奖。

1902 年，亨利（Henri）基于布朗（Brown）对蔗糖酶催化蔗糖水解的实验成果，提出了中间产物理论。他主张，在将底物转变为产物之前，首先需要与酶形成一个中间的复合物，然后再将其转化为产物，并释放出游离状态的酶。

1926 年，美国科学家萨姆纳（J.B.Sumner）首次从刀豆浸膏中分离纯化出能够将尿素水解为 CO_2 和 H_2O 的脲酶晶体，证实了其具备蛋白特性，从而提出了"酶是蛋白"这一概念。后来，一系列研究都证实酶是一种蛋白质。为此，萨姆纳因这一发现获得 1946 年的诺贝尔化学奖。经过近 50 年的发展，"酶是具有生物催化功能的蛋白质"这一概念被世人所公认。

1958 年，D.E.Koshland 提出了诱导契合学说：当底物与酶接近时，能诱导酶的构象发生有利于底物与之结合的变化，使酶与底物特异结合，催化反应的进行。1961 年，法国科学家莫诺（J.L.Monod）与雅可布（F.Jacob）发现了操纵子学说，阐述了酶生物合成的调节机制，开创了基因调控的研究。

1981 年，美国科学家切赫（T.R.Cech）和奥尔特曼（S.Altman）揭示了四膜虫细胞中的 26S rRNA 前体拥有自我剪切的特性。这些 RNA 前体大约包含 6400 个核苷酸，并包含一个内含子（intron），也被称为间隔序列（intervening sequence, IVS）以及两个外显子（exon）。在 RNA 的成熟过程中，通过自我催化机制，将两个间隔序列进行切除，并将这两个外显子连接成成熟的 RNA，这一过程被称为剪接。这种特定的剪接过程并不依赖于蛋白质，但它确实需要鸟苷、5′-GMP 和镁离子的参与，这一过程被称作自我剪接。这是人类首次观察到 RNA 具备催化化学过程的能力，这种具有催化作用的 RNA 被命名为核酶。在最近的几年中，新识别的核酶数量持续增加，它们主要拥有自我切割和促进分子之间反应的多重功能。

根据早期的酶学研究，可以得出结论，酶是具有生物催化功能的生物大分子，主要由两大类别组成，一类是蛋白质，另一类是核糖核酸。

二、人工酶

人工酶是指通过合成方法模拟天然酶的催化活性的一类化合物。其理论基础主 - 客体化学和超分子化学理论，主要是由诺贝尔奖获得者 C. J Pedersen（佩德森）、J. M Lehn（莱恩）与 D. J Cram（克来姆）共同提出的。主 - 客体化学的理论基础主要来源于酶与底物之间的相互作用，即主体与客体在结合部位之间的空间和电子顺序上的相互作用。这一互补效应与酶以及其识别出的底物的结合状况有着相似之处。超分子化学的理论基础在于底物与受体之间的结合，这种结合主要依赖于氢键、范德华力和静电等非共价键来实现。当接受体与络合离子或分子发生结合时，它们会形成结构稳定且具有特定性质的实体，这种实体被称为"超分子"，它拥有高效的催化作用、分子的识别能力以及选择性的输出功能。1972 年，R.Breslow 进行了一项研究，他使用了天然 β- 环糊精来探索人工酶，并设计了一个模型来研究核糖核酸酶。尽管环糊精能够催化乙酸硝基酚酯的水解反应，但其单体形式的催化活性较低。因此，研究者们对天然环糊精进行了进一步的研究，通过合成官能团修饰环糊精、与金属形成配合物以及制备环糊精聚合物等方法，旨在提高模拟酶的催化活性，随后又陆续发现了分子印迹聚合酶、抗体酶以及 DNA 酶等。传统模拟酶由于其有限的分子结构，很难完全模拟天然酶的精细结构，因此大部分模拟酶的催化活性并不能与天然酶相媲美。科学家一直在努力探索具有高生物催化活性的人工模拟酶，以期能够更好地开展生物催化领域的研究和应用。

三、纳米酶

纳米酶是中国科学家发现并引领的新领域，纳米酶的发现源于我国 2000 年以来多种科学学科的互通交流。2007 年，阎锡蕴团队在研究肿瘤免疫探针时发现磁性纳米颗粒作为阴性对照，能与过氧化酶的底物产生作用。随后报道了 Fe_3O_4 纳米粒子蕴藏了一种少见的反应效应，即产生了辣根过氧化物酶的催化活性，可以在较温和的生物条件下，直接催化酶的底物并按照酶促的化学动力学规律使之转变为物质，因此它们也可以成为酶的新型替代品，用于生命科学和医药等方面。人们在证明了这一类具有高催化活性纳米材料的普遍规律以后，便将它定名为纳米酶。

（一）纳米酶标准化

随着纳米酶技术的迅速发展，纳米酶的标准化应运而生。中国科学院生物物理研究所和中国医学科学院基础医学研究所等多个研究单位参与制定了纳米酶标准术语，在基本术语"纳米尺度"和"纳米材料"以及"酶"的基础上，定义了 13 个描述纳米酶的术语，第一次从酶学角度系统地对纳米酶定义、酶学催化特征、纳米酶活性相关的常用术语等多个方面进行了统一描述，并使其成为国家标准。根据催化反应性质的不同，定义了六类具有特定活性类型纳米酶的术语，包括氧化还原纳米酶、水解纳米酶、裂合纳米酶、异构纳米酶、连接纳米酶、转移纳米酶。此外，针对催化底物之间进行某些基团转移或交换的纳米酶，提出了纳米酶的命名规则，即"材料组成－酶名称＋纳米酶"。

在纳米酶催化活性的测量方面，阎锡蕴院士参考天然酶活力的概念，定义了纳米酶的催化活性单位（nanozyme unit，U）和纳米酶的比活性（specific activity，U/mg）。催化活性单位指在最适反应条件下，每分钟内催化 1 μmol 底物转化为产物所需的纳米酶量为 1U，比活性的定义为每单位质量的纳米酶单位数，这些标准化都使得纳米酶产品的类酶活性可量化，有利于对纳米酶相关产品的评价以及开发。在纳米酶相关的国际标准制定方面，中国专家团队于 2019 年 11 月在国际标准化组织纳米技术委员会第 21 次全体会议中，首次向国际标准专家介绍了金属和金属氧化物纳米颗粒类过氧化物酶活性的测量原理和方法，经过 ISO 国际项目申请程序，于 2020 年获得立项（项目号：ISO/DTS 5094）。该标准规范了标准测量方案，对类过氧化物酶纳米材料的研发和质量控制，以及理解纳米酶的生物效应均具有重要意义。

（二）纳米酶催化机制

2007 年，纳米酶被发现后，科学家们主要致力于实验探索纳米酶的研究，通过大量实验揭示了纳米酶催化活性的客观规律，以及材料组成、结构和化学修饰之间的定量构效关系，从而提升纳米酶的催化效率和选择性。而纳米酶催化机制研究的重要目标是揭示反应物在纳米酶材料表面发生原子重排的过程，鉴定活化能最低的反应途径和动力学，建立其化学组成与结构对催化效率的影响规律，为纳米酶的研究和设计提供理论依据。近年来，随着量子计算软件的不断进步，对于纳米酶催化分子机制的理论计算研究取得了巨大的突破。近年来，对纳米酶的催化机制进行理论计算方法的研究取得了重大进展，尤其是最近几年，应用第一性原理计算方法系统研究纳米酶催化机制的文章也陆续发表。由于纳米酶分子机理研究涉及大量化学反应的模拟，与第一性原理方法的使用更为契合，这个方法可以用来描绘电子的运动状态，从而能够计算与电子运动密切相关的物理、化学过程，比如化学反应、电子传递等。这一理论计算的发展为深入理解纳米酶的催化机制提供了有力的工具和支持。

关于纳米酶的催化机制，目前的理论计算通常基于两种主要的结构模型，分别是团簇（cluster）模型和周期性平板（slab）模型。团簇模型主要利用分子动力学模拟研究纳米材料表面上各种键或共价键的相互作用及其能量变化，而周期平板模型以实验数据为基础分析其在生物催化反应过程中发挥的作用。现有的碳材料纳米酶和单原子纳米酶均基于 sp^2 杂化碳元素的二维平面结构。在碳材料纳米酶结构中，含有非碳元素如羰基／羧基／羟基的集团构成了类酶活性的催化中心。而在单原子纳米酶结构中，过渡金属元素 Fe/Co/Ni/Mn/Cu 等通过 N/O/P/S 等非金属元素与碳材料框架形成的配位结构则是类酶活性的催化中心。对于以上两种材料的纳米酶，考虑到 sp^2 杂化碳元素在二维平面上的结构特性，对于上述两种材料的纳米酶，我们可以采用 H 饱和方法来处理模型的边缘结构。因此，它们可以作为一个孤立的系统，使用团簇模型进行非周期性的模拟计算。这种计算可以通过量子化学程序来进行几何优化、寻找过渡态、计算各种谱和波函数分析。由于三维晶体结构的贵金属纳米酶和金属氧化物／硫化物纳米酶难以构建边缘结构的团簇模型，因此更适合使用周期性的平板结构模型进行研究。通过对这些二维晶体模型进行合理简化后可得到相应的一维或多维纳米材料模型。这种计算方法使用了基于平面波基组的固体量子化学程序，其准确性与 K 点、磁矩和布里渊区等关键参数有很大的关联。与孤立体系相比，这种方法更为复杂，但它同样可以进行几何优化、寻找过渡态、计算各种谱和波函数的分析。

　　然而，由于纳米酶的结构及催化过程的复杂性，现有的理论模拟方法在全面认识、预测和筛选纳米酶类酶活性方面仍存在诸多不足。在应用周期板模型的数值模拟中，往往难以全面地考虑溶剂效应、熵效应等因素对反应能的影响，而纳米酶活性与其活性之间存在着密切的关系。通过对这些二维晶体模型进行合理简化后可得到相应的一维或多维纳米材料模型。对于纳米酶中的金属和金属氧化物，它们的大小和外观并不是简单的，而是由众多的晶面和表面缺陷组合而成的。因此，如何将这一复杂结构的纳米酶系统纳入一个统一的物理框架之中成为一个亟待解决的问题。在现有的理论计算研究领域，溶剂效应、熵效应以及与催化反应有关的 pH 和离子浓度都未被纳入考虑，这些因素在未来构建纳米酶理论研究体系时是不能被忽视的。

（三）纳米酶的应用

纳米酶在应用研究中取得了显著进展，主要涉及纳米酶传感、抗肿瘤、抗菌、抗病毒和环境治理等几个方面。针对实际问题，研究人员致力于开发具有独特催化活性和理化性质的纳米酶。

1. 纳米酶传感器

纳米酶传感器主要分为比色分析法、化学发光、荧光检测、电化学检测、表面增强拉曼散射检测，可以利用多种检测方法进行信号输出和分析。纳米酶比色分析法以纳米酶催化无色底物产生有色化合物的显色反应为基础，具有类氧化还原酶活性的纳米酶通过催化显色底物（TMB、DAB、ABTS）的氧化来实现颜色变化，而具有水解酶类活性的纳米酶则通过催化显色底物的水解来引发颜色变化。

纳米酶比色分析法已经与多种检测技术相结合，例如试纸条、酶联免疫吸附分析、免疫组织化学分析等，被广泛应用于临床生物标志物检测、环境污染物检测等。纳米酶化学发光分析法是基于纳米酶催化的化学发光反应，是底物吸收化学能而产生电子激发态、释放光辐射的过程。根据其原理发明了一种过氧化物纳米酶探针，可以将埃博拉病毒糖蛋白的分离、识别和可视化试纸条检测进行高效整合，根据该技术开发的纳米酶检测试剂盒已获得多项医疗器械注册证书，用于实际应用。

纳米酶的荧光检测方法通过催化荧光底物产生荧光信号，以及纳米酶催化反应的产物间接增强或淬灭荧光信号。已有研究者开发了一种基于纳米酶作为光电化学－荧光多功能信号标记的新型双模微流控传感平台，用于检测神经元特异性烯醇化酶。在实际操作中引入微流控装置，纳米酶作为光电化学信号的淬灭剂和荧光信号的启动剂，使得生物传感器的小型化和自动化成为可能。

将纳米酶应用于传感领域，不仅可以充分利用纳米酶的多功能性和易制备性构建便捷、低廉以及快速的检测方法，还可以利用其高稳定性突破传统酶基传感器因适用条件苛刻而导致的应用局限性。目前，多种纳米酶检测试剂盒已获得医疗器械注册证书，商业化的产品也将很快进入市场。

2. 纳米酶抗肿瘤

纳米酶应用于抗肿瘤治疗时，主要以产生活性氧（ROS）杀伤肿瘤细胞为核心机理。纳米酶在抗肿瘤治疗中，主要涉及 ROS 水平升高导致 H_2O_2 和谷胱甘肽（GSH）水平升高。肿瘤细胞通常会上调其抗氧化系统，以对抗细胞内较高水平的 ROS。在肿瘤微环境中，H_2O_2 水平会相应地增加。由于异常的氧化应激状态，肿瘤微环境显示出比正常组织更高的氧化还原电位水平。不同类型活性的纳米酶所催化的反应之间存在关联性。这些纳米酶可以实现细胞内不同类型 ROS 之间的相互转化。在细胞内存在几种形式的 ROS 中，将细胞内源性的 O_2^- 或 H_2O_2 转化为 OH 是增强对肿瘤细胞氧化损伤效果的主要策略。这些不同类型活性的纳米酶能够针对不同种类的 ROS 进行相应的催化反应，促使 ROS 之间发生转化。因此，利用不同类型活性的纳米酶来实现对不同种类 ROS 的转化，是增强对肿瘤细胞氧化损伤效果的重要策略。

一方面，纳米酶可以作为治疗剂，通过独特的酶模拟能力用于催化治疗，可直接杀死肿瘤细胞或抑制肿瘤生长。另一方面，纳米酶可通过催化活性，改善肿瘤微环境条件，有利于联合并增强化疗、放疗、光热疗法、光动力疗法、声动力疗法及免疫疗法的治疗效果。

3. 纳米酶抗菌、抗病毒

纳米酶具有仿酶活性，可调节产生的活性氧自由基水平。过多的活性氧自由基可以破坏细胞膜、蛋白、核酸，杀死包括细菌、真菌以及病毒在内的病原微生物。临床研究显示，美国 FDA 批准了一种可用于治疗铁缺乏症的铁氧化物纳米粒子（FerIONPs），该纳米颗粒与葡萄糖氧化酶偶联，可充分发挥链球菌微环境高血糖低 pH 的特性，原位降解葡萄糖生成 H_2O_2，

进而将 H_2O_2 转化为 •OH，从而达到靶向清除口腔细菌的目的，从而达到防治龋病的目的。

与细菌一样，过氧化物纳米酶也可以通过 ROS 发挥抗病毒作用。一般来说，对抗病毒性疾病的策略是预防和治疗。纳米酶利用其催化和物理化学特性直接或间接地灭活病毒，为对抗病毒感染提供了一个新的方向。病毒治疗中纳米酶的作用主要是通过增加 ROS 水平、调节机体免疫环境、阻止病毒复制、氧化病毒脂质包膜和蛋白。纳米酶因其可以模拟多种天然酶而具有清除病原微生物的特性，其以催化为本质的作用机制不易产生耐药性。此外，作为一种纳米材料，纳米酶具有特殊的物化性质，与光热、磁热和声动力治疗相结合时，可以增强其杀灭病原微生物的能力，对表层细菌感染、深层细菌感染、海洋防污、真菌以及病毒感染均有良好的治疗效果。

4. 纳米酶处理环境污染物

利用纳米酶的独特物理化学性质和催化特性，可以在环境污染物检测和降解处理方面发挥更大的潜力。目前为止，纳米酶已成功实现了多种水环境污染物的高灵敏检测，如重金属离子、农药、神经毒剂、毒素等有机污染物。同时，利用纳米酶的酶催化活性，已经实现了去除多种水环境污染物，包括苯酚类、胺类以及染料类有机物废水等。纳米酶的应用在去除水环境污染物方面具有许多优势，例如结合了磁性纳米颗粒的高氧化效率和磁分离特性、高催化活性、温和的应用条件和易于回收等特点。因此，在更多的环境领域研究中引入纳米酶，不断提高其催化效率和特异性，能够使其在环境保护过程中发挥更加重要的作用。

作为一项全新的科学发现，纳米酶对酶学研究、生物催化和纳米技术的发展都起到了一定的推动作用。在纳米酶发现之前，人们普遍认为酶的本质是蛋白质或 RNA，但是随着科技的发展，我们发现酶的核心是指具备高效的生物催化作用，而不仅仅局限于细胞、蛋白质、RNA 或 DNA 等物质属性。可以说，能够在生理条件下发生高效催化生物化学反应的物质都可以被称为酶。在酶学研究领域，纳米酶的发现为科学家们提供了一个新的研究方向。通过研究纳米酶的结构和活性机制，可以深入理解酶的催化原理和调控机制。这有助于揭示生物体内复杂的生物催化过程，并为药物设计、生物工程等领域的研究提供新的思路和方法。

第二节　酶的概念

一、酶基本概念

酶是由细胞内产生并发挥生物催化功能的生物大分子，根据其在分子内发挥催化功能的主要成分可分为两大类，其中主要成分起催化作用的为蛋白质的酶称为蛋白类酶（proteozyme, protein enzyme，P 酶），分子中主要成分起催化作用的为核糖核酸的酶称为核酸类酶（ribozyme, RNA enzyme，R 酶）。

酶是一种生物催化剂，但生物催化剂不仅包括酶，还包括整细胞、非酶蛋白质和催化抗体。酶的主要成分是蛋白质，酶的催化作用不仅决定于蛋白质的构型，也受氨基酸侧链基团的影响；一小部分为 RNA，其具有自我剪接、自我剪切以及催化反应等多种功能；作用底物有 RNA、DNA、糖类、氨基酸和酯等。研究表明，核酶具有完整的空间结构和活性中心，有其独特的催化机制，具有很高的底物专一性，其反应动力学亦符合米氏方程的规律。

酶催化反应在活性中心上进行，在很多情况下还需要金属离子和辅酶的参与。酶就是生物体内的催化剂，通过有效降低反应活化能而加快反应速度。在反应之前和反应之后，其自身并没有改变，所以是可以反复利用的。与化学催化剂相比，酶具有反应速度快、选择性好、反应条件温和等优点。生命活动中的一切化学反应均由酶催化，也就是说，生物酶能催化所有的化学催化反应。在生物化学中，常把由酶催化进行的反应称为酶促反应（enzymatic reaction）。在酶的催化下，发生化学变化的物质称为底物（substrate），反应后生成的物质称为产物（product）。在某种意义上讲，酶化学在生物化学中处于中心地位，生物化学也可以看作"集成酶学"。

二、酶分类方式与命名

(一) 酶的分类

生物体内的各种生化反应，都由相应的酶来催化的，因此，酶的种类是多种多样的。在酶学和酶工程领域，要求每一种酶都有准确的名称和明确的分类。BRENDA 最新统计的数据显示，目前被正式收录的酶有 8423 种。

国际酶学委员会（International Commission of Enzymes）根据酶的催化特性，将酶分为七个类别，分别是：氧化还原酶（EC1）、转移酶（EC2）、水解酶（EC3）、裂合酶（EC4）、异构酶（EC5）、连接酶（EC6）和转位酶（EC7）。其中 EC 代表酶学委员会（Enzyme Commission）。再根据酶作用的底物、化学键或基团的不同分为若干个亚类，每一个亚类按顺序编成 1、2、3、4 等数字。每一个亚类可再分为亚-亚类，仍用 1、2、3、4 等编号。

1. 氧化还原酶（Oxidoreductases）类

催化氧化-还原反应，即分子间的电子转移。氧化还原酶催化氢原子、氧原子或电子从一种底物转移到另一种底物。氧化还原酶代码中的第二位数字表示参与反应的还原当量（氢或电子）的供体。其催化反应的通式为：

$$AH_2 + B \leftrightarrow A + BH_2$$

亚类	氢或电子的供体
1	醇（$> CHOH$）
2	醛或酮（$> C=O$）
3	$-CH. CH-$
4	伯胺（$> CHNH_2$ 或 $> CHNH_3^+$）
5	仲胺（$> CHNH-$）
6	NADH 或 NADPH
99	其他使用 O_2 做氧化剂的酶类（删除亚类）

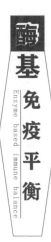

第三个数字指的是氢或电子受体，例如：

亚-亚类	氢或电子的受体
1	NAD^+ 或 $NADP^+$
2	Fe^{3+}
3	O_2
99	未被分类的受体

氧化还原酶的体系名称，首先是供体，其次是受体，最后是氧化还原酶，如：醇：NAD^+ 氧化还原酶，表明其氢供体是醇类，氢受体是 NAD^+。氧化还原酶推荐名采用某供体脱氢酶或某受体还原酶。如：乳酸脱氢酶，又称（S）-乳酸：NAD^+ 氧化还原酶（EC 1.1.1.27），其催化反应式为：

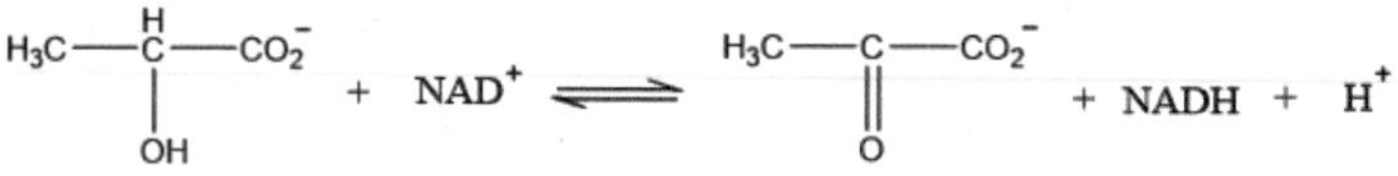

$$H_3C-\underset{OH}{\overset{H}{C}}-CO_2^- + NAD^+ \rightleftharpoons H_3C-\underset{O}{\overset{}{C}}-CO_2^- + NADH + H^+$$

S-乳酸 　　　　　　　　　　丙酮酸

2. 转移酶（Transferases）类

催化底物之间进行某些基团的转移或交换的酶类，如己糖激酶、转甲基酶、羧基转移酶等。这类酶催化反应的通式为：

$$AX+B \leftrightarrow BX+A$$

亚类	转移基团
1	甲基
2	醛或酮（> C=O）
3	酰基（-COR）
4	糖基
99	含钼或钨

一般来说，亚－亚类进一步描述了转移的基团的类型。

转移酶的系统命名是"供体：受体某集团转移酶"。例如，L－丙氨酸：2－酮戊二酸氨基转移酶，表明该酶催化氨基从 L－丙氨酸转移到 2－酮戊二酸：

$$L－丙氨酸 +2－酮戊二酸 \rightarrow 丙酮酸 +L－谷氨酸$$

转移酶的推荐名为"受体（或供体）某集团转移酶"，如 EC 2.1.1 酶是甲基转移酶（转移 $-CH_3$）；EC 2.4.2 酶是戊糖基转移酶（转移戊糖单元）。

3. 水解酶（Hydrolases）类

催化底物发生水解反应的酶类，如过氧化氢酶、琥珀酸脱氢酶等。催化反应的通式为：

$$AX+H_2O \leftrightarrow XOH+HA$$

此类酶根据水解的键的类型进行分类。例如：

亚类	键的类型
1	酯键
2	糖苷（连接碳水化合物单元）
3	醚键
4	肽键（-CONH-）
13	C-S 键

亚－亚类进一步描述了转移的基团的类型。

水解酶的体系命名，底物名称在前，然后将其水解的位置标在其上，如 5'－核苷酸水解酶，说明其催化的底物为 5'－核苷酸，而水解为磷酸酯键。它的建议名称是在底物名之后添加一个酶，如 EC 3.1.1 酶是羧酸酯（-COO-）水解酶。

4. 裂合酶（Lyases）类

催化一个底物裂解为两个化合物，并能使该反应发生可逆转换的酶类，反应通式为：

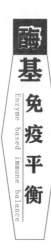
$$AB \leftrightarrow A+B$$

分类中的第二个数字表示断开的键，例如：

亚类	断裂的键
1	C–C
2	C–O
3	C–N
4	C–S
98	非 ATP 依赖性螯合酶
99	其他裂合酶

分类中的第三个数字表示裂合的组的类型。例如：对于裂合 C–C 键的酶来说，通常情况下，裂合酶的底物为单底物，而缩合反应为双底物。在催化反应中，底物断裂成产物后，生成一个双键。

亚 - 亚类	裂合的组
1	二氧化碳（CO_2）
2	含醛基的化合物（–CH=O）
3	含酮酸基团的化合物（$-CO.CO_2^-$）
99	其他裂合酶

裂合酶的系统命名为"底物 - 裂解的基团 - 裂合酶"，例如，L- 组氨酸羧基裂合酶（EC 4.1.1.22）（俗名：组氨酸脱羧酶），表明该酶催化 L- 组氨酸在 1- 羧基位置发生裂解反应。催化反应的通式为：

$$H_3C_3N_2-\overset{H_2}{C}-\underset{CO_2^-}{\overset{H}{C}}-NH_3^+ \rightleftharpoons H_3C_3N_2-\overset{H_2}{C}-\overset{H_2}{C}-NH_3^+ + CO_2$$

组氨酸　　　　　　　　　　　　　　　组胺

其推荐名是在裂解底物名称后面加上"脱羧酶"（decarboxylase）、"醛缩酶"（aldolase）、"脱水酶"（dehydratase）等。例如，谷氨酸脱羧酶：

L- 谷氨酸 → γ- 氨基丁酸 +CO_2

5. 异构酶（Isomerases）类

催化分子内部基团位置或构象的转换的酶类，反应的通式为：

$$A \leftrightarrow A'$$

命名时分别在底物名称的后面加上异构酶、消旋酶（racemase）、变位酶（mutase）、表异构酶（epimerase）、顺反异构酶（cis-trans-isomerase）等，如丙氨酸消旋酶、磷酸丙糖异构酶、磷酸甘油酸磷酸变位酶等。

催化异构化过程的酶根据所涉及的反应类型进行分类，例如：

亚类	反应的类型
2	顺反异构化
3	分子内的氧化还原反应
4	分子内转移反应
99	其他异构反应

亚 - 亚类描述的是发生异构化的分子类型，如消旋化或差向异构化：

亚 - 亚类	底物
1	氨基酸及其衍生物
2	羟基酸及其衍生物
3	碳水化合物及其衍生物
99	其他化合物

如丙氨酸消旋酶（EC 5.1.1.1）催化：

$$L- 丙氨酸 \leftrightarrow D- 丙氨酸$$

6. 连接酶（Ligases）类

指催化新键的生成的酶类，同时还必须偶联有ATP的磷酸键断裂的酶类。其催化反应通式为：

$$A+B+ATP \leftrightarrow A-B+ADP+Pi$$

或

$$A+B+ATP \leftrightarrow A-B+AMP+PPi$$

连接酶的系统名称通常是在前两个底物的名字之后再加入"连接酶"，如氨基酸：tRNA 连接酶、谷氨酸：氨连接酶（L- 谷氨酸 + 氨 +ATP → L- 谷氨酰胺 +ADP+Pi）等。而推荐名则是在合成物质名后面加上"合成酶"（synthetase），如：

天冬酰胺合成酶（L- 天冬氨酸 + 氨 +ATP → L- 天冬酰胺 +AMP+Pi）

亚类根据新合成键的类型进行分类。例如：

亚类	反应的类型
1	C-O
2	C-S
3	C-N
4	C-C
7	N-N

亚 - 亚类进一步描述了正在生成的键。

7. 转位酶（Translocases）类

催化离子或分子从膜的一侧转移到另一侧的酶类。关于膜的两边，过去常用"内外"或者"顺反"来表示，但这样会造成模糊性，因此，我们将其命名为"side1"与"side2"。

亚类	离子或分子的类型
1	催化氢离子转位
2	催化无机阳离子及其螯合物转位
3	催化无机阴离子转位
4	催化氨基酸和肽转位
5	催化糖及其衍生物转位
6	催化其他化合物转位

转位酶的亚 - 亚类按照转位反应的驱动力来区分。

亚 - 亚类	与转位偶联的化学反应类型
1	转位与氧化 - 还原反应偶联
2	转位与核苷三磷酸水解反应偶联
3	转位与焦磷酸水解反应偶联
4	转位与脱羧反应偶联

此外，非酶促反应的交换转运体（Exchange transporters）也不是转位酶，如跨膜转运等。从 1982 年开始，我们已经观察到了大量的核酸酶，并且我们的研究也在逐渐加深和扩大。然而，鉴于这个领域的历史并不悠久，国际酶学委员会在这个领域的分类和命名方面仍然缺乏明确的准则和标准。

（二）酶的命名

国际酶学委员会（International Commission of Enzymes）在为蛋白质酶的命名方面付出了许多努力。1956 年，国际酶学委员会正式建立，其首要任务便是开始探讨当时存在的酶的命名困境。在当时酶没有一个可以普遍遵循的原则，而是由酶的发现者根据自己的意见而定，这就不可避免地造成了混乱。因此，国际酶学委员会于 1961 年在《酶学委员会的报告》中提出了酶的命名方案，此后经过不断修订得到完善。

酶的命名有两种方法，即习惯命名法和系统命名法。

一是习惯命名法。习惯命名法就是将底物名称、底物所发生的反应的种类和所产生的酶的生物学起源等，添加到"酶"这个词的前面，就得到了酶的惯用名称。根据底物名字命名的酶，如淀粉酶、脂肪酶、蛋白酶等。根据催化反应类型命名的酶，如氧化酶、脱氢酶、加氧酶、转氨酶等。对具有水解活性的酶，在酶的名字中省去反应类型，如水解淀粉酶称为淀粉酶。

惯用名比较简短，使用方便，一般叙述可采用惯用名，但它存在以下缺点：一是一酶多名，如淀粉分解的酶，按习惯命名法则可分为糊精淀粉酶（dextrin amylase）、α - 淀粉酶（α-amylase）等；二是一名数酶。为了解决这一问题，1961 年，国际酶学委员会提出了一种新的分类方法。

二是系统命名法。系统命名法（systematic nomenclature）需要能够更精确地描述酶的底物及其催化特性，即体系名称包含了酶作用的底物名和其种类名。如果有两个或者更多的底物，就用"："将它们分离开来，供体底物的名字排在前面，而受体底物的名字排在后面。如乳酸脱氢酶的系统名称 L- 乳酸：NAD^+ 氧化还原酶。根据严格的规则对酶进行系统命名后，通常只在需要鉴别一种酶或在一篇论文中首次出现该酶的名字时才给予新名，大多数情况下，使用的都是简便明了的惯用名。

三、酶的重要性及分布

生命物质基础是由生物大分子（蛋白质、核酸、糖）和小分子（如维生素、无机离子）等物质构成，它们以特殊的化学反应完成生命活动，如代谢、繁殖等。生物生活在相对温和的环境下，很多化学反应都离不开催化剂。酶是生物体中的一种催化物质，它可以通过降低反应的活化能达到加速反应的目的。酶具有高效、专一性和可调节性，是维持生物系统高有序性和高适应性的重要保障。因此，酶构成了生命基础，它催化的各种生化反应保证了能量生成、物质转化、细胞增殖和物种繁殖等过程的正常进行。

哺乳动物体内存在数千种酶，这些酶在血浆或细胞内分布，在细胞质、细胞膜、细胞核和细胞器等位置。这些酶的缺失或异常都会引起很多疾病，因此通过补充酶或酶活性调节分子可实现疾病治疗的目的，如通过补充胃蛋白酶可帮助消化等。

酶和生命活动的密切关系是以酶的高催化效率和高度转移性为基础。在代谢体系的某个节点上，如果某些酶的功能发生异常或缺失，同样会导致多种先天遗传疾病。比较典型的例子，如苯丙酮尿症就是由于苯丙酸羟化酶先天性缺失，使正常的苯丙氨酸代谢受阻，导致该氨基酸在血液中积累，从而使大脑的智力发育受到影响；同时由于酪氨酸生成被切断，因此皮肤中黑色素不能形成，伴随着出现白化症状。随着生命科学的不断发展，与酶相关的研究成果不仅丰富了我们对生命过程的认识，而且大大促进了疾病的诊断、预防和治疗。酶的研究也受到诺贝尔奖的关注，迄今已获得的 20 多个奖项都与酶的性质、新酶的发现和酶的应用等具有一定的相关性。目前已经发现的酶有 2200 余种，但得以应用的酶不足 1/10，而已经达到工业化生产和应用的酶不过几十种。因此，酶的应用大有潜力可挖。本书旨在通过对相关成果的介绍展现酶的重要性。

四、酶的主要生物学作用

大多数酶是生物细胞产生的生物催化剂，以蛋白质为主要成分；然而，最近的研究表明，RNA 也是生物催化剂的其中一种。抗体酶（abzyme）是指专一作用于抗体分子上的具有特殊催化活性和对特定生物作用的蛋白质。因此，酶是生命体中一种存在催化活性和某些结构性质的生物大分子，包括蛋白质和核酸等。

酶催化着生物体内几乎所有的化学反应，只要有生命，就会有酶，生命无法离开酶而单独存在。酶量和酶活性的改变都会引起机体的代谢改变，严重时甚至会引起生命活动的停止。与一般催化剂一样，酶只能催化或加速热力学反应，但反应的平衡常数不能发生变化，而反应发生之前与反应之后，酶本身不发生变化。

不同于普通催化剂，酶具有以下特征：①蛋白质是酶的主要成分，易受到温度等因素的影响，对热敏感，易变性而丧失催化活性。因此，酶的反应通常需要在相对温和的环境下进行，例如常温、常压、接近中性的酸碱条件。②酶的催化效应非常高，酶促反应比相应的非酶促反应快 $10^6 \sim 10^{12}$ 倍，如存在于血液中的碳酸酐酶，其催化效率是每个酶分子在一秒钟内可以使 10^5 个二氧化碳分子发生水合反应生成碳酸，比非酶促反应快 10^7 倍。③酶具有高度的专一性，即酶对催化的反应和所作用的物质有严格的选择性。一种酶往往只能催化一种或一类化学反应，作用于某一类或某一种特定的物质。酶作用的专一性是其最大的特征，是酶与普通的化学催化剂本质的区分。④酶的催化活性受到一定程度的调控，它的调控方式很多，包括变构调节、抑制剂调节、共价修饰调节、酶原激活及激素控制等。⑤酶可以催化一些特定的化学反应，只有在酶的作用下才能实现体内特定物质的生物合成。

一些蛋白质、多肽、核酸等生物活性物质的合成，都需要经过酶促反应。

五、酶功能作用

（一）酶的催化效率

酶作为生物催化剂，高效性是其明显的催化特征。酶催化反应的速率比无机催化剂或有机催化剂高 $10^7 \sim 10^{13}$ 倍。例如，过氧化氢分解反应中，若用铁离子作为催化剂，反应速率为 $6 \times 10^{-4} mol/s$，而用过氧化氢酶催化，反应速率为 $6 \times 10^6 mol/s$；20℃下脲酶水解脲的速率比微酸水溶液中的反应速率增大 10^{18} 倍，可见酶作为一种生物催化剂其催化效率极高。

（二）酶作用的专一性

一种酶对一类化合物或一定的化学键起作用，从而促进某种化学反应的发生，产生特定的产物。受酶催化的化合物称为该酶的底物（substrate）或作用物。酶对底物的专一性（specificity）通常分为以下几种。

1. 立体化学专一性（stereochemical specificity）

立体化学专一性是从底物的立体化学性质来考虑的一种专一性。可分为两类：

（1）立体异构专一性：当底物具有立体异构体时，酶只能作用于其中一种。如L-氨基酸氧化酶只催化L-氨基酸氧化，对D-氨基酸无作用；精氨酸酶只催化L-精氨酸水解，对D-精氨酸则无效。

底物分子没有不对称碳原子，而酶促反应产物含有不对称碳原子时，该底物受酶催化后，往往只得到一种立体异构体。如丙酮酸受乳酸脱氢酶催化还原时，只产生L-乳酸。

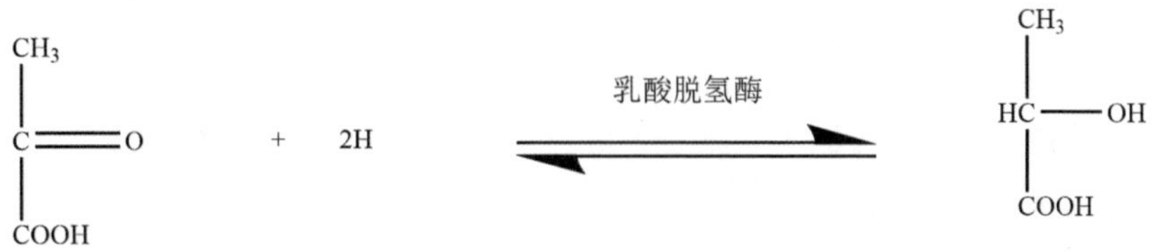

丙酮酸 ——乳酸脱氢酶——> L-乳酸

在实际应用中，酶的立体异构专一性非常重要，如一些药物只有特定的构型才能发挥生理作用，而有机合成的药物通常都是混构型产物，如果利用酶，就可以实现不对称合成或不对称拆分。例如，以乙酰化酶制备 L 型氨基酸，先对 D- 氨基酸、L- 氨基酸进行乙酰化，然后在乙酰化酶作用下，只有乙酰基 -L- 型氨基酸发生水解，这样可以将 L- 氨基酸和乙酰 -D- 型氨基酸分离开来。

（2）几何异构专一性：有些酶对于顺反异构体只能作用其中之一，这称为几何异构专一性。例如，延胡索酸酶只催化延胡索酸（反丁烯二酸）加水生成 L- 苹果酸，对顺丁烯二酸（马来酸）则无作用。

延胡索酸　　　　　　　　　　　　　　　　　　　　　　L- 苹果酸

2. 非立体化学专一性

非立体化学专一性，指的是当一种酶没有立体化学专一性时，可以根据它的化学键及其所含的官能团来判断它的专一性。如果将 A-B 作为底物，则可以将其分为三个部分：A 和 B，以及连接这部分的化学键。非立体化学专一性可依据酶对这三种组成部分选择程度的不同而分为三类。

（1）键专一性：在键专一性中，对酶来说，重要的是连接 A 和 B 的键必须"正确"。例如，酯酶的作用键必须是酯键，而对构成酯键的有机酸和醇（或酚）则无严格要求。

（2）基团专一性：具有基团专一性的酶除了需要有"正确"的化学键以外，还需要基团 A 和 B 中的一侧必须"正确"。基团专一性又称相对专一性。如胰蛋白酶作用于蛋白质的肽键，此肽键的羧基必须由赖氨酸或精氨酸提供，而对肽键的氨基部分不严格要求。胰蛋白酶作用如下式：

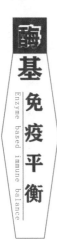

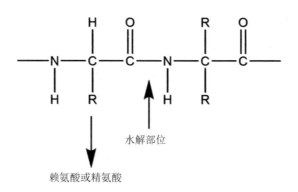

水解部位

赖氨酸或精氨酸

（3）绝对专一性：具有绝对专一性的酶要求底物的键和A、B都必须"正确"，否则无作用。如脲酶只催化尿素的水解，对其他一切尿素的衍生物都不起作用。

Fischer为了解释酶作用的专一性，曾提出"锁钥学说"，其认为酶与底物之间在结构上存在着互补关系，就像一把钥匙插进一把锁里。然而大量研究表明，在底物与酶互补的过程中，酶分子本身不是一成不变的，而是通过"诱导契合"作用实现的，这就是Koshland提出的"诱导契合"学说（induced fit theory）。这一理论提出：酶分子和底物之间存在着一种动态契合关系，当酶分子与底物分子接近时，酶蛋白受到底物分子的诱导，其构象发生有利于同底物结合的变化。在此基础上，酶与底物互补契合，进行反应。X射线衍射结果显示，游离的羧基蛋白酶与结合甘氨酰酪氨酸底物的羧肽酶在构象上存在较大差异。用X-射线衍射法对溶菌酶及弹性蛋白酶进行了测定，发现结果类似，分析实验结果支持这一学说，表明酶与底物结合时确有显著的构象变化，这些都是"诱导契合"学说的有力证明。

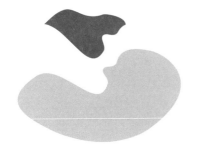
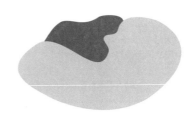

a. 无酶催化   b. 无酶催化

图 1-1 无酶催化反应、有酶催化反应的活化能

（三）酶催化活性的调节控制

酶是细胞蛋白的重要组成部分，随着机体的生长发育和更新变化，其催化活性也会随着外界因素的影响而改变，需要通过各种方式和多样的机制调控酶的活性，从而实现复杂的代谢过程。这也是酶区别于一般催化剂的一个重要特性。生物体内酶的调节和控制主要有以下几种方式。

（1）酶浓度的调节：调控酶浓度的方法有两种，一是对酶的合成进行诱导或抑制，二是调控酶的降解速度。比如，在降解过程中，β-半乳糖苷的合成通常是受到抑制的，但在乳糖的作用下，它会被抑制，从而酶受乳糖的诱导开始合成。

（2）激素调节：这一调控同样涉及生物合成，但其调控模式有所不同。例如，乳糖合酶由两个亚基组成，即催化亚基与修饰亚基。催化亚基不能直接合成乳糖，只能通过共价键将半乳糖连接到蛋白质上与其结合，从而生成糖蛋白。修饰亚基与催化亚基结合后，催化亚基的专一性发生变化，使其能够催化半乳糖与葡萄糖反应形成乳糖。修饰亚基的表达受激素调控，妊娠时修饰亚基产生于乳腺，分娩后，因激素分泌剧烈改变，修饰亚基合成，并与催化亚基结合，产生大量的乳糖。

（3）共价修饰调节：酶分子中的一些基团，在其他酶的催化下，可以共价结合或脱去，有磷酸化／去磷酸化、己酰化／去己酰化、甲基化／去

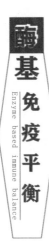

甲基化、腺苷酰化／去腺苷酰化等几种调节。

此外，酶原激活、反馈调节、抑制剂的调节、金属离子和其他小分子化合物的调节、解聚和聚合等机制在酶的催化反应中都得到应用。

（四）酶易失活的特性

酶是由生物细胞产生的一种蛋白质，对外界环境变化极为敏感，如高温、强酸、强碱、重金属等均可导致其变性失活。同时，温度和 pH 的微小变化以及抑制剂的加入都会引起酶活性的改变。因此，酶能在温和的条件下进行催化反应，而化学催化反应往往只有在剧烈的条件下才能进行。

六、酶催化作用的机制／特点

（一）酶催化作用的基本原理

在酶催化过程中，酶分子与底物分子之间通过某种方式相互作用，并经过一系列的化学变化，最终由底物生成产物。在所有的化学反应中，活化分子都是在某种程度上满足了或超出了某种限制，从而产生了新的产物。能够引发化学反应的最低能级称为能量阈值（energy threshold），而从正常状态到活化状态所需要的能量称为活化能（activation energy）。活化能是 1 mol 的反应物在某一特定温度下，到达活化态所需的自由能，以焦耳／摩尔（J/mol）表示，其速率与反应中活化分子的浓度成正比。反应所需要的活化能越小，能达到活化状态的分子就越多，其反应速度必然越大。在一定程度上，催化剂起着降低反应所需要的活化能的作用，从而同样的能量可以激活更多的分子，加快反应的进程。

酶能显著地降低活化能，故能表现为高度的催化效率。酶的催化效率比非酶催化反应的效率高 $10^7 \sim 10^{13}$ 倍。例如，H_2O_2 分解为水和原子氧的反应，在无催化剂时，活化能为 75.24 kJ/mol；用胶状钯做催化剂时，只需活化能 48.94 kJ/mol；当由过氧化氢酶催化时，活化能下降到 8.36 kJ/mol。

大量研究表明，利用中间复合物学说能够解释酶如何能降低底物分子的活化能从而促进反应。即在酶促反应中，酶（E）总是先与底物（S）形成不稳定的酶－底物复合物（ES），再分解成酶（E）和产物（P），E 又可

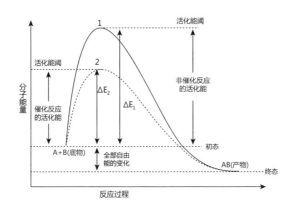

图1-2 非催化反应与催化反应的自由能变化

与S结合，继续发挥其催化功能，所以少量酶可催化大量底物。

$$E + S \xrightleftharpoons{} ES \longrightarrow E + P$$
酶　底物　　　　中间产物　　　酶　产物

由于E与S结合，形成ES，致使S分子内的某些化学键发生极化，呈现不稳定状态或称过渡态（transition state），大大降低了S的活化能，使反应加速进行。在双底物反应中，其进程如下式为：

$$S + E \longrightarrow ES_1 \xrightarrow{S_1} P_1 + P_2 + E$$

酶的活性中心不仅与底物结合，而且与底物的过渡态结合，其结合作用比底物与活性中心的结合更紧，当形成过渡态中间复合物时，释放一部分结合能，使过渡态中间物处于更低的能级，因此整个反应的活化能进一步降低，反应大大加速。

底物同酶结合成中间复合物是一种非共价结合，依靠氢键、离子键、范德华力等次级键来维系。

酶的催化效率虽然比非酶催化的效率高，然而并非所有酶的催化效率都高，有些酶的催化效率往往达不到人们的要求。为此，需要通过酶的改性（enzyme improving）措施，以进一步提高酶的催化效率。例如，一分子核糖核酸酶通过大分子结合修饰与分子右旋糖酐结合，酶的摩尔数不变，而酶的活力达到原有酶活力的 5.1 倍，表明酶的催化效率提高了 5.1 倍。

（二）酶催化作用的条件

酶催化作用与非酶催化作用的另一个显著差别在于酶催化作用的条件温和。

酶催化作用通常都在常温、常压、pH 近乎中性的条件下进行。例如，一般酶作用的适宜温度为 25～40℃，在 60℃ 以上酶容易变性失活，一般酶作用的适宜 pH 为 5～9，低于 11 时酶往往容易变性失活。与之相反，一般非酶催化作用往往需要高温、高压和极端的 pH 条件。

究其原因，一是由于酶催化作用所需的活化能较低，在较温和的条件下，已经能够顺利地进行催化反应；二是由于酶是具有生物催化活性的生物大分子，稳定性较差，在较激烈的反应条件下，往往会引起酶的变性，而失去其催化功能。为此，需要通过酶的改性技术，以增强酶的稳定性。采用酶分子修饰、酶固定化、酶非水相催化、酶定向进化等改性技术都可显著提高酶的催化效率。例如，通过易错 PCR 技术进行定向进化，使枯草杆菌蛋白酶 E 在 60% 的二甲基甲酰胺（DMF）中进行非水相催化的热稳定性显著提高，最适作用温度提高 17℃，在 65℃ 的半衰期（t1/2）延长 50～200 倍。

（三）酶催化作用的机制

不同的酶可有不同的作用机制，并可多种机制共同作用。通过酶催化作用机制的研究，可以进一步了解酶分子的结构及其与催化功能的关系，可以阐明酶的催化作用之所以具有催化效率高、专一性强等催化特性的原因，并可以为酶分子的合理设计提供理论基础。

1. 底物的"趋近"和"定向"效应

酶活性中心上的催化基团与底物分子上的基团由于电荷的相互吸引或者亲和力的作用而相互接近，从而降低了进入过渡态所需的活化能，更有利于中间产物形成并进行催化反应，这种效应称为"趋近"效应（approximation）。显然，"趋近"效应大大增加了底物的有效浓度。由于化学反应速度与反应物的浓度成正比，在这种局部的高浓度下，反应速度将会相应提高。

酶催化反应的"趋近"效应，使得底物分子在酶活性中心附近的浓度升高，而使反应速率加快。曾测到某底物在溶液中的浓度为 0.001mol/L，而在某酶表面局部浓度高达 100mol/L，比溶液中浓度高 10^5 倍左右。

酶不但可以使反应物在其表面一定区域内相互接近，同时也可以将底物基团与酶活性位点上的催化官能团按一定方位进行几何定向，产生"定向"效应（orientation），从而这些反应物就能按照合适的方法相互碰撞，产生反应。

同时，利用酶与底物的"趋近""定向"作用产生中间体，可以将分子间的反应转变为分子内的反应，加快了反应速度。例如乙酸苯酯的催化水解以叔胺为催化剂，由分子间转为分子内反应，反应速度可提高 1000 倍。

$$\text{C}_6\text{H}_5\text{O}-\overset{\overset{\displaystyle O}{\|}}{\text{C}}-\text{CH}_3 \xrightarrow[\text{(CH}_3)_3\text{N}]{\text{H}_2\text{O}} \text{C}_6\text{H}_5-\text{OH} + \text{CH}_3\text{COO}^- + \text{H}^+$$

2. 构象变化效应

当酶分子邻近底物时，底物为了能和酶的活性中心很好地结合，在酶分子的诱导下，底物的某些敏感键发生"变形"，从而使底物分子接近于过渡态，降低了反应的活化能。同时，由于底物的诱导，酶分子的构象也会发生变化，从而更有利于酶分子与底物分子的结合和反应。

底物

例如，脯氨酸消旋酶（proline recemase）催化 L-Pro↔D-Pro，当酶与脯氨酸接触时，脯氨酸的 α-碳原子从 sp^3 杂化变成平面性的 sp^2 杂化，使之更接近于过渡态结构，使酶可与底物更好地结合，并使活化能大大降低。

3. 共价催化作用

酶分子中的一些基团攻击底物的特定基团，生成具有高反应活性的共价中间体，该中间体具有更大几率向过渡态转化，从而大大降低反应活化能，使底物越过低能阈值，生成产物。共价催化有两种类型，一种是亲核催化，一种是亲电催化。

（1）亲核催化作用

亲核催化（nucleophilic catalysis）是指具有一个非共用电子对的基团或原子（亲核基团），攻击缺少电子而具有部分正电性的原子（亲电集团），而形成共价中间产物的过程。酶分子中具有催化功能的亲核基团主要有组氨酸的咪唑基（咪唑 -N:）、丝氨酸的羟基（-O: H）及半胱氨酸的巯基（-S: H）。这些基团都有未共用电子对作为电子供体，它们能攻击底物分子中的亲电子基团而形成共价中间产物，快速完成反应。此外，许多辅助因子也具有亲核中心。

亲核催化作用中最重要的一类是有关酰基（$\overset{\overset{\text{O}}{\|}}{-\text{C}-}$）转移的亲核催化作用。酶分子的亲核基团对底物羧基上的碳原子进行亲核攻击，取代其中某一基团而生成酰化酶共价中间产物，接着酰基从中间产物转移到最后的酰基受体分子上，酰基受体可能是某种醇或水分子。在亲核催化反应进行时，底物的酰基转移给酶［式（2）］的速度比直接转给最终酰基受体［式（1）］快得多，酰化酶与最终酰基受体起反应［式（3）］的速度也比反应（1）快。酶促催化两步反应的总速度要比非催化反应大得多。因此形成不稳定的共价中间产物，可以大大加速反应。非催化反应如下：

$$\text{RX} + \text{H}_2\text{O} \xrightarrow{\text{慢}} \text{ROH} + \text{HX} \qquad (1)$$

酰基的反应底物　最终酰基受体产物

含亲核基团的酶催化的反应：

$$RX + E\text{-OH} \xrightarrow{\text{快}} ROE + HX \quad (2)$$

$$ROE + H_2O \xrightarrow{\text{快}} ROH + E\text{-OH} \quad (3)$$

总反应
$$RX + H_2O \xrightarrow{\text{酶(快)}} ROH + HX \quad (4)$$

（2）亲电催化作用

在亲电催化作用（electrophilic catalysis）中，催化剂和底物的作用与亲核催化相反，酶分子的亲电集团（缺电子基团）攻击底物的亲核基团（富电子基团）而形成共价中间产物。

各种转氨酶的催化反应都包括亲电催化过程，下面以丙氨酸氨基转移酶为例来加以说明。

丙氨酸氨基转移酶（alanine aminotransferase），又称为丙氨酸转氨酶或谷丙转氨酶（GPT），以磷酸吡哆醛或磷酸比多胺为辅助因子，是催化L- 丙氨酸与 α- 酮戊二酸进行转氨反应生成丙酮酸和L- 谷氨酸及其逆反应的转移酶，如图表示如下：

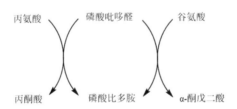

丙氨酸 + 磷酸吡哆醛→丙酮酸 + 磷酸比多胺，属于亲电催化。

4. 酸碱催化作用

酸碱催化作用（acid-base catalysis）是通过瞬时地向反应物提供质子或从反应物接受质子而降低反应所需的活化能，使反应加速进行的一种催化理论。酸碱催化作用中所用到的酸碱催化剂有两种，一是狭义的酸碱催化剂，即 H^+ 与 OH^-。由于酶促反应的最适 pH 一般接近于中性，因此 H^+ 及 OH^- 的催化作用在酶促反应中的重要性比较有限。二是广义的酸碱催化剂作用。在酶催化反应中，酶分子作为催化剂，酶分子中的酸催化基团（质

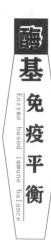

子供体）或碱催化基团（质子受体）与底物分子中的基团之间进行质子传递，而提高反应速率，而且在底物形成过渡态的同时进行质子的转移。

酶具有各种酸性或碱性氨基侧链，如 Glu、Asp、Ilis、Lys、Cys、Tyr 等，它们可能在特定条件下发挥催化作用。细胞内许多有机反应均属广义酸碱催化作用。这些反应包括羰基的加水、羧酸酯和磷酸酯的水解、脱水形成双键、各种分子的重排及取代反应等。已知酶分子中含有几种功能基团，可以起广义酸碱催化作用，如氨基、羧基、巯基、酚羟基及咪唑基等，其中以咪唑基最为常见。

影响酸碱催化反应速度的因素有两个。

第一个因素是酸碱的强度。在这些功能基中咪唑基是催化中最有效、最活泼的催化功能基。咪唑基的解离常数 $pK_a=6-7$，在生理条件下，它既可以作为质子供体，又可以作为质子受体，而且接受和放出质子的速度很快并相等。

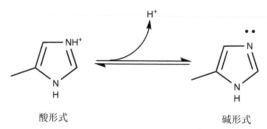

酸形式　　　　　　　　　　　碱形式

第二个因素是供出质子或接受质子的速度。在这方面，咪唑基又有其优越性，它供出或接受质子的速度十分迅速，其半衰期小于 10^{-10} 秒，而且，供出质子或接受质子的速度几乎相等。由于咪唑基有此优点，所以，组氨酸在大多数蛋白质中虽然含量很少，却很重要。

由于酶分子中存在多种供出质子或接受质子的基团，因此酶的酸碱催化效率比一般酸碱催化剂高很多。例如酮与醇的异构化反应十分缓慢，若加入酸或碱催化剂，可使反应大大加快。

5. 微环境效应

X 射线衍射表明，在酶分子活性中心区是一个特殊的疏水反应环境。

微环境效应（microenvironment effect）是指在酶催化过程中，酶分子活性中心的催化基团处于特殊的疏水反应环境，影响酶与底物的结合，并影响催化基团的解离，使反应加速进行的一种催化理论。

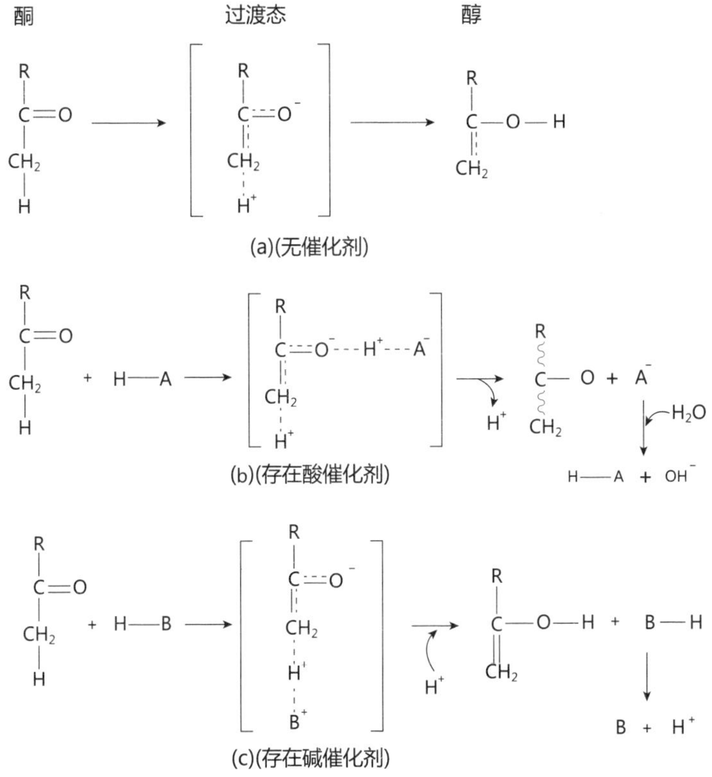

图 1-3 加入酸/碱催化剂后酮与醇的异构化反应

许多有机化学反应实验证明，溶剂的性质对反应速率的影响很大，例如 N_3^- 与对硝基氟苯中氟的取代反应，在二甲基亚砜（DMSO）中进行的速率比在水中大 12000 倍以上。

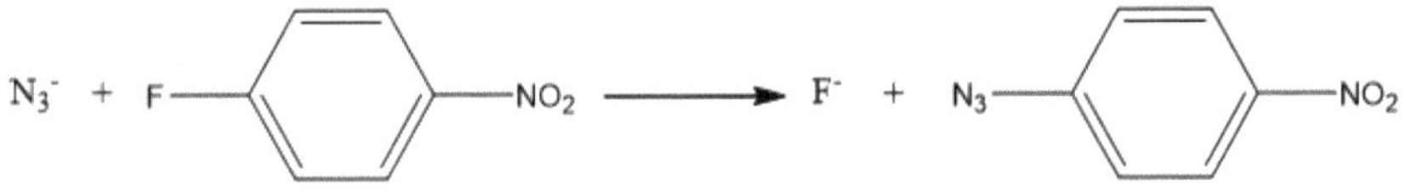

例如溶菌酶的活性中心凹穴是由多个非极性氨基酸侧链基包围的、与外界水溶液显著不同的微环境。由于微环境效应，可以与黏多糖分子的 6

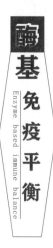

个糖环或其他的 6 个糖基化合物结合。最近的计算表明，这种低介电常数的微环境可能使 Asp52 对正碳离子的静电稳定作用显著增强，从而使催化速率得以增大 3×10^6 倍。

近年来的研究表明：典型的酶催化反应中，酸碱催化和共价催化分别可加速反应 10 ～ 100 倍，趋近、定向效应和过渡态的稳定化作用分别可加速反应 10、1000 倍左右。

七、酶的活力

在酶的研究、生产和应用过程中，经常需要进行酶的活力测定，以确定酶量的多少以及变化情况。

酶的活力测定是采用各种检测手段确定酶量多少的技术过程。

酶活力测定是在一定条件下测定酶所催化的反应初速率。在外界条件相同的情况下，反应初速率越大，意味着酶活力越高。

酶催化反应速率用单位时间内底物的减少量或产物的增加量表示，即

$$V=d[S]dt=d[P]dt$$

（一）酶活力测定方法

酶活力测定的方法多种多样，如化学测定法、光学测定法、气体测定法等，总的要求是快速、简便、准确。

酶活力测定都有两个阶段，第一阶段是在特定的条件下，酶与底物进行一段时间的反应，第二阶段是反应完成后，测量溶液中的底物或产物的变化量，通常分为以下步骤：

第一步，依据酶催化的专一性，对不同的底物进行筛选，制备出不同浓度的底物溶液。所用的底物要均一，才能满足酶催化反应对纯度的需要。在进行酶活力测试时，通常需要用到新鲜配好的底物溶液，须根据实际情况预先制备好，并放入冰箱中备用。

第二步，依据酶的动力学性质，研究不同温度、pH、底物浓度、激活剂浓度等因素对反应的影响，温度可以选择在室温（25℃）、体温（37℃）、酶反应最适温度或其他温度；pH 应是酶催化反应的最适 pH；底物浓度应该

大于 5km 等。一旦决定反应条件，应该尽可能地在反应期间维持不变。所以，在恒温条件下，选择适当的 pH 和浓度的缓冲液来保持 pH 不变。对于某些酶促反应，需要适当添加一定浓度的激活剂。

第三步，在一定的条件下，将一定量的酶液和底物溶液混合均匀，适时记下反应开始的时间。

第四步，经过一段时间的反应后，取出适量的反应物，采用多种生物化学检测方法，测量生成物的量或底物的减少量。为更精确地反映酶催化反应的效果，应尽可能采用简便快捷的测定方法。如无法立即测得，应立即停止反应，待测后再行测定。酶反应的终止有很多种方式，通常有：①一到时间，马上拿出适量的反应液，放入沸水浴中，再加热使酶灭活。②添加适当的酶变性剂，如三氯醋酸等，可有效地降低酶的活性，使酶变性失活。③向体系中添加酸碱溶液，以快速地将体系 pH 远离适宜的 pH，从而结束反应。④将所提取的反应液直接放入低温冰箱、冰粒堆或冰盐溶液中，快速降温至低于 10℃，从而结束反应。在实际应用过程中，要结合酶的特点、反应的底物、产物的特性、酶活力的检测方法等因素来确定。

测定反应液中底物的减少量或产物的生成量，可采用化学检测、光学检测、气体检测等生化检测技术。例如，用化学滴定法测定糖化酶水解淀粉生成的葡萄糖的量；用分光光度法测定碱性磷酸酶水解硝基酚磷酸（NPP）生成的对硝基酚的量；用瓦勃氏呼吸仪测定谷氨酸脱羧酶裂解谷氨酸生成的二氧化碳的量等。一种酶可以有多种测定方法，要根据实际情况选用。

（二）酶活力单位

酶活力的高低，是以酶活力的单位数来表示的，为此，首先需要对酶的活力单位下一个确切的定义。

酶活力单位是人们定义的一种酶量单位，酶活力是酶量的量度指标，在相同的条件下，酶活力越高，表示酶量越大。

在全球范围内，对酶活力单位的定义各不相同，因为检测方法和习惯的不同，一个酶通常会有许多不同的酶活力单位。为了统一，1961 年国际生物化学与分子生物学联合会提出：在一定的环境（温度可采用 25℃ 或者其他所选择的温度，pH 等条件均采用最适合的），将每 1min 催化 1μmol 的底物转化为产物的酶量定义为 1 个酶活力单位，该单位称为国际单位。因为该条款并无法律约束力，所以在实践中，人们所用的酶活力单位种类繁多，所以在对其进行研究与应用时，一定要注意酶活力单位的定义。

国际上另一个常用的酶活力单位是卡特（K_{cat}）。在特定条件下，每秒催化 1mol 底物转化为产物的酶量定义为 1 卡特。

上述两种酶活力单位之间可以互相换算，即

$$1K_{cat} = 1mol/s = 60mol/min = 60×10^6 μmol/min = 6×10^7 IU$$

为了比较酶制剂的纯度和活力高低，常常采用比活力这个概念。

酶的比活力是指在特定条件下，每 mg 蛋白质或 RNA 所具有的酶活力单位数。

$$酶比活力 = 酶活力（单位）/mg（蛋白质或 RNA）$$

酶的比活力是酶纯度的量度指标，酶达到比活力越高，表明酶的纯度越高。

（三）酶的转换数和催化周期

酶的转换数（turnover number）K_{cat}，又称为摩尔催化活性（molar catalytic activity），是指每个酶分子每分钟催化底物转化的分子数，即每摩尔酶每分钟催化底物转变为产物的摩尔数。

酶的转换数是酶催化效率的量度指标，酶的转换数越大，表明酶的催化效率越高。

酶的转换数通常用每微摩尔酶的酶活力单位数表示，单位为 min^{-1}。

$$K_{cat} = 底物转变摩尔数（mol）酶摩尔数 × 分钟（mol·min）$$

$$= 酶活力单位数（IU）酶微摩尔数（μmol）$$

对于一种酶而言，酶的转换数是一个常数，一般酶的转换数在 $10^3 min^{-1}$ 左右，如 β-半乳糖苷酶的转换数为 $12.5×10^3 min^{-1}$，碳酸酐酶的转换数最高，达到 $3.6×10^7 min^{-1}$。

转换数的倒数称为酶的催化周期。酶的催化周期是指酶进行一次催化所需要的时间，单位为毫秒（ms）或微秒（μs）。即：

$$T = 1K_{cat}$$

例如，上述碳酸酐酶的催化周期 $T = (1 \times 60 \times 10^6)/(3.6 \times 10^7) = 1.7$（μs）。

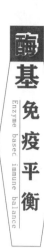
第三节　酶的本质

　　酶是生物体内一类具有催化活性和特定空间构象的生物大分子。根据分子中起催化作用的主要组分不同，自然界中的酶主要分为两类，分别为蛋白类酶（proteozyme, protein enzyme, P 酶）和核酸类酶（ribozyme, RNA enzyme，R 酶）。二者的化学组成、化学结构和空间结构有所不同，其催化功能和特性亦不相同。

　　酶必须有完整的化学结构和空间结构，具有在催化过程中起主要作用的活性中心，有一部分酶还需要有辅助因子，才能发挥其催化功能。酶的结构一旦改变，其催化功能和特性将随之改变。

一、酶的组成

（一）化学本质

1. 蛋白类酶

　　分子中起催化作用的主要组分为蛋白质的酶称为蛋白类酶。组成蛋白质的主要元素有碳（C）、氢（H）、氧（O）、氮（N）、硫（S）等，其基本组成单位是氨基酸。

　　氨基酸通过肽键连接成多肽链，多肽链的主链骨架本身在空间上有规律的折叠和盘旋形成二级结构；蛋白质常见的二级结构有 α 螺旋、β 折叠、β 转角和无规卷曲等；蛋白质的二级结构经过盘曲与折叠形成三级结构，有些蛋白质还具有四级结构。

2. 核酸类酶

　　分子中起催化作用的主要组分为核糖核酸的酶称为核酸类酶。组成 RNA 的主要元素有碳（C）、氢（H）、氧（O）、氮（N）、磷（P）等，其中 P 的含量较为恒定，其基本组成单位是核苷酸。

　　核糖核酸是由许多单核苷酸分子通过 3'，5' - 磷酸二酯键链接而成的多核苷酸，核苷酸链通过回折、链内互补碱基配对形成二级结构，RNA 的二级结构再经过折叠、盘绕形成三级结构。组成 RNA 的核苷酸有 4 种，分别为腺苷酸（adenosine-5'-monophosphate, 5'-AMP）、鸟苷酸（guanosine-5'-monophosphate, 5'-GMP）、胞苷酸（cytidine-5'-monophosphate, 5'-CMP）和尿苷酸（uridine-5'-monophosphate, 5'-UMP）。

（二）分子组成

有些酶的活性仅仅决定于蛋白质或者核糖核酸的结构，如水解酶类（淀粉酶、纤维素酶、蛋白酶等），这种酶称为单纯酶；而有些酶，其结构中除了含有蛋白质或核糖核酸外，还含有其他分子成分，如大多数氧化还原酶类，这些酶称为结合酶（conjugated enzyme）。

在结合酶中，蛋白质（或核糖核苷）部分称为酶蛋白（或酶 RNA），非蛋白（或核糖核苷）部分统称为辅助因子（cofactor）。辅助因子又可分成辅酶（coenzyme, CO）和辅基（prosthetic group）。酶蛋白（或酶 RNA）与辅助因子结合成的完整分子称为全酶（holoenzyme），只有全酶才有催化作用。

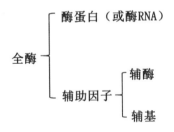

（三）空间结构

酶的分子结构是其发挥作用的物质基础，由于其特殊的分子结构，酶具有很高的生物活性和高效催化。酶的特殊性和高效性源自其精确的空间构象，这一构象不仅受到酶的一级结构的制约，还受到其三维结构的调控。如果酶蛋白（或酶 RNA）变性或解离成为亚单位，则酶的催化活性通常会丧失，所以酶具有完整的空间结构是维持其催化活性所必需的。酶的空间结

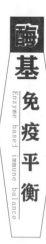

构主要是指酶蛋白的三维构造和酶 RNA 的三维构造。

1. 酶蛋白的空间结构

酶蛋白的空间结构包括二级结构、三级结构和四级结构。酶蛋白的空间结构的基本结构单位包括螺旋结构、折叠结构、转角结构和卷曲结构等。

（1）酶蛋白的二级结构：酶蛋白的二级结构描述了氨基酸残基之间的相对排列方式。这包括 α- 螺旋和 β- 折叠等次级结构元素，它们由氢键和其他非共价相互作用维持稳定。二级结构元素的排列方式对于蛋白质的整体稳定性和形状至关重要。

（2）酶蛋白的三级结构：酶蛋白的三级结构是指其在三维空间中的具体立体构型。三级结构决定了酶蛋白的整体形状和构象，包括活性位点和其他功能性区域。由一个具有三级结构的酶蛋白组成的酶分子称为单体酶（monomeric enzyme）。单体酶一般只有一条肽链组成，也可由多条肽链组成。

（3）酶蛋白的四级结构：酶蛋白的四级结构是指多个蛋白质亚单位之间的排列方式，如果一个酶由多个亚单位组成的话，不同亚单位之间的相对位置和相互作用可以影响整体酶的稳定性和催化活性。四级结构通常涉及蛋白质亚单位的组合和组装。

2. 酶 RNA 的空间结构

酶 RNA 的空间结构主要包括二级结构和三级结构。

（1）酶 RNA 的二级结构：酶 RNA 的二级结构描述了核酸链中氮碱基之间的相对排列方式，包括碱基的互补配对形成的二聚体和二级结构元素。这些元素包括双螺旋（类似于 DNA 的 A-T 和 C-G 碱基对），发夹、茎环结构和内部回路等。二级结构元素是由氢键和其他非共价相互作用稳定的。

（2）酶 RNA 的三级结构：酶 RNA 的三级结构是指整个 RNA 分子在三维空间中的构造。它包括 RNA 链中的碱基配对、外部的结构元素（如环、柄和回路）以及活性位点的构象。三级结构决定了酶 RNA 的整体形状和构象，包括催化反应所需的特定结构。

二、酶的辅助因子

全酶（holoenzyme）是酶蛋白（或酶RNA）与辅助因子结合成的完整分子，即：

$$全酶 = 酶蛋白（或酶RNA）+ 辅助因子$$

其中酶蛋白（或酶RNA）部分决定酶催化作用的专一性和高效性；辅助因子在酶促反应中常参与特定的化学反应，它的决定酶促反应的类型。辅助因子在酶反应中主要起着递氢、传递电子或转移某些化学基团的作用。

根据与酶蛋白（或酶RNA）结合的牢固程度来区分，辅助因子分为辅酶和辅基。辅酶与酶蛋白（或酶RNA）结合比较疏松，一般为非共价给合，并可用透析方法除去；辅基（prosthetic group）与酶蛋白（或酶RNA）结合牢固，一般多以共价键结合，不能用透析的方法除去。

根据其化学本质，辅酶和辅基可分为三类，分别为：①无机金属元素，如铜（Cu）、锌（Zn）、镁（Mg）、铁（Fe）等；②小分子的有机物，如维生素、铁卟啉等；③蛋白质辅助因子。人体内存在多种酶，但辅助因子类型相对较少。一般情况下，一种蛋白只能和一种辅助因子相结合，才能形成一种专一性结合酶，但是一种辅助因子常常可以与多种酶蛋白形成多种专一性结合的酶。

（一）无机金属离子

无机金属元素类辅助因子主要指各种金属离子，特别是各种二价金属离子。一些酶的本质为金属蛋白，而金属离子可以和酶蛋白紧密地结合在一起，如黄嘌呤氧化酶中含有Cu、Mo；一些酶自身没有金属离子，只有在与金属离子结合时，才会有活性产生，被称为金属活化酶。现在已经知道的酶中约有1/3需要金属离子的存在才能充分发挥其催化功能。金属离子在酶的催化过程中起着传递电子、维持酶分子活性构象、中和电荷、促进酶与底物结合等作用。

酶分子中常见的无机元素举例（表1-1）。

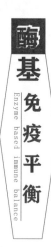

表 1-1　酶分子中常见的元素

无机元素	酶	无机元素	酶
Mg^{2+}	己糖激酶、柠檬酸裂合酶	Zn^{2+}	羧基肽酶、碳酸酐酶
Fe^{2+} 或 Fe^{3+}	细胞色素、过氧化物酶	Cu^{2+}	细胞色素氧化酶
Mn^{2+}	精氨酸酶、丙酮酸羧化酶	Ca^{2+}	赖氨酸氧化酶
K^+	丙酮酸激酶 （也需要 Mn^{2+} 或 Mg^{2+}）	Na^+	α-淀粉酶（也需要 Cl^-、脂肪酶） 质膜 ATP 酶（也需要 K^+ 或 Mg^{2+}）

1. 镁离子

镁离子（Mg^{2+}）是多种酶的辅助因子，在酶的催化中起着重要的作用，绝大多数激酶依赖 Mg 与 ATP 结合，再发挥作用。此外，柠檬酸裂合酶、碱性磷酸酶以及各种自我剪接的核酸类酶等都需要镁离子作为辅助因子。

2. 锌离子

锌离子（Zn^{2+}）是各种金属蛋白酶，如木瓜蛋白酶、菠萝蛋白酶等的辅助因子，也是羧基肽酶、碳酸酐酶和胶原酶等酶的辅助因子。

3. 铁离子

铁离子（Fe^{2+}）与卟啉环结合成铁卟啉，是过氧化物酶、过氧化氢酶、细胞色素 b 等的辅助因子。

4. 铜离子

铜离子（Cu^{2+}）是铜锌 - 超氧化物歧化酶、抗坏血酸氧化酶、细胞色素氧化酶等的辅助因子。

5. 锰离子

锰离子（Mn^{2+}）是锰 - 超氧化物歧化酶（Mn-SOD）/ 精氨酸酶、丙酮酸羧化酶等的辅助因子。

6. 钙离子

钙离子（Ca^{2+}）是 α- 淀粉酶、脂肪酶、胰蛋白酶等酶的辅助因子。

(二) 小分子有机物

维生素（vitamin）是一种为保证细胞正常机能所必需的小分子有机化合物，一般动物机体内无法合成或合成不足，因此需要经由膳食提供或补给。在所有水溶性维生素中，几乎全部的 B 族维生素都参与了辅助因子形成，因此它们是许多蛋白质发挥其催化活性时所必需的重要组成成分。

B 族维生素参与组成的辅助因子举例（表 1-2）。

表 1-2　B 族维生素参与组成的辅助因子

B 族维生素	辅助因子	酶	辅助因子的作用
维生素 PP	烟酰胺腺嘌呤二核苷酸（NAD$^+$）、烟酰胺腺嘌呤二核苷酸磷酸（NADP$^+$）	乳酸脱氢酶、醇脱氢酶、谷氨酸脱氢酶、异柠檬酸脱氢酶等	传递氢（2H$^+$+2e）
维生素 B$_2$（核黄素）	黄素单核苷酸（FMN）、黄素腺嘌呤二核苷酸（FAD）	琥珀酸脱氢酶、黄嘌呤氧化酶、NADH 脱氢酶等	传递氢离子
维生素 B$_1$（硫胺素）	焦磷酸硫胺素（TPP）	α-酮酸脱羧酶、丙酮酸脱氢酶系、α-酮戊二酸脱氢酶系等	醛基转移和 α-酮酸氧化脱羧作用
维生素 B$_6$（吡哆醛）	磷酸吡哆醛、磷酸吡哆胺	转氨酶、脱羧酶	转氨、脱羧、消旋反应
泛酸	辅酶 A（CoA）、酰基载体蛋白（ACP）	乙酰化酶、酰基转移酶等	转移酰基
维生素 H（生物素）	生物素	羧化酶	传递 CO$_2$
叶酸	四氢叶酸（THFA 或 FH$_4$）	甲基转移酶	一碳单位转移
α-硫辛酸	二氢硫辛酸	α-酮酸脱氢酶复合体、硫辛酸乙酰转移酶	传递氢、脱羧、酰基转运
维生素 B$_{12}$（钴胺素）	甲钴胺素、5'-脱氧腺苷钴胺素	甲基转移酶	甲基转移

1. 烟酰胺核苷酸

烟酰胺核苷酸是烟酰胺腺嘌呤二核苷酸（NAD$^+$）和烟酰胺腺嘌呤二核苷酸磷酸（NADP$^+$）的统称，它们是维生素 PP 在体内的活性形式，结构式如下：

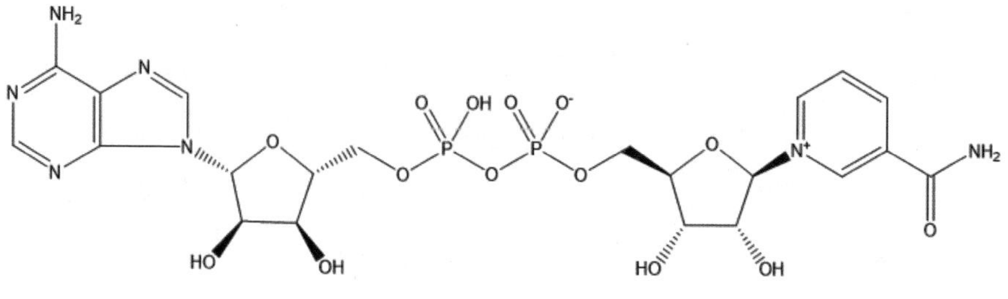

NAD⁺ 的结构

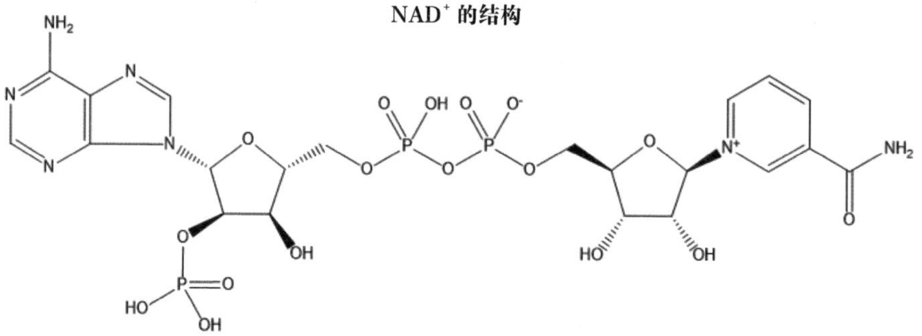

NADP⁺ 的结构

　　NAD⁺ 和 NADP⁺ 的功能基团在烟酰胺上，在烟酰胺中，吡啶氮是五价结构，可以可逆地接受电子，形成三价，并且对侧的碳原子性质活泼，可以进行可逆加氢脱氢反应。这样，当另外一个质子游离于介质时，烟酰胺可以同时接收一个氢和一个电子。

　　NAD⁺ 和 NADP⁺ 在体内是多种不需氧脱氢酶的辅酶，如乳酸脱氢酶、醇脱氢酶、异柠檬酸脱氢酶等，起着参与传递氢（2H⁺+2e）的作用。

　　2. 黄素核苷酸

　　黄素核苷酸（FMN 和 FAD）是维生素 B_2（核黄素）的活性型。维生素 B_2 从食物中被吸收后在黄素激酶的作用下可转变为黄素单核苷酸（flavin mononucleotide，FMN），其在体细胞内还可进一步在焦磷酸化酶的催化下生成黄素腺嘌呤二核苷酸（flavin adenine dinucleotide，FAD）。其结构式如下：

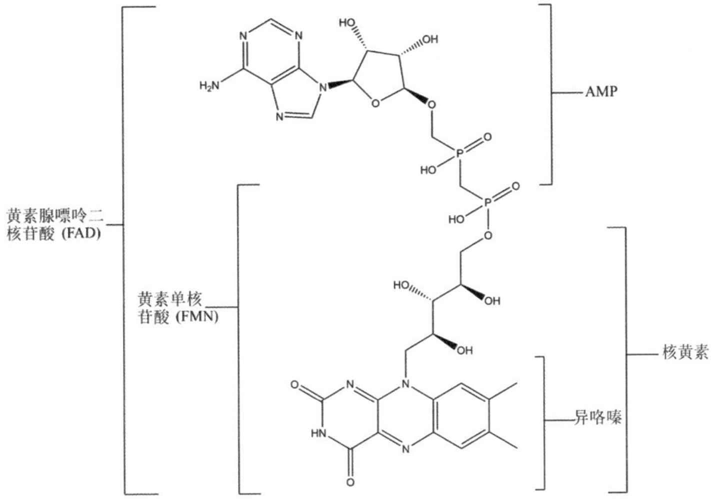

FMN 和 FAD 是体内氧化还原酶的辅基，如琥珀酸脱氢酶、黄嘌呤氧化酶及 NADH 脱氢酶等，在酶的催化过程中主要起传递氢离子的作用。其氧化还原体系主要体现在异咯嗪基团的第一位和第十位 N 原子的加氢和脱氢。

3. 焦磷酸硫胺素

焦磷酸硫胺素（thiamine pyrophosphate，TPP）是维生素 B_1（硫胺素）在体内的活性形式。它们的结构式如下：

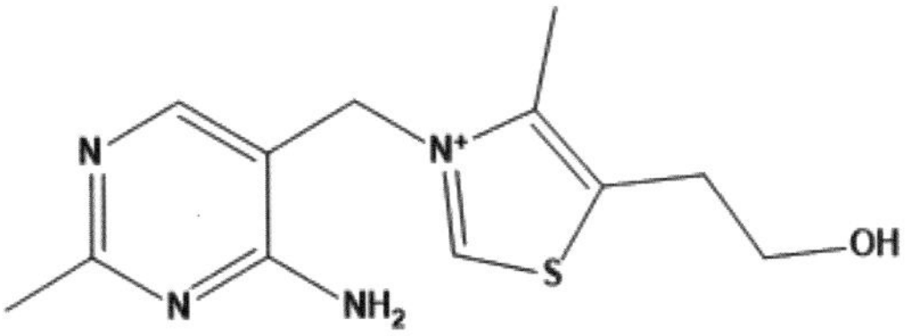

硫胺素

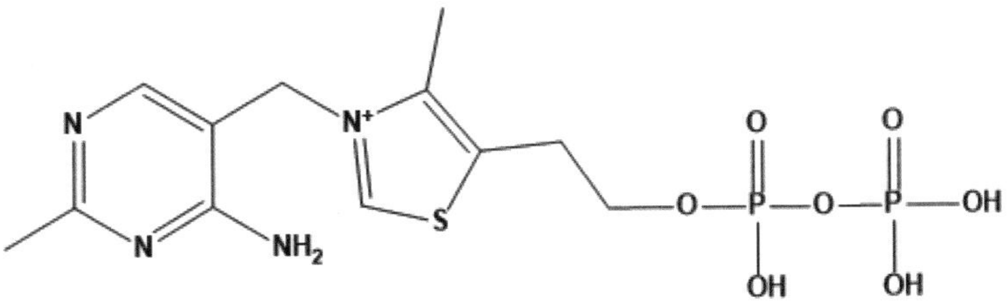

焦磷酸硫胺素

TPP 是 α- 酮酸氧化脱羧酶系的辅酶，如丙酮酸脱氢酶系、α- 酮戊二酸脱氢酶系等；TPP 也是磷酸戊糖途经中转酮醇酶的辅酶，缺乏时，可使体内核苷酸的合成及神经髓鞘中的磷酸戊糖代谢受到影响。

4. 磷酸吡哆醛和磷酸吡哆胺

磷酸吡哆醛和磷酸吡哆胺在体内可相互转变，二者均为维生素 B_6 的活性型。维生素 B_6 在氨基酸的转氨基作用和脱羧作用中起辅酶作用，与氨基酸代谢密切相关。其结构式如下：

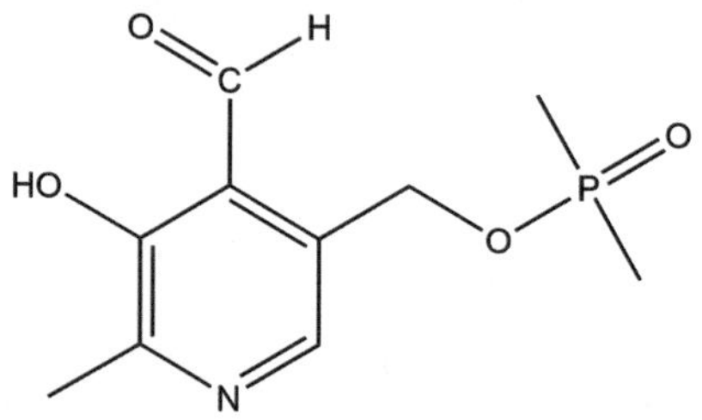

磷酸吡哆醛

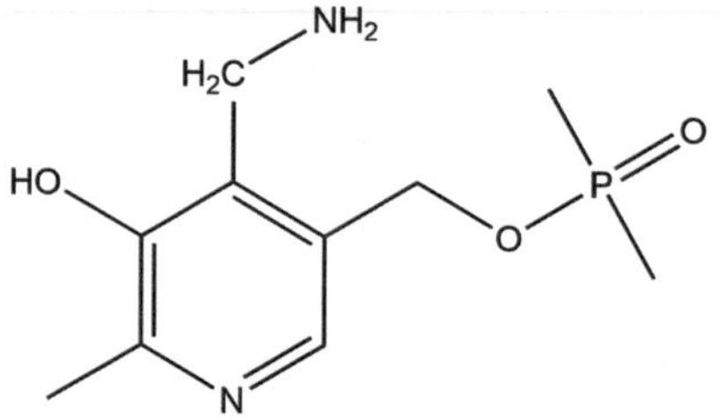

磷酸吡哆胺

磷酸吡哆醛作为氨基酸中转氨酶和脱羧酶的辅酶，具有促进谷氨酸脱羧、促进大脑抑制性神经递质 γ- 氨基丁酸产生等作用。小儿惊厥、妊娠呕吐及精神焦虑等疾病都通过维生素 B_6 进行治疗。磷酸吡哆醛是血红素合成的限速酶 δ- 氨基 -γ- 酮戊酸（ALA）合酶的辅酶。磷酸吡哆醛是糖原磷酸酶的重要组成，它负责糖原降解为 1- 磷酸葡萄糖的过程。

5. 辅酶 A 和酰基载体蛋白

辅酶 A（CoA）、酰基载体蛋白（acyl carrier protein, ACP）是泛酸（pantothenic acid）在体内的活性型。泛酸又称遍多酸，广泛分布于动植物组织中。泛酸在肠内被吸收进入人体后，经磷酸化并获得巯基乙胺而生成 4- 磷酸泛酰巯基乙胺。4- 磷酸泛酰巯基乙胺是辅酶 A（CoA）、酰基载体蛋白（ACP）的组成部分。辅酶 A 的结构如下：

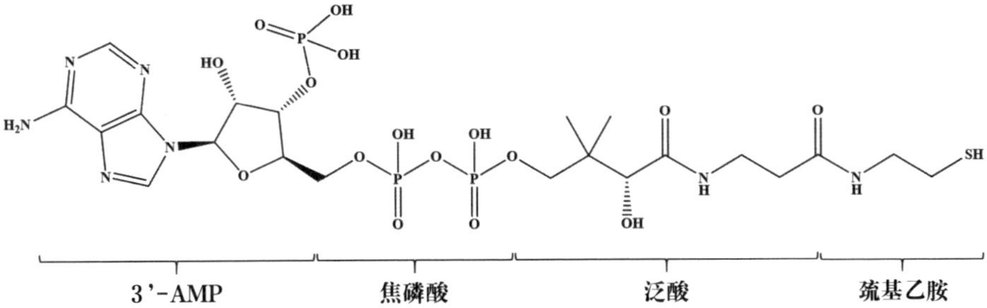

CoA 及 ACP 构成酰基转移酶的辅酶，广泛参与糖、脂类、蛋白质代谢及肝的生物转化作用，约有 70 多种酶需 CoA 及 ACP。泛酸缺乏会导致胃肠功能紊乱，严重时甚至出现肢体神经痛综合征。

6. 生物素

生物素是维生素 B 的一种，又称维生素 H（Vit H），是酶促反应中的羧基传递体，此反应需要 ATP 参加，羧基结合在生物素的氮原子上。生物素是体内多种羧化酶的辅酶，如丙酮酸羧化酶等，参与 CO_2 的羧化过程。生物素结构如下：

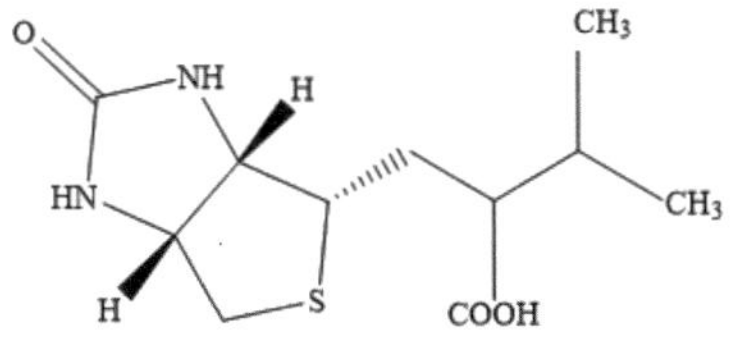

α- 生物素 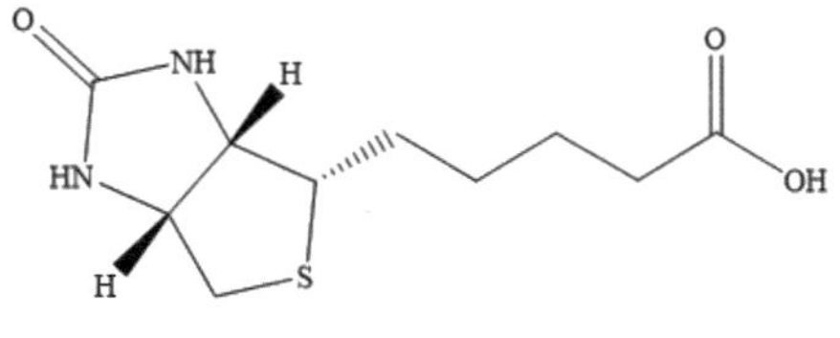   β- 生物素

7. 四氢叶酸

四氢叶酸（tetrahydrofolic acid，THFA 或 FH_4）是叶酸的活性形式，分子中 N^5 和 N^{10} 是结合、携带一碳单位的部位。其结构如下：

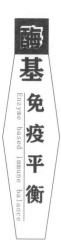
四氢叶酸（FH$_4$）

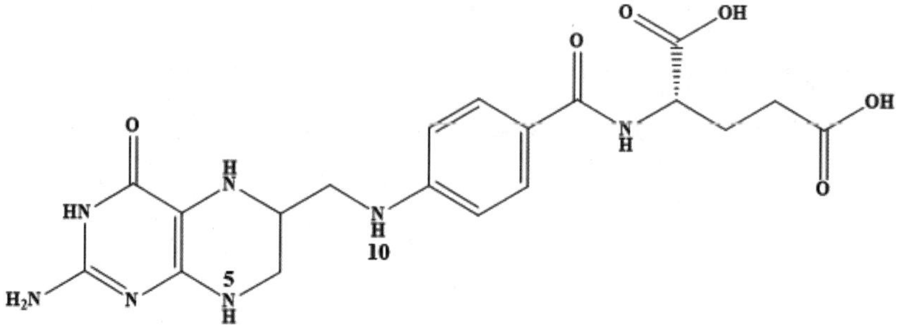

FH$_4$ 在体内氨基酸代谢和核苷酸代谢中起重要作用。它是一碳单位转移酶的辅酶，以一碳单位的载体参与体内许多重要物质的合成过程中，如嘌呤、嘧啶、核苷酸、丝氨酸等。当叶酸缺乏时，DNA 合成必然会受到抑制，引起巨幼红细胞贫血。

8. α- 硫辛酸（6,8- 二硫辛酸）

α- 硫辛酸（α-lipoic acid）能够还原为二氢硫辛酸，它在氧化还原酶的催化过程中，通过氧化型和还原型的相互转变，起着传递氢的作用。此外，α- 硫辛酸还是 α- 酮酸氧化脱氢酶系中的辅助因子之一，其羧基与二氢硫辛酸乙酰转移酶的赖氨酸残基的 ε- 氨基以酰胺键结合，起着酰基转运的作用。

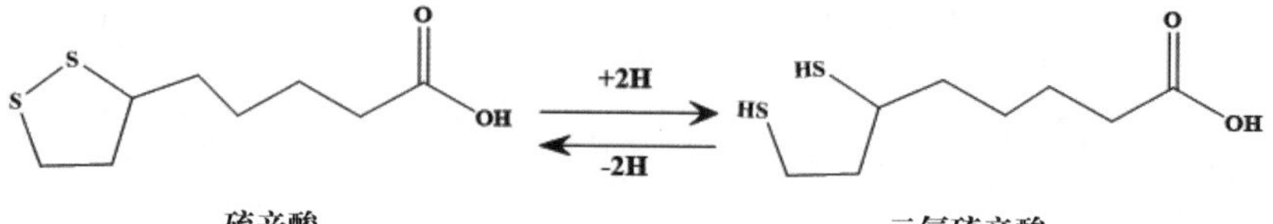

硫辛酸 $\xrightarrow[-2H]{+2H}$ 二氢硫辛酸

9. 甲钴胺素和 5'- 脱氧腺苷钴胺素

甲钴胺素和 5'- 脱氧腺苷钴胺素是维生素 B$_{12}$ 的活性型，也是维生素 B$_{12}$ 在血液中存在的主要形式。甲钴胺素和 5'- 脱氧腺苷钴胺素具有辅酶的功能，又称辅酶 B$_{12}$，维生素 B$_{12}$ 是甲硫氨酸合成酶（又称甲基转移酶）的辅基，催化体内的同型半胱氨酸甲基化生成甲硫氨酸。

(三) 蛋白质类辅助因子

蛋白质类辅助因子（protein coenzyme）又称基团转移蛋白（group transfer protein），有些蛋白还可以起到辅助因子的作用，尽管他们自身并没有催化活性，但是对一些酶的正常功能至关重要。这些辅助因子一般都是一些小分子，与大部分的酶相比，具有较高的热稳定性。

这些蛋白质类辅助因子参与基团转移反应和氧化还原反应，通常通过递移氢离子或电子来实现其功能。金属离子、铁硫复合体（iron-sulfur cluster）和血红素（heme）通常存在于这些蛋白质类辅助因子中的反应中心，如细胞色素是含有血红素辅基的蛋白质类辅助因子。

三、酶的活性中心

实验证明，酶的催化活性主要体现在一小部分特定氨基酸残基的特定区域，如木瓜蛋白酶由 212 个氨基酸残基组成，当用氨基肽酶从 N 末端水解掉分子中的 2/3 肽链后，剩下的 1/3 肽链仍保持 99% 的活性，说明木瓜蛋白酶的生物活性集中表现在肽链 C 末端少数氨基酸残基及其所构成的空间区域。这些特定氨基酸残基相对密集地分布，并形成了独特的构象，此结构区域与酶活性直接相关称为酶的活性中心（active center），亦称为酶的活性部位（active site）。酶的活性中心是酶与底物结合并发挥催化作用的关键区域，一旦损坏了酶的活性中心，酶将无法保持其催化活性。

酶活性中心的化学基团，实际上是某些氨基酸残基的侧链或肽链的末端氨基和羧基，这些基团一般不集中在肽链的某一区域，也不相互毗邻，往往在一级蛋白结构上分布较远，有时甚至分散在不同的肽链上，然而，通过蛋白质的复杂立体构象，包括盘绕和折叠，这些原本在一级结构上分散的基团会在二级和三级结构的形成过程中被聚集到酶分子表面的特定空间区域，形成酶的活性中心。在酶蛋白分子的众多氨基酸残基中，构成酶的活性中心的只有少数几个氨基酸残基，见表 1-3。

表1-3　酶活性中心上的氨基酸残基举例

酶	活性中心上的氨基酸残基
α-糜蛋白酶	His57，Asp102，Ser195
胰蛋白酶	His46，Ser183
木瓜蛋白酶	Cys25，His159
核糖核酸酶	His12，Lys41，His119
碱性磷酸酶	Ser，His，Zn^{2+}
乳酸脱氢酶	Cys，His，Tyr

　　某些酶发挥催化作用需要辅助因子（辅酶和辅基），辅助因子是活性中心的重要组成部分。某些含金属的酶，其中的金属离子也属于活性中心的一部分。

　　酶的活性中心内存在一些化学基团，它们是酶在催化反应中发挥作用的必不可少的组成部分，因此被称为活性中心内的必需基团。这些必需基团直接与底物相互作用，促进催化反应的进行。然而，在酶的活性中心外，还存在一些基团，虽然它们不会与底物直接发生相互作用，但是对维持整个酶分子的空间构象起到至关重要的作用。这些基团可以确保活性中心的各个相关基团保持最合适的空间位置，从而间接地对酶的催化发挥不可或缺的作用。这些基团被称为活性中心外的必需基团。

　　从功能的角度来看，酶的活性部位内的几个氨基酸侧链基团可以分为两个主要部分，即底物结合部位和催化部位。

（一）底物结合部位

　　底物结合部位（substrate binding site）是酶活性中心的一个关键组成部分，它特异性地与底物分子相互作用。这部分氨基酸侧链基团与底物的特定部分形成氢键、离子键、疏水作用等非共价相互作用。这种特异性结合确保了酶只与其特定底物相互作用，从而维持了酶的高度特异性。因为它对底物的特异性结合起到决定性作用，所以底物结合部位也被称为特异性决定部位。

（二）催化部位

催化部位（catalytic site）是酶活性中心的另一个重要组成部分，它直接参与催化反应的进行。在催化部位，底物的特定键或基团通常被切断或形成新的键，从而催化反应的进行，产生产物。这部分氨基酸侧链基团通常是催化反应的催化剂，它们通过提供活化能或促进底物的化学变化来推动反应。因为它决定了酶的催化活性，所以催化部位是酶的核心。

催化部位和底物结合部位之间存在密切的相互关系，它们不是孤立存在的单元，而是构成酶活性中心的协调整体。酶的催化效率往往在很大程度上依赖于底物在结合部位的合适定位。换句话说，底物结合部位的作用不仅仅是将底物牢固地绑定，更重要的是将底物置于最有利于催化反应的理想位置。因此，酶的催化部位与底物结合部位之间的相对位置至关重要，这种空间排列的准确性确保了底物分子与催化部位之间的距离和方向都处于最有利于催化反应的状态。在这种理想的构象下，催化部位能够高效地催化底物的化学转化。

当外界某些因素破坏了酶的结构时，首先就可能影响活性中心的特定结构，结果就必然影响酶的活性。

综上所述，无论是酶的结合部位还是催化部位以及必需基团，在酶的催化过程中都发挥着至关重要的作用，它们之间的关系可以归纳如下：

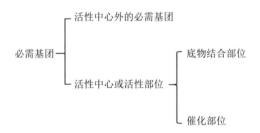

具有相似催化作用的酶，往往有相似的活性中心，如多种蛋白质水解酶的活性中心均含有丝氨酸和组氨酸残基，处于这两个氨基酸附近的氨基酸残基顺序也十分相似。有些酶在一条酶蛋白肽链上可以有多个活性中心，

能完成多种催化功能，称为多功能酶（multifunctional enzyme），如哺乳动物的脂肪酸合成酶有7个能够履行不同催化作用的活性中心，相互协同，使脂肪酸能够快速有序地合成。

核酸类酶同样具有活性中心，其活性中心是酶RNA的某一段核苷酸序列。例如，L-19 IVS的活性中心是该酶RNA的第22～27位的核苷酸序列：5'-GGAGGG-3'。当通过点突变方法改变活性中心时，将使其催化活性发生明显改变。当活性中心上的某一核苷酸残基发生特异性改变时，有可能引起底物专一性的改变。

在活性中心以外的核苷酸残基中，不同的核苷酸序列对酶活性的贡献有所不同。例如，M1 RNA含有377个核苷酸残基，从其3'端除去122个核苷酸残基，该酶仍然有活性；而在5'端缺失70个核苷酸残基，则酶活性全部丧失；从5'端除去4个核苷酸残基，同时从3'端除去15个核苷酸残基，酶活性亦全部丧失。这表明，其5'端的核苷酸序列对该酶活性的贡献比3'端的核苷酸序列大。

四、酶的结构与功能的关系

酶的催化功能是由其特殊的结构决定的，酶的结构的稳定性、特异性和适应性是其成功执行生物体内生化功能的关键。如果酶的结构发生改变，必然会引起酶催化功能的改变，使其催化功能增强或减弱，甚至完全消失。

（一）酶的一级结构与催化功能的关系

酶的一级结构是酶的基本化学结构，决定了酶的整体结构和功能。酶的一级结构决定其空间结构，影响酶的空间结构的主要因素是酶的一级结构所决定的各种侧链之间的相互作用，包括氢键、二硫键、疏水键以及范德华力等。酶的一级结构的改变将使酶的催化功能发生相应的变化。酶的一级结构的改变会导致酶的三维结构发生变化，进而影响其催化活性。例如，氨基酸残基的替代或缺失可能会破坏活性位点的特定构象，导致酶失去活性或降低活性。此外，一级结构的改变还可能导致酶的不稳定性，使其易受外界条件的影响。

酶一级结构的改变主要指的是酶分子主链，即蛋白质或核酸链的断裂或变化。不同酶根据其结构和特性的不同，对一级结构改变的响应也有所不同。事实上，并不是所有酶在分子主链发生断裂后都会导致催化功能的丧失。一些酶在一级结构发生改变后仍然能保持其酶活性，甚至有些无活性的酶前体在分子主链断裂后会表现出酶活性，从而转变为有活性的酶。

如果酶分子主链断裂的位置远离酶的活性中心，切去的部分为非必需基团时，一级结构的改变对酶的活性几乎没有影响。例如：木瓜蛋白酶由212个氨基酸残基组成，当用氨基肽酶从N末端水解掉分子中的2/3肽链后，剩下的1/3肽链仍保持99%的活性；M1 RNA含有377个核苷酸，当从其3'端切除122个核苷酸残基后，仍可保持酶活性。

如果酶分子主链断裂的位置离酶的活性中心较近时，切去的部分含有必需基团时，将引起酶活力的丧失。例如：从牛胰核糖核苷酸酶的C端切去4个氨基酸残基，则该酶的活力会全部丧失。

对于酶的前体，通过酶的作用，使酶分子的主链在特定的位置断裂，从而显示出酶的催化活性。

在细胞内合成或初分泌时，一些酶并不具备活性，而这些无活性酶的前体称为酶原（zymogen）。酶原激活（zymogen activation）是一种重要的生物学过程，它促使酶原转变为有活性的酶。酶原激活的机制主要是分子内肽链的断裂，这一断裂过程可以在一处或多处发生，同时导致分子构象发生一定程度的改变，从而形成酶活性中心所必需的构象。例如：胰蛋白酶原在激活过程中，赖氨酸－异亮氨酸之间的肽链发生断裂，失去一个六肽，使位于N端肽链的其余部分解脱了之前的张力束缚，使蛋白酶的分子构象发生变化，并把与催化有关的His46、Asp90带至Ser183附近，形成一个合适的排列，自动地产生了活性中心，使其产生催化活性。

消化系统内的蛋白酶和血液中有关凝血和纤维蛋白溶解的酶，也都是以酶原的形态出现。蛋白酶原激活的主要生理作用就是避免了细胞生成的蛋白酶对细胞所产生的消化作用，同时保证酶在身体一定的部位和环境中

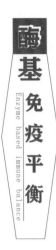

产生作用，以保持进行正常的体内新陈代谢过程。如图 1-4 所示

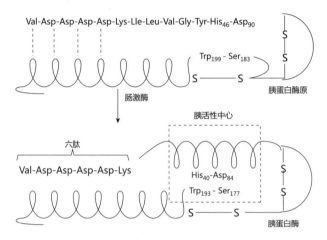

图 1-4　胰蛋白酶的激活过程示意图

（二）酶的二级、三级结构与催化功能的关系

　　酶的活性不仅受一级结构的影响，而且与其空间构象密切相关。实际上，酶的活性通常更受其空间构象的影响，有时甚至比一级结构更为重要。酶的二级、三级结构是所有酶都共有的基本空间结构。完整的二级、三级结构对于维持酶的活性至关重要，因为活性中心需要特定的空间构象才得以维持。有时只需要保持酶活性中心各基团的空间位置，就足以保持整个酶的活性。例如：牛胰核糖核酸酶由 124 个氨基酸残基组成，其活性中心由两个组氨酸残基组成，分别为 His12 和 His19。用枯草杆菌蛋白酶（subtilisin）处理该酶，将其中的 Ala20-Ser21 的肽键水解后，生成 N 端 20 肽（1-20）和另一 104 肽（21-124）两个片段，前者称 S 肽，后者称 S 蛋白。S 肽中含有 His12，而 S 蛋白中含有 His19。由于酶的活性中心被破坏，两者单独存在时都没有活性。但是在 pH7.0 的条件下，使 S 肽和 S 蛋白 1：1 重组时，两者之间可以形成氢键和疏水键而联结在一起，使 His12 与 His19 相互靠近，恢复原来活性中心的空间构象，使酶恢复原有的催化活性。

（三）酶的四级结构与催化功能的关系

蛋白质酶的四级结构涵盖了多个亚单位的排列方式，通过组装成多亚单位复合物，有助于酶实现更高的催化效率、特异性、稳定性和灵活性，从而更好地履行其生物学职能。具有四级结构的酶中有些仅仅具有催化作用，主要是指多催化部位寡聚酶和多酶复合体。而另一些酶具备催化和调节部位，能够同时发挥催化和调节两种功能，主要是指别构酶。

1. 四级结构与催化作用的关系

多催化部位寡聚酶由若干个相同的亚基组成，每个亚基上都有一个催化中心。当这种酶的四级结构完整时，其催化功能得以充分发挥；然而，当四级结构遭受到破坏时，亚基便会分离。通常情况下，这种分离会导致酶的活性丧失。但是有一些多催化部位寡聚酶，在亚基分离时，如果采用适当的分离方法，被分离出来的亚基仍然保持催化活性。例如，天冬氨酸转氨酶由两个相同的亚基组成，当采用琥珀酰化法使四级结构破坏时，分离出的两个亚基仍可保持催化活性。而采用酸、碱、表面活性剂等破坏四级结构时，所得到的亚基则不再具备催化活性。

当多酶复合体的四级结构受到破坏时，通常会导致亚基的酶活性受到明显削弱，甚至失去活性。例如，大肠杆菌色氨酸合成酶，是一种由两个 α 亚单位和一个 β2 亚单位组成的多酶复合体。当使用变性剂处理时，β2 亚基可以解离，生成两个独立的 β 亚基，但是单独的 β 亚基没有催化活性。尽管游离的 α 和 β2 亚单位仍然具备一定的催化活性，但其催化效率远不如完整的 αα β2 复合体。其中，α 亚单位的催化效率仅相当于复合体的 1/30，而β2 亚单位的催化效率甚至只有复合体的 1% 左右。事实表明，拥有完整四级结构的多酶复合体对于显著提高催化效率至关重要。

别构酶的四级结构被破坏时，有些催化亚基仍然可以保持酶的催化活性，但是失去其调节功能。例如，天冬氨酸转氨甲院酶的 2 个催化亚基（C3）和 3 个调节亚基（R2）分开后，催化亚基仍然可以保持催化活性，但是不显示别构酶的 S 形动力学曲线，而呈现米氏型酶无调节作用的双曲线形动

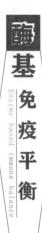
力学曲线。

2. 四级结构与调节作用的关系

具有四级结构的酶中，有些具有调节作用，称为调节酶，主要是指别构酶。别构酶只有在四级结构完整时才显示其调节作用，分开的调节亚基不具有调节功能。

（四）酶的辅助因子与催化功能的关系

蛋白酶类中的氧化还原酶和转移酶，部分水解酶、裂合酶、异构酶，核酸类酶中的自我剪切酶等，都含有辅助因子。酶的辅助因子对于酶的催化功能起到至关重要的作用。辅助因子是一种非蛋白质分子，可以是金属离子、辅酶或其他小分子化合物。其主要分为无机辅助因子和有机辅助因子。它们与酶相互作用，调节酶的结构和功能，从而影响酶的催化能力。

1. 无机辅助因子

无机辅助因子以多种金属离子为主，而一些金属离子是酶的组成单元，如羧肽酶的锌离子，脯氨酸羟基化酶的铁离子；另一些则为有机辅助因子的一部分，例如血红素中的铁离子。金属离子能与酶和底物形成三元配合物，既能使底物趋向于酶，又能促进其活性中心和底物间的反应基团的空间定向。金属离子因其亲电特性，能促进酶与底物间的亲电聚合，从而加快反应进程。金属离子还可以稳定酶分子空间构象，从而维持酶的催化功能。

2. 有机辅助因子

有机辅酶因子主要是各种小分子有机化合物，如 NAD、NADP、FAD 等，其在催化过程中起基团的传递作用，使催化反应能够迅速进行。

辅助因子与酶的结构密切相关，它们可以促使酶发生构象改变，调整活性位点的形状和电荷分布，从而增强酶的催化效率。辅助因子的存在和与酶的相互作用使得酶具备了更广泛的催化能力，能够参与各种复杂的生化反应。

（赵龙山）

参考文献

[1] 周训勇．酶与免疫平衡 [J]．中国免疫学杂志，2023，39(8)：1789 - 1793．

[2] Copeland, Robert A. Enzymes a practical introduction to structure, mechanism, and data analysis[M]. JohnWiley&Sons Inc, 1996: 306.

[3] 郭勇，郑穗平．酶学 [M]．广州：华南理工大学出版社，2000：202．

[4] 张子剑，潘荣，周园，等．酶促反应的"诱导契合－锁钥"模式 [J]．生物化学与生物物理进展，中国科学院生物物理研究所脑与认知国家重点实验室；中国科学院研究生院，2011，38(5)：418 - 426．

[5] 高利增，陈雷，张若飞，等．纳米酶：新一代人工酶 [J]．中国科学：化学，2022，52(9)：1649 - 1663．

[6] 高利增，梁敏敏，温涛，等．纳米酶标准术语 [J]．中国科技术语，2020，22(6)：21 - 24．

[7] 吴鹏，陈诚，赵雪伶，等．纳米材料模拟酶应用进展 [J]．材料工程，2022，50(2)：62 - 72．

[8] 张玉，宋志敏，杜衍．纳米酶传感器在现场即时检测领域的应用进展 [J]．分析化学，2023，51(5)：800 - 810．

[9] 吴贤波，文梅，厉江华，等．纳米酶在抗肿瘤治疗中的应用 [J]．大学化学，2022，37(3)：43-48．

[10] 傅佳骏，沈涛，吴佳，等．纳米酶：对抗细菌的新策略 [J]．无机材料学报，2021，36(3)：257 - 268．

[11] 李芙蓉，向发椿，曹丽萍，等．纳米酶在食品检测中的应用研究进展 [J]．食品科学，2022，43(1)：285 - 297．

[12] 李峰，朱德艳．生物化学 [M].2 版．武汉：华中科技大学出版社，2022：414．

[13] Trevor Palmer P L B. Enzymes: biochemistry, biotechnology and clinical chemistry second edition[M]. Woodhead Publishing Limited. 2007: 416.

[14] 姚文兵．生物化学 [M].8 版．北京：人民卫生出版社，2016：394．

[15] 陈石根，周润琦．酶学 [M]．上海：复旦大学出版社，2005：415．

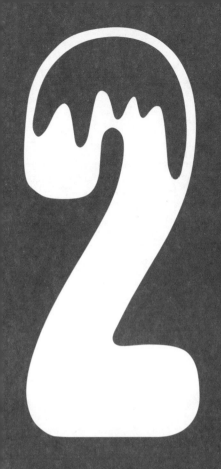

第二章
自然界酶与人体酶

酶是生物催化剂，通过催化化学反应而参与了几乎所有生命过程，因此我们对酶进行研究的过程也是我们深化对生命现象的理解和认识的过程，同时也能为相关疾病的预防与治疗等提供新方案。当我们了解了酶的发现史，酶的概念与本质时，就来了解酶作为大自然给生命的神来之笔是如何发挥作用的吧。

第一节　自然界酶

酶是生物体内由活细胞产生的催化特定反应的生物大分子，是一种生物催化剂，也是生命不可缺少的核心物质。自然界中，广袤的丛林，无边的稻田，翱翔的飞鸟，嬉戏的游鱼，不管生物如何多种多样，只要有生命的地方就有酶，酶几乎参与所有的生命活动和生命过程。自然界中的酶作为生物体中细胞的一个组成成分，与细胞的结构，细胞中其他组分，细胞所处的条件与状态，以及生物的遗传变异和进化发展等都密切相关。同时在生物体内，酶发挥着非常广泛的功能，参与成千上万种化学反应，其在生物体内的功能主要分为以下四种。

一、参与具体的生理功能

酶可以适应外界条件的变化，直接参与某一具体的生理功能。信号转导和细胞活动的调控都离不开酶，特别是激酶和磷酸酶的参与。例如参与 G 蛋白耦联受体信号转导的蛋白激酶，一类将 ATP 分子上磷酸基团转移到底物蛋白而产生蛋白磷酸化的酶类又称为第二信使依赖性蛋白激酶。此外，酶的参与能产生运动，通过催化肌球蛋白上 ATP 的水解产生肌肉收缩，并且能够作为细胞骨架的一部分参与运送胞内物质。例如骨骼肌神经肌肉接头的接头后膜表面分布有乙酰胆碱酯酶，可将接头前膜轴浆中的突触囊泡所含的乙酰胆碱分子分解为乙酰和胆碱，进而产生膜电位变化，传导神经冲动。生物膜上的离子泵酶担负着膜上离子的主动运转功能。以 Na^+、K^+-ATP 酶为例，钠钾泵是哺乳动物细胞膜中普遍存在的离子泵，主要由 α 和 β 两个亚单位组成的二聚体蛋白质，α 亚单位是催化亚单位，需要膜内的 Na^+ 和 k^+ 共同参与才具有 ATP 酶活性，α 亚单位上有 3 个 Na^+、2 个 K^+ 和一个 ATP 分子的结合位点，可表现为 E1 和 E2 两种主要构象。当 α 亚单位与 ATP 结合时构象为 E1，离子结合位点朝向细胞内侧，此时 α 亚单位对 K^+ 亲和力较低而对 Na$^+$ 亲和力较高，使已结合的 2 个 K$^+$ 释放到细胞内，并与细胞内 3 个 Na$^+$ 结合；结合 Na$^+$ 后，α 亚单位的 ATP 酶活性被激活，ATP 分解，亚单位被磷酸化，构象由 E1 转变为 E2，离子结合位点朝向细胞外侧，这时 α 亚单位对 Na$^+$ 亲和力降低而对 K$^+$ 亲和力增高，使已结合的 3 个 Na$^+$ 释放到细胞外，并与胞外的 2 个 K$^+$ 结合；结合 K$^+$ 后，亚单位发生去磷酸反应，再次与另一分子的 ATP 结合并触发构象由 E2 回到 E1，从而完成了钠泵的一个转运周期。因此，钠泵每分解一分子 ATP 可浓度差将 3 个 Na$^+$ 移出胞外，将 2 个 K$^+$ 移入胞内，其直接效应是维持细胞膜两侧 Na$^+$ 和 K$^+$ 的浓度差，使细胞外液中的 Na$^+$ 浓度达到胞质内的 10 倍左右、细胞内的 K$^+$ 浓度达到细胞外液的 30 倍左右。同时，泵每次活动都会使 3 个 Na$^+$ 移出胞外、2 个 K$^+$ 移入胞内，产生一个正电荷的净外移，故钠泵具有生电效应。钠泵转运的一个周期约需 10ms 即最大转运速率为每秒 500 个离子。

二、担负保卫清除任务

参与保卫清除任务的酶可能是单个酶，例如人体内参与清除自由基主要有超氧化物歧化酶、过氧化氢酶和谷胱甘肽过氧化物酶；也可能是多种酶组成的混合物，如溶酶体的水解酶，它们被核糖体合成后，先经高尔基体积聚浓缩、包装，形成初级溶酶体，初级溶酶体再和吞噬体或自噬泡结合形成次级溶酶体。所谓吞噬体是指通过胞饮或吞噬外源物形成的颗粒，自噬泡是指包被了自身废弃物形成的颗粒。参与保卫清除任务的也可能是一个酶系，如凝血酶系、溶血纤维蛋白酶系和免疫系统中的补体系，它们都是通过酶的级联系统发挥作用的，还有以内质网为主的药物转化酶系等。

人体内有些物质的存在不可避免，这些物质既不能作为构建组织细胞的成分，又不能作为能源物质，其中一些还对人体有一定的生物学效应或潜在的毒性作用，长期蓄积则对人体有害。机体在排出这些物质之前，需要对它们进行代谢转变，使其水溶性提高，极性增强，易于通过胆汁或尿排出，这一过程称为生物转化。肝是机体内生物转化最重要的器官。皮肤、肺及肾等亦有一定的生物转化作用。肝的生物转化涉及多种酶促反应，但总体上可分为两相反应。第一相反应包括氧化、还原和水解。许多物质通过第一相反应，其分子中的某些非极性基团转变为极性基团，水溶性增加，即可排出体外。但有些物质经过第一相反应后水溶性和极性改变不明显，还需要结合极性更强的物质或基团，以进一步增加其水溶性而促进排泄，这些结合反应属于第二相反应。实际上，许多物质的生物转化过程非常复杂。一种物质有时需要连续进行几种反应类型才能实现生物转化目的，这反映了肝的生物转化作用的连续性特点。如阿司匹林常先水解成水杨酸后再经与葡糖醛酸的结合反应才能排出体外。此外，同一种物质可以进行不同类型的生物转化反应，产生不同的转化产物，这体现了肝的生物转化反应类型的多样性特点。例如，阿司匹林先水解生成水杨酸，后者既可与葡糖醛酸结合转化成 β- 葡糖醛酸苷，又可与甘氨酸结合成水杨酰甘氨酸，还可水解后先氧化成羟基水杨酸，再进行多种结合反应。参与第一相反应的酶类主要包括氧化酶类、胺氧化酶、脱氢酶类，第二项反应包括葡萄糖醛酸转移酶、硫酸基转移酶、谷胱甘肽 S- 转移酶、乙酰基转移酶、酰基转移酶、甲基转移酶。

以氧化（合）酶系为例，肝细胞中存在多种氧化酶系，最重要的是定位于肝细胞微粒体的细胞色素 P450 单加氧酶系。单加氧酶系是一个复合物，至少包括两种组分，一种是细胞色素 P450（血红素蛋白），另一种是 NADPH- 细胞色素 P450 还原酶（以 FAD 为辅基的黄酶）。该酶催化氧分子中的一个氧原子加到许多脂溶性底物中形成羟化物或环氧化物，另一个氧原子则被 NADPH 还原成水，故该酶又称为羟化酶或混合功能氧化酶。该酶是目前已知底物最广泛的生物转化酶类。迄今已鉴定出 57 种人类编码 CYP 的基因。对异源物进行生物转化的 CYP 主要是 CYP1、CYP2 和 CYP3 家族。其中又以 CYP3A4、CYP2C9、CYP1A2 和 CYP2E1 的含量最多。

在体内进行的外源物解毒和转化反应有两个特点：其一，是反应的独立性，例如，镇静药物氯丙嗪，它在相应酶的作用下可独立地进行氧化、脱烃、羟化以及结合等反应；其二，是反应的连续性，即通过多种酶共同作用，连续完成。

三、协同激素等起信号传递与放大作用

信号分子根据其产生、输送及作用部位可分为三类：局部化学调节物、激素和神经递质。根据其溶解性质及受体部位可分为两类：疏水分子和亲水分子。疏水分子如甾体激素，穿过质膜来活化细胞质中的受体蛋白，形成甾体与受体蛋白形成的络合物，然后再和染色质结合，调节特定基因的转录；亲水分子包括大部分腺体分泌的激素、神经递质和局部化学调节物质，它们作用于质膜表面的受体蛋白，并以某种方式转换为细胞内信号，调节靶细胞、靶蛋白的性态。

细胞外信号转换为细胞内信号一般分为两类方式：一是信号分子在细胞外与质膜载体蛋白结合，或通过蛋白激酶直接传递，或通过受体调节的胞饮作用，进入靶细胞，然后再以信号分子本身或以其转化产物作为细胞内信号发挥作用；二是信号分子在细胞外直接与质膜上的受体蛋白结合，受体蛋白发生构象改变，影响细胞质膜上酶的活性或者离子通道，在细胞内形成新的信号分子 - 第二信使，再通过相应的酶调节靶细胞。

作为第二信使的有 3'，5' - 环腺苷酸（3'，5'-cyclic adenosine monophosphosphate，cAMP）和 Ca^{2+} 等，酶参与了第二信使协同激素发挥转换和放大信号的生物学效应。下面就酶参与的体系进行举例说明。

（一）受体、腺苷酸环化酶、cAMP 和蛋白激酶体系

cAMP 是原核细胞和真核细胞中普遍存在的反应调节因子，它在动物细胞内含量水平一般为 10^{-6} mol / L 左右，当激素作用时其浓度可在数秒内发生 5 倍左右的变化。cAMP 信使系统是细胞内 1 个重要的信息传递通路，cAMP 是中心环节，起第二信使作用。cAMP 的形成与分解受腺苷酸环化酶（adenylate cyclase，AC）与磷酸二酯酶调节控制。

激素信号是如何转换为 cAMP 信使的？腺苷酸环化酶是催化生成 cAMP 的关键酶，在 cAMP 信息传递系统中处于中心地位。这一系统主要由四部分

组成：激素、神经递质及局部调质等的受体（R），鸟苷酸结合蛋白（G蛋白），AC催化亚单位（C），活化AC的协同因子。这些组分常以低浓度散布于细胞质膜中，只有紧密联系在一起时才具有活性。各种细胞对信号分子都有各自专一的受体，这些受体多与AC系统偶联。不同激素于其相应受体结合后，引起AC激活或抑制。活化AC的受体称为兴奋性受体（Rs），如 β-肾上腺受体。抑制AC的受体称为抑制性受体（Ri），如 α-肾上腺受体。两类受体通过不同的机制改变AC的活性。此类受体具有两个主要结构，即识别位点和G蛋白结合区。识别位点和其他大多数受体一样，具有1个七次跨膜 α 螺旋疏水区的同源结构，G蛋白结合区分别与Gs和Gi结合，并通过不同的机制改变酶的活性。

同时，细胞质膜中还存在一种GTP结合蛋白，称为G蛋白（G-protein），或称GTP结合调节蛋白。1975年，Rodell首先发现，AC的活化需要GTP。后来的研究证明，GTP的作用是经G蛋白介导的，受体通过它间接活化腺苷酸环化酶。G蛋白具有GTP酶的活性，当它和GTP结合时能协同激素受体活化腺苷酸环化酶，而当它结合的GTP水解为磷酸与GDP后，就可逆地失去了这种调节作用，这样就能保证及时地"转达"激素活化腺苷酸环化酶的信号。而在某些异常情况下，G蛋白失去了GTP酶的活性，就会停滞于与GTP结合的状态，在即使没有激素的作用情况下，腺苷酸环化酶也会持续地处于高活性状态，就会使cAMP大量生成。如霍乱毒素导致的机体死亡，就是它能催化ADP-核糖基自NAD^+转移至G蛋白的精氨酸侧链上，使之失去GTP酶的活性，引起cAMP异常升高，使肠壁细胞离子的活性运转加速，最终导致大量水以及 Na^+ 丢失。在所发现的G蛋白中，有两种参与AC的活化和抑制，即参与Rs活化AC的兴奋性G蛋白（Gs）和参与Ri抑制AC的抑制性G蛋白（Gi）。G蛋白的结构大致相似，一般有α、β、γ三个亚基。α亚基上有GTP结合位点、受体结合位点、GTPase活性部位。β和γ亚基紧密连在一起，是辅助因子，对α亚基起保护作用，并参与α亚基上GDP／GTP的交换及G蛋白与受体的结合过程。GTP和Mg^{2+}等辅助因子可促使α、β和γ亚基更易于与质膜结合，

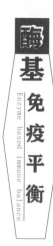

从而和受体与 AC 发生作用。研究发现，AC 激活或抑制过程中真正的限速步骤是 G 蛋白的 α 亚基与 β 亚基的解离过程，而此过程就是 G 蛋白的活化过程。从重组和动力学实验结果还能发现，受体、腺苷酸环化酶及 G 蛋白能在质膜上独立地相对移动，而且在接收信号前后，即在激活与非激活状态下，它们所处的相对位置与构象也各不相同。

　　根据这些实验观察，关于信号分子制动腺苷酸环化酶，产生 cAMP 的机制可概括为三个步骤：首先，是信号分子和受体蛋白结合，改变其构象，使之能和 G 蛋白结合并活化 G 蛋白；接着，活化的 G 蛋白在细胞质侧以 GTP 取代 GDP，并与之结合，而 GTP 的结合又促使 G 蛋白的构象改变，并导致该蛋白去活化腺苷酸环化酶，激活后的环化酶再催化 ATP 生成 cAMP；最后，G 蛋白水解 GTP，同时 G 蛋白、腺苷酸环化酶再恢复到原来的非活化构象状态（图 2-1）。

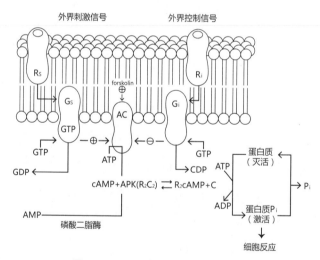

图 2-1　cAMP 信号系统信息传递途径

　　cAMP 生成后，它在动物细胞内发挥作用时主要通过活化 cAMP 依赖的蛋白激酶，后者再进一步催化细胞内有关的靶蛋白使之磷酸化，改变和调节它们的活性和相应的生理功能。

（二）受体、膜 Ca^{2+} 通道、Ca^{2+}、钙调蛋白及相关酶体系

在细胞中，代谢过程的调节有许多是通过改变对 Ca^{2+} 敏感的相关酶活性来实现的。一方面，在这一体系中，Ca^{2+} 作为中心环节，起第二信使的作用。正常情况下，Ca^{2+} 在细胞液中的浓度很低（$\leqslant 10^{-7}$mol/L），比细胞外液或亚细胞器中的浓度水平低 1000 倍左右（$\geqslant 10^{-3}$mol/L）。维持细胞液与细胞外液、细胞液与亚细胞器间这种 Ca^{2+} 浓度梯度的因素很多，如细胞质膜与细胞器膜上的 Ca^{2+}-ATP 酶（Ca^{2+} 泵）、Na^+ 促进的 Ca^{2+} 反向运输和线粒体氧化磷酸推动的 Ca^{2+} 主动运输。此外，还和某些小分子物质与大分子物质对 Ca^{2+} 的结合有关。

另一方面，在信号分子刺激下，Ca^{2+} 可以瞬时大量进入细胞内液，并作为第二信使诱发一系列的应答、调节反应。就大多数分泌细胞来说，信号分子在活化受体分子后，首先会导致细胞质膜去极化，然后促使膜上 Ca^{2+} 通道的构象发生改变，推动 Ca^{2+} 进入细胞内液。另外，信号分子活化受体引发的质膜去极化后，还可再通过某种方式促使 Ca^{2+} 从亚细胞器中释放到细胞液中。其中 Ca^{2+} 通道的打开是瞬时的，当信号移去后又会立即关闭，同时，进入细胞液的 Ca^{2+} 会被很快地泵出，恢复原状。

Ca^{2+} 传递信号分子信息的主要途径是通过钙调蛋白（calmodulin，CaM）。钙调蛋白在真核细胞中普遍存在，每个动物细胞中约包含 10^7 个分子。这种蛋白是由 19 种氨基酸、148 个氨基酸组成的单链酸性小分子可溶性球蛋白，耐热。分子中的酸性氨基酸约占 1/3，因而有利于同 Ca^{2+} 结合。根据 X- 衍射分析，钙调蛋白的每个分子折叠形成 4 个可和 Ca^{2+} 结合的位点；分子中没有半胱氨酸与脯氨酸，因而具有很好的柔顺性，有利于感应 Ca^{2+} 浓度的微小变化；钙调蛋白对 Ca^{2+} 具有专一性（如不和 Mg^{2+} 作用，细胞液中的 Mg^{2+} 浓度为 10^{-3}mol/L），并对 Ca^{2+} 具有很高的亲和力；Ca^{2+} 和钙调蛋白结合后，可引起后者构象发生变化，这种构象变化会因每个钙调蛋白分子上结合的 Ca^{2+} 数目的不同而异。

Ca^{2+} 活化的钙调蛋白再进一步将信息传递给某一特定的细胞蛋白或酶，

产生相应的应答，调节相应的酶活性和生理活动过程为：

$$Ca^{2+} + CaM（无活性）= Ca^{2+} \cdot CaM（有活性）$$

$$酶（无活性）+ Ca^{2+} \cdot CaM（有活性）= 酶 \cdot Ca^{2+} \cdot CaM（有活性）$$

目前，已知钙调蛋白调节的至少有 20 种在代谢上重要的酶类，包括环核苷酸磷酸二酯酶、腺苷酸环化酶、膜 Ca^{2+}-ATP 酶、磷酸化酶激酶等（表 2-1）。

表 2-1　CaM 激活的酶

酶	来源
环核苷酸磷酸二酯酶（PDE）	普遍存在
腺苷酸环化酶（AC）	哺乳动物，无脊椎动物
鸟苷酸环化酶（GC）	原生动物
ATP 酶	
dynein	普遍存在
浆膜	普遍存在
内质网	心肌
蛋白激酶	
NAD 激酶	植物
肌球蛋白轻链激酶	平滑肌，骨骼肌，心肌，肾，血小板
肌球蛋白重链激酶	真菌
磷酸化酶激酶	骨骼肌，心肌，血小板，肝
肌球蛋白 I 重链激酶	棘阿米巴属
IP3 激酶	哺乳动物
CaM-kinase I	脑
CaM-kinase II	胰腺
蛋白磷酸酶	
calcineurin	脑，骨骼肌
NADPH 氧化酶	哺乳动物
磷脂甲基化酶（phospholipid methylase）	真菌
一氧化氮合酶（NOS）	哺乳动物

　　这种信号传递系统也包含信号放大过程。同一个细胞外的信号往往可以引起 cAMP 和 Ca^{2+} 浓度的同时改变，它们对细胞内活性的调节在很大程度上也往往是相互重叠、相互渗透的。例如，磷酸化酶激酶由四种亚基组成，其中，δ 为一种钙调蛋白，γ 为催化亚基，在 α、ß 亚基中有 Ser 残基，能够被依赖于 cAMP 的蛋白激酶磷酸化。Ca^{2+} 能与 δ 亚基结合，使 δ 构象发生改变，导致 γ 与 δ 形成络合物，受 cAMP 与 Ca^{2+} 共同调节，而且，也只有当 γ 亚基与钙调蛋白 -Ca^{2+} 结合后，ß 亚基才能被依赖 cAMP 的蛋白激酶磷酸化而转入活性状态。另外，钙调蛋白本身还能调节催化 cAMP 合成，分解有关酶的活性；反之，依赖于 cAMP 的蛋白激酶也能使 Ca^{2+} 通道发生磷酸化。

四、催化代谢反应

　　催化代谢反应是酶最主要的也是最基本的生物学功能，通过催化代谢反应建立起各种代谢途径、各种代谢体系，为生物机体的生存发展、形形色色的生命活动提供物质基础和能量来源。代谢途径、代谢体系尽管多种多样，但是贯穿于整个生物界，能够起根本作用的主要是氧化（或光合）磷酸化能量转换系统以及核酸、蛋白质的生物合成系统。

　　生物为适应外界环境的变化，就要能感应、运动、吸收与分泌；为了生存、生长和繁殖，就要不断地进行分解、转化，不断地进行生物合成。所有这些过程都需要能量。除了绿色植物和某些藻类可以利用日光的能量外，大部分生物所需要的能量都是通过碳水化合物，特别是葡萄糖氧化取得的。在生物机体内，葡萄糖的氧化大体可分为两个阶段，即酵解和氧化。能量通常以高能化学键的形式积累和转移。常见的高能化学键如烯醇磷酸、乙酰磷酸、肌酸磷酸、乙酰 CoA 等，其中最主要的能源形式是 ATP。上述过程中释放出来的能量就是借助磷酸化机制，以 ATP 的形式固定下来的。

　　在酵解阶段有两个环节形成 ATP，其一是通过 3- 磷酸甘油醛脱氢酶与磷酸甘油酸激酶催化进行的；其二是在烯醇化酶、丙酮酸激酶催化下进行的。在三羧酸循环阶段里，α- 酮戊二酸形成琥珀酸的同时也产生一个 ATP。

通过这类反应产生 ATP 的方式，通常称为底物水平的磷酸化。但是，更多的 ATP 来自酵解过程中产生的 NADH，特别是来自三羧酸循环过程中产生的 NADH 和琥珀酸的进一步彻底氧化过程，通过这一过程进行的磷酸化就称为氧化磷酸化。氧化磷酸化是生物机体获取能量即生成 ATP 的主要方式。

线粒体是氧化磷酸化进行的主要场所。最早用于研究氧化磷酸化的材料是牛心线粒体、鼠肝线粒体。以后，又制备了各种线粒体碎片制剂，在这制剂中有的只有电子传递活性，如 Keilin—Hartee 心肌制剂、电子传递颗粒（ETP）；有的则仍保有一定的氧化磷酸化活力，如洋地黄皂苷制剂、超声波处理得到鼠肝线粒体碎片制剂、牛心线粒体碎片制剂（ETP$_H$）。

氧化磷酸化实际上是通过呼吸链使 NADH 或琥珀酸等彻底氧化的同时进行的磷酸化过程。所谓呼吸链是指以黄素核苷酸为辅基的脱氢酶、电子中间传递体和氧化酶组成的电子传递链（electron transport chain）。现在比较普遍接受的呼吸链组成、顺序以及建筑在呼吸链上的氧化磷酸化过程如图 2-2 所示。其中，FeS 代表以黄素核苷酸为辅基的脱氢酶与铁硫中心组成的络合物，CoQ 为辅酶 Q，Cyt 代表细胞色素。

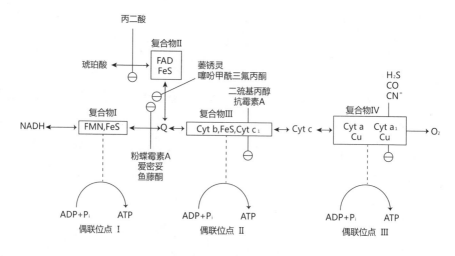

图 2-2　电子传递链及氧化磷酸化系统的结构组成

复合物 I 具有 NADH-CoQ 还原酶活性，由 16 条肽链组成，相对分子质量约 800000，含有 2 个 FMN 和 5 个铁硫中心。此复合物横贯线粒体内膜。复合物 II 具有琥珀酸 -CoQ 还原酶活性，由相对分子质量 70000 与 27000 的亚基组成二聚体，包含 1 个 FAD，4 个铁硫中心。此复合物嵌合于线粒体内膜的基质侧。铁硫中心在上述两种复合物中都起着很重要的作用，但它们不稳定，这可能是复合物容易失效的主要原因，同时也是呼吸链抑制剂的重要作用位点。复合物 III 为 CoQ- 细胞色素 c 还原酶，相对分子质量大约是 500000 亚基的二聚体。每个单位包含有 3 个细胞色素和 1 个铁硫蛋白，还包含 1 个对抗霉素敏感的蛋白。细胞色素 b 已分离，相对分子质量为 17000 和 37000，具有很强的疏水性，埋在膜中心。细胞色素 c1，相对分子质量为 31000，也是一种嵌合蛋白，而且其血红素基指向细胞色素 c。细胞色素 c 和它们不同，分子较小，是外周蛋白，能在膜内迅速地进行侧向移动。CoQ 是联系上述两种以黄素核苷酸为辅基的脱氢酶与细胞色素的纽带，高度疏水，能在疏水区中迅速移动，但似乎不是琥珀酸脱氢酶直接作用的受体，一般需要与 b-c1 复合物中的一种相对分子质量约 15000 的蛋白（称为 CoQ 结合蛋白）结合才有活性。复合物 IV 是细胞色素氧化酶复合物，相对分子质量约为 300000 亚基的二聚体，由细胞色素 a、细胞色素 a3 和 2 个铜原子组成，包括 8 种不同的多肽链，它们的排列依次自基质侧指向浆细胞侧，横贯线粒体内膜，并两端突出，细胞色素 a 在浆细胞侧，而细胞色素 a3 位于基质侧。细胞色素氧化酶复合物接受从细胞色素 c 来的 4 个电子（每次 1 个），然后递给 O_2，最终形成两分子水。电子的传递过程是电子先进入细胞色素 a 血红素和铜蛋白 Cu 组成的低电位中心，然后再转移至细胞色素即血素和另一个铜，最后完成氧化。上述四种复合物都能各自形成膜结构，也能相互组合，例如，复合物 I、III、IV 和复合物 II、III、IV 就可分别组合形成 NADH 氧化酶体系与琥珀酸氧化酶体系。

氧化磷酸化是指氧化和磷酸化的偶联过程，更确切地说是指伴随呼吸链电子传递过程中，使 ADP 磷酸化形成 ATP 的过程。呼吸链是氧化磷酸化的结构基础。氧化与磷酸化的偶联点基本上位于电子传递链的复合物 I、III 和 IV 等环节上，例如，NADH 完全氧化时可产生 3 分子 ATP，而琥珀酸、$FADH_2$ 完全氧化时只能产生 2 分子 ATP。氧化磷酸化是彼此依赖、相互制约的过程。没有氧化，自然不能进行 ADP 的磷酸化。但是在正常情况下，磷酸化也控制氧化过程，如果没有 ADP，没有它的磷酸化，氧化也不能进行，而且氧化磷酸化与线粒体结构的完整程度相关。破碎的线粒体、线粒体碎片制剂，氧化磷酸化活力都会有不同程度的降低，有的甚至完全丧失；加入某种偶联因子后，常可部分或全部恢复。正常情况下，氧化和磷酸化是紧密关联、相互制约的，但是某些因素能切断其间的联系，这种现象称为解偶联，抑制剂也能影响氧化磷酸化的进行。

氧化磷酸化是物质分解代谢的最后步骤，在物质的氧化过程中产生的能量除去一部分以热的形式散发外，其余大部分通过氧化磷酸化以 ATP 形式贮存下来。氧化磷酸化的机制现在普遍接受的是化学渗透学说。该学说认为在线粒体中进行的生物氧化导致了内膜两侧质子跨膜电化学梯度的形成，这种质子梯度转而推动 ATP 合成酶催化 ADP 的磷酸化，形成的 ATP 再提供机体各种生命活动，也包括核酸和蛋白质复制合成的需要，而整个代谢反应中均有酶的参与并发挥着重要的催化功能。

第二节 微生物酶

　　微生物酶是指起着催化生物体系中特定反应的、由微生物活细胞产生的蛋白质。酶是最重要的生物分子之一，在乳制品、工业、农业或医药等领域都有巨大影响。

　　早在古埃及，酶就已经用于保存食品和饮料。1783 年，著名的意大利天主教神父斯帕兰札尼在他的生物发生（微生物的自发产生）工作中首次提到了微生物这种生物分子的重要性。1894 年，日本的高峰用麸皮培养米曲霉制造淀粉酶做消化剂，开创了有目的的酶生产和应用的先例。1897 年，德国科学家毕希纳发现，利用无细胞的酵母汁可以进行乙醇发酵。还有研究发现，乙醇发酵的酶发挥催化作用需要小分子和离子辅助。1926 年，萨姆纳首先制得脲酶结晶，并指出酶的本质是蛋白质。所有这些过程都依赖于微生物，因此可以大规模生产纯化的、表征良好的酶，这一发展将酶引入真正的工业产品和工艺，例如洗涤剂、纺织和淀粉行业等。

一、淀粉酶

（一）概述

　　淀粉酶是一种催化淀粉分解为糖的酶。胰腺可以分泌淀粉酶（α- 淀粉酶），其将膳食淀粉水解成二糖和三糖，再由其他物质转化酶转化为葡萄糖，为身体提供能量。植物一些细菌也会产生淀粉酶。所有淀粉酶都是糖苷水解酶，起作用于 α-1，4- 糖苷键。相较于植物和动物淀粉酶，从微生物中获得的淀粉酶更稳定，而且微生物很容易被操纵，其产生的酶广泛应用于各种行业，如食品、面包制造、造纸、纺织、甜味剂、葡萄糖和果糖浆、果汁、洗涤剂、燃料乙醇淀粉、酒精饮料、助消化剂和斑点去除剂，干洗剂。细菌 α- 淀粉酶也被用于临床、医学和分析化学。

（二）分类

淀粉酶分为三个子类，即 α- 淀粉酶、β- 淀粉酶、γ- 淀粉酶。α- 淀粉酶是淀粉酶的主要形式，存在于人类和其他哺乳动物中。α- 淀粉酶主要来源于地衣芽孢杆菌、嗜热脂肪芽孢杆菌和解淀粉芽孢杆菌。α- 淀粉酶在乙醇生产中将谷物中的淀粉转化为可发酵的糖，来源于地衣芽孢杆菌的 α- 淀粉酶也用来生产洗涤剂。β- 淀粉酶由细菌、真菌和植物合成，使用 α- 淀粉酶和 β- 淀粉酶可以酿造啤酒，在发酵过程中，酵母吸收糖并排出酒精。在传统啤酒酿造中，不同的温度可以优化不同的活性 α- 淀粉酶和 β- 淀粉酶，产生不同的可发酵和不可发酵的糖，改变酒精含量以及成品啤酒的口感、香气和风味。γ- 淀粉酶将裂解 α（1-6）糖苷键，以及最后一个 α（1-4）非还原的糖苷键直链淀粉和支链淀粉的末端，产生葡萄糖，它在 pH3 左右最活跃。

（三）应用

耐热酶的发现由于其稳定性广泛用于商业生产，其主要源自枯草芽孢杆菌、嗜热脂肪芽孢杆菌、地衣芽孢杆菌和解淀粉芽孢杆菌用于淀粉加工工业。一些嗜盐微生物如嗜盐杆菌等细菌脱卤单胞菌和双孢芽孢杆菌在高温下具有最佳活性盐度及其产生的酶可用于许多苛刻的工业过程。大多数真菌产生 α- 淀粉酶，主要是曲霉菌和青霉，曲霉属通常会产生多种胞外酶，米曲霉广泛应用于酱油和有机酸食品生产。

淀粉酶是洗涤剂最常见的配方，在洗涤剂生产中的应用是增强洗涤剂去除顽固污渍的能力，也使洗涤剂更加环保，同时淀粉酶在加工食品等工业如烘焙、酿造中应用广泛。在纺织工业中，淀粉酶主要用于纺织工业的设计过程，淀粉等施胶剂在织物生产前添加到纱线中，实现快速安全织造工艺。在造纸行业，淀粉被认为是好的施胶剂，可用于纸张整理，提高质量；除了作为纸张的良好涂层，还具有良好的可重复使用性。在医学中，通过检测淀粉酶的含量来辅助诊断疾病，高于正常浓度淀粉酶的可预测胰腺急性炎症、穿孔消化性溃疡、绞窄性肠梗阻、卵巢囊肿扭转、人淀粉酶血症和腮腺炎。

二、脂肪酶

（一）概述

脂肪酶是一种催化分解或脂肪水解的酶，属于酯酶的一个亚类。脂肪酶在消化、运输和代谢中发挥重要作用。

一些产脂肪酶的细菌属包括芽孢杆菌属、假单胞菌属和伯克霍尔德菌属，能够合成脂肪酶的真菌在被污染的土壤植物油、乳制品副产品、种子的废物以及变质食品中发现。其他主要产生脂肪酶真菌是毛霉菌、念珠菌、青霉、根霉，产生细胞外热稳定脂肪酶包括嗜热的小毛霉、同源根霉和土曲霉。

（二）应用

在纺织行业，脂肪酶用于去除尺寸增大的润滑剂，提高织物在染色中的匀度的吸收能力，在洗涤剂行业主要用于洗衣店和家用洗碗机。在食品工业，通过改变食物的味道短链脂肪酸酯和醇类的合成（风味和香味）脂肪酶被频繁使用。在医学上，脂肪酶作为重要的药物靶点或标记酶，脂肪酶的存在或高水平可表明某些感染或者疾病比如急性胰腺炎和胰腺损伤。脂肪酶可以用作助消化剂，人胃脂肪酶（HGL）是最多的稳定的酸性脂肪酶，是一种很好的工具酶替代疗法。早期的脂肪酶主要用于治疗胃肠道紊乱、消化不良等方面，消化道过敏的皮肤表现，等等。维甲酸（维生素 A 及其衍生物）在化妆品和药物（如皮肤护理产品）中具有非常重要的商业意义。同时，脂肪酶也用作生物传感器。

三、治疗酶

治疗酶通常作为具有生物相容性缓冲盐和甘露醇稀释剂，来源于微生物酶的治疗酶，因其高效性、专一性、作用条件温和以及环境友好等特点，在医疗领域显示出巨大的潜力。尿激酶从人类尿液中提取，用于溶解血栓。用于治疗急性淋巴细胞白血病天冬酰胺酶通过氨基酸耗竭疗法来抑制肿瘤细胞的生长和代谢。同时，微生物来源的治疗酶被用于损伤组织的治疗，大量的植物和细菌来源的促变性酶被研究用作去除烧伤死皮的方法。各种各样的更高质量和纯度的酶目前正在进行临床试验。透明质酸酶被发现是类似的对硫酸软骨素的水解活性，可能有助于受损神经组织的再生。在传染病的治疗方面，研究人员发现溶菌酶是一种天然出现的抗菌剂，用于许多食品和消费品。还发现了溶菌酶具有抗 HIV 活性，如 RNase A 和尿 RNase U 存在选择性降解病毒 RNA，显示出治疗 HIV 感染的可能性。在癌症的治疗研究方面，发现精氨酸降解酶可以抑制人类黑色素瘤和肝细胞癌。天冬氨酸酶治疗急性淋巴细胞白血病已经在临床上使用。

酶自古以来就为人类所知，其使用集中在现代生物技术与蛋白质工程的新进展酶工程领域，无论是洗涤剂、乳制品、食品、药品，还是在治疗领域的作用，这些生物分子的研究都对人类大有裨益。

第三节　治疗酶学

酶能够有效和明确地催化人体内的几个生化反应，一种酶的缺乏或活性降低会引起相应的机体异常状况，由此治疗酶被开发用于作为治疗此类相应疾病的生物催化剂。酶作为治疗用途可以追溯到 19 世纪，当时主要用于帮助消化。在过去的 100 年里，多种治疗酶，如乳糖酰胺酶、链激酶、胶原酶、核糖核酸酶、尿酸酶、葡萄糖苷酶等在自然界中被发现并在制药工业中得到了重要的应用。治疗酶能与对应的靶点特异性结合，这使它们有别于非酶类药物。但治疗酶仍存在不足，如生产成本高、靶向酶传递的准确性问题、诱发其他免疫反应、体内半衰期短等。此外，治疗酶的工业化生产在自然界中寻找新的植物、哺乳动物系统和微生物方面提出了新的挑战，尽量以经济有效的方式生产酶，并且减少副作用。

如今，治疗酶被广泛用作抗菌、抗凝血、溶解黏液与纤维蛋白、溶瘤以及抗代谢储存障碍。这些治疗酶在自然界中可以来源于动物、植物和微生物（细菌、真菌、酵母等），将它们用于治疗酶并进行生产，目前的生产方法如响应面法，发酵条件优化，免疫化学方法以及不同的层析技术分别用于治疗酶的生产和纯化。现今研究的重点是利用高效的放大方法，优化现有的方法或发现有效酶合成的新方法。治疗酶通常是以冻干制剂的形式销售的，因此这些催化蛋白的成本很高。在医学上，治疗酶可以单独使用或与其他疗法或药物混合使用，以治疗多种疾病。

在自然界中发现的治疗酶有胶原酶、L- 天冬酰胺酶、链激酶和尿酸酶，它们分别被用于治疗皮下和肌肉疾病、癌症和白血病、心血管疾病和尿酸蓄积的相关疾病。这些常见的治疗酶可以通过天然或工程微生物宿主以及植物和哺乳动物系统进行生产。

一、胶原酶

(一) 概述

胶原酶广泛存在于皮肤、牙齿、骨骼、血管和肌腱中。它主要来源于弧菌、梭状芽孢杆菌、链霉菌和假单胞菌等微生物，青霉、曲霉、枝孢霉和交链孢霉等真菌以及人牙龈成纤维细胞和韧带成纤维细胞中。胶原酶被用作治疗酶，它能够打破胶原蛋白中的多肽键。胶原蛋白是细胞外基质（ECM）的关键成分，胶原酶是一种依赖于锌离子的基质金属蛋白酶（MMPs）。表2-2列出了4种不同类型的胶原酶。每种胶原酶都有不同的作用底物，这些胶原酶的缺失或酶的失活可能导致多种疾病。胶原酶已被用作一种治疗酶，并在许多疾病和医疗条件中得到了广泛的应用，如青光眼、修复软骨、瘢痕、脂肪组织的治疗等，针对的大多是体内胶原酶的过度产生或产生不足的问题。

表2-2　不同类型的胶原酶

胶原酶	哺乳动物宿主	微生物宿主	底物类型	相关疾病
胶原酶 I，MMP-1	纤维原细胞	产气荚膜梭菌，溶组织梭菌	胶原 I，II 和 III，明胶，层粘连蛋白	关节炎、肿瘤转移、慢性阻塞性肺疾病（COPD）
胶原酶 II，MMP-8	嗜中性粒细胞	蜡样芽孢杆菌，溶组织芽孢杆菌，拟态弧菌	胶原蛋白（I，II，III），弹性蛋白，明胶，基质糖蛋白，蛋白聚糖，蛇形蛋白酶，缓激肽，血管紧张素 I，纤维蛋白原	囊性纤维化，类风湿性关节炎，慢性皮肤伤口，牙周病
胶原酶 III，MMP13	鼠	溶藻弧菌，副溶血性弧菌	酪蛋白，胶原蛋白，纤维蛋白原，明胶，聚集蛋白，腱蛋白，胶原蛋白（I，II，III，X）	脊柱干骺端发育不良，密苏里型和干骺端发育不良，Spahr 型
胶原酶 VI，MMP18	非洲爪蟾蜍	—	胶原蛋白（I，II，III），明胶，α1-肽酶抑制剂	两栖动物蜕变、尾巴吸收过程中的幼虫组织退化和成体器官发生

多年来，对新的微生物胶原酶的探索一直在进行。新的发展战略，包括寻找新的产酶微生物，不同的底物来源，先进的提取和纯化技术，以及大规模生产胶原酶的优化方法，已经成为关键。到目前为止，生产这种酶的主要焦点一直是细菌来源。其他寄主如真菌和哺乳动物细胞系统在这方面的研究较少，而且存在明显的研究空白。几种致病细菌，主要是溶组织梭状芽孢杆菌，传统上被用于商业目的，而在真菌物种中，主要是丝状真菌，如曲霉、青霉等。这些真菌产生的胞外酶使回收变得更容易，从而降低了生产成本。

胶原酶最早是从组织溶解梭菌中分离产生的，此后发现在自然界中的梭状芽孢杆菌中也有胶原酶。后来在牛蛙蝌蚪、细菌、海洋生物、两栖动物和哺乳动物的组织中也陆续发现了胶原酶。早期人们试着从链霉菌、梭状芽孢杆菌、弧菌和假单胞菌等微生物中分离胶原酶，但得到的胶原酶催化活性不高，不能用于工业化或实用化。研究人员后来发现从肺泡芽孢杆菌DC-1微生物中也能够提取到胶原酶，从日本土壤样品中也分离到DC-1菌株，并用Mandle法进行了胶原酶的活性测定。研究人员还通过对碳源、pH、温度、明胶浓度和甘油浓度等培养条件进行了优化以获得较高的胶原酶产量。另一株能够产生胶原酶的是蜡状芽孢杆菌，是在巴西亚马逊地区的蜜蜂携带的花粉中分离出来的。对该细菌中胶原酶的提取，采用了不同的方法，通过改变选择变量，如pH、搅拌强度和生物量浓度，利用响应面法以经济有效的方式提高和改进了该菌株的酶产量。该菌株产生的胞外胶原酶在不同的pH和温度范围内具有高度的稳定性和活性，因此具有较大的工业潜力。假交替单胞菌属SJN2，是一种用于生产胶原酶的海洋菌株，从该菌株中产生的胶原酶能有效地降解鱼肉中提取的胶原蛋白。采用Plackett-Burman实验设计和中心组合设计，结合响应面法，实现了胶原酶的批量与高效生产。

青霉菌、曲霉等真菌也能够用于产生胶原酶，这些丝状真菌具有生产成本低、生产率高、增殖迅速和易于回收等优势。以生产和纯化胶原酶的曲霉为例，生产过程包括两步层析、离子交换、凝胶过滤以及深层发酵过程。

获得的胶原酶的比活力和产率分别能够提高 2.05 倍和 22.76%。最近有研究发现，在自然界中有一种新的捕食线虫的真菌也能够用于生产和纯化胶原酶。这类真菌的角质层中含有较高的角蛋白和胶原蛋白，有助于角蛋白酶和胶原酶的产生。

（二）应用

在哺乳动物系统，以异位骨化和骨刺为原料，采用原位方法生产胶原酶。用多克隆抗体进行免疫组织化学染色发现，胶原酶在骨细胞内壁和细胞基质中高表达。胶原酶也存在于破骨细胞和嵌于腔内和骨髓内的单核细胞中。人类骨骼中胶原酶的产生提示了胶原酶在骨骼建模和重建中起到了重要的作用。人牙龈成纤维细胞、中性粒细胞、韧带成纤维细胞等也可产生胶原酶。用干扰酶抑制剂的方法测定条件培养液中胶原酶的活性，收获后用二硫苏糖醇处理以激活胶原酶。用荧光法测定的酶活性大约是原来的 1.4～2.2 倍。

在胶原酶治疗后，常常伴随有副作用的发生，出现的症状包括麻木、瘙痒、头晕、脱皮和胸痛，进而对 MMPs 在各种疾病所起的作用以及不同 MMPs 的功能进行深入的研究。研究中发现在人体中存在若干种不确定的人类基质金属蛋白酶基因突变，通过在老鼠体内进行基质金属蛋白酶和酶编码基因的定向突变，包括定点突变在内的各种遗传方法来改变胶原底物，从而确定了胶原酶（MMP-1）在骨骼和其他结缔组织重建中的特异性和必要性。最近的研究还发现，脯氨酸残基在胶原酶底物的胶原酶裂解区域中有重要作用。

对 MMPs 在雌激素相关性中的作用的研究，能够分析其对正常骨代谢的影响。已知成骨细胞（骨细胞）参与多种 MMPs 的分泌，用免疫组织化学和原位杂交技术检测发现雌激素（β-雌二醇）能够影响基质金属蛋白酶-8 和基质金属蛋白酶-13 的表达。其中，雌激素可下调基质金属蛋白酶-13 的表达，而缺乏雌激素时基质金属蛋白酶-13 水平显著升高。而 MMP-8 的表达几乎不受雌激素的影响。多项研究发现，各种胶原酶一直与癌症的进展密切有关，其中主要包括明胶酶。在所有的胶原酶中，基质金属蛋白酶-8 显示出具有抗肿瘤的活性。2003年首次在小鼠模型中观察到，基质金属蛋白酶-8的缺失会导致皮肤癌发病率的增加，在乳腺癌和口腔癌的发生中也出现了类似的情况。对基质金属蛋白酶-8基因进行改造，利用定点突变（Ile259Leu和Ile270Ser）的方法改变潜在裂解位点的残基，以避免发生自切获得的全长胶原酶蛋白，将其克隆到pGEX2T载体中并在大肠杆菌中表达，发现该胶原酶变异体保留了抑制肿瘤的活性。人们还发现从病原菌和海洋细菌中获得的各种蛋白酶的前肽酶C末端（PPC）结构域，可能在胶原结合、膨胀和水解中具有潜在作用，它能够被用于胶原降解进而发挥治疗作用。应用扫描电子显微镜、荧光显微镜和酶分析等技术进一步确定了胶原结合口袋中的关键疏水氨基酸：V10、V18和I57。这些研究结果为微生物来源的工程活性胶原酶的制备和提取提供了特定的靶点，可以被应用到制药工业中并进行大规模的生产。

2010年，一种胶原酶的突破性配方-梭状芽孢杆菌胶原酶注射剂获得了美国食品和药物管理局的批准。这种注射剂被用作治疗Dupuytren挛缩（掌纤维瘤病）。这种疾病的主要表现是手掌内的纤维组织束（被称为掌腱膜）渐进性挛缩，导致手指屈曲，以致形成爪形手畸形。Dupuytren挛缩是一种常见的遗传性疾病，患者多为年龄超过45岁的男性。在美国约5%的人患有该病，其中50%的人双手受累。患有糖尿病、酒精中毒或癫痫的病人更易发生Dupuytren挛缩。这种治疗用的胶原酶注射剂被命名为夏福乐，主要成分含有I型胶原酶和II型胶原酶的混合物，两者比例为1∶1，形式为冻干粉，应用时与生理盐水混合进行注射。2013年，应用非致病细菌溶藻弧菌进行胶原酶的生产和纯化，较传统生产的胶原酶相比，它具有更强的胶原酶活性、水溶液中的稳定性，并能够进行冷冻保存。

随后在2014年，配方进一步升级，将胶原酶I和胶原酶II的比例调整为1∶3，与之前从梭状芽孢杆菌中获得的1∶1比例相比，当使用由透明质酸组成的凝胶组合物传递酶时，显示出更好的活性和高效的结果。改良后的药物以试剂盒的形式出现，并建议首先使用胶原酶I，然后再使用胶

原酶 Ⅱ。为了延长胶原酶在靶点的释放时间，还开发了一种基于水凝胶的可注射胶原酶配方。另外一种应用是皮下软膏配方，主要用于治疗溃疡。在保证无毒的情况下，设计了一种可生物降解的聚合物微针材料，该材料由聚（乳酸-乙醇酸）和聚-1-乙烯基吡咯烷酮-乙酸乙烯酯组成，并对其胶原酶包封率进行了验证。

为了制造最适合人体的最佳制剂及其给药方法，许多新方法和新技术正在被研究与探索。2019 年，有报道称反向热凝胶水凝胶可能被用作胶原酶递送的替代和相容的配方。这一发现提供了一种新的治疗方案，通过一个小注射器将酶传递给患者，使酶在目标位置释放得更慢，而不会在发挥作用之前被冲洗掉或从体内清除（如通过尿液）。因此，水凝胶包埋胶原酶被认为是一种新的方法。这些水凝胶是热敏性的，由聚乳酸-乙醇酸（PLGA）-聚乙二醇（PEGO）-PLGA 聚合物制成。保持偏碱性的 pH 以制备液态氢胶原酶混合物，在注射时会导致胶原酶的 70% ～ 80% 在原位凝胶化并被捕获，从而能够延长给药用于疾病治疗。尽管多年来对胶原酶的提取、制备及应用已经取得了一定的进展和发现，但仍然需要进一步的研究来找到更好的胶原酶制剂。

二、L-天冬酰胺酶

（一）概述

L-天冬酰胺酶（Asase）是一种著名的治疗酶和氨基水解酶，它催化天冬酰胺和谷氨酰胺的水解。L-天冬酰胺酶有助于 L-天冬酰胺脱氨为天冬氨酸（伴随着氨的释放），引起氨基酸天冬酰胺的营养缺乏，最终导致肿瘤细胞死亡，因而具有抗癌活性（图 2-3）。L-天冬酰胺酶具有多种用途，是治疗多种疾病的单分子。长期以来，它一直以其化疗应用抗癌症治疗而闻名，用于治疗淋巴肉瘤、急性单核细胞白血病、重症淋巴细胞白血病、髓系白血病、霍奇金病和慢性淋巴细胞白血病等。此外，还可治疗由病原体引起的传染病，如化脓性链球菌、金黄色葡萄球菌、单核细胞增多性李斯特菌和肉毒杆菌，并以其免疫抑制和抗炎特性而闻名。

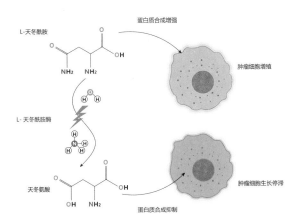

图 2-3　L- 天冬酰胺酶抑制肿瘤生长的机制图

（二）应用

用于治疗重症淋巴细胞白血病。已知的产生 L- 天冬酰胺酶的细菌有铜绿假单胞菌、产气肠杆菌、运动发酵单胞菌、谷氨酸棒杆菌、菊花欧文氏菌等。菊花欧文氏菌和大肠杆菌被用于工业规模生产 L- 天冬酰胺酶。

对天冬酰胺酶的研究始于 1953 年，并发现它具有抗恶性生长的作用。动物实验中应用小鼠和大鼠进行了淋巴瘤的动物模型，研究人员给予了豚鼠血清治疗，在停止治疗后出现了淋巴瘤的复发，由此揭示了豚鼠血清杀死了淋巴瘤细胞，并具有抵抗恶性生长的功能，而对血清细胞的成分进行分析后发现是一种具有 L- 天冬酰胺酶活性的物质。

在这一发现之后，L- 天冬酰胺酶被从几种细菌中提取出来，而且已经被美国食品和药物管理局批准用于治疗肿瘤的相关疾病。大肠杆菌被证明是产生 L- 天冬酰胺酶的必要宿主系统。蔗渣（SCB）是工业规模固态发酵（SSF）产酶最常用的底物之一。在以蔗渣为底物的卧式柱式反应器中，在特定条件下可获得 105.3U 的酶活。L- 天冬酰胺酶常从细菌、真菌、酵母、放线菌和藻类等微生物中进行生产。这些微生物可以很容易进行培养并提纯，在工业层面从它们中分离和纯化 L- 天冬酰胺酶更容易操作。大多数 L- 天冬酰胺酶来于天然微生物，但也有一些是生物工程合成的，该酶大多是在细胞外分泌的。胞外分泌酶比胞内分泌酶更具优势，因为在特定条件下，在发酵液中，酶的聚集性较高，下游加工和提取工艺更简单。

在分泌过程中，蛋白质会适当折叠，形成一个通过周质空间氧化还原电位的二硫键。同时，酶的产生也受到与发酵介质有关的各种参数的影响，如温度、搅拌速率、接种物大小、pH和培养时间等。几十年来，研究人员一直在使用统计实验设计方法，再进行升级这种方法，其结合了较少的试验，并且具有最佳的因子测试，可以找到合理的条件并计算反应。一项探索推断 NEAE-119，一种橄榄链霉菌菌株，其中 Plackett-Burman 构型被用来识别影响不含谷氨酰胺酶 L-天冬酰胺酶提取的巨大因素。这种酶的生产是使用深层发酵技术进行的，产生这种酶的不同类型的微生物是大肠杆菌、卡氏欧文氏菌、普通变形杆菌、酿酒酵母，以及少数真菌家族成员，如曲霉、青霉等。在细菌群落中，该酶的最佳生产者属于肠杆菌科，而在大肠杆菌中发现了来自细胞质和周质的两种酶。

在过去的几年里，真核真菌也被发现是一种 L-天冬酰胺酶的来源。使用内生真菌如炭疽菌、优生菌和霉菌时，已经报告和证实了阳性结果。然而，大肠杆菌和菊欧文氏菌仍有待明确微生物酶的工业生产。此外，一种名为米曲霉的真菌最常用于食品工业，在酶的工业生产过程中，其起到的优化培养温度、pH、搅拌和通气条件的浸没和固态发酵技术等都是至关重要的。

在植物中，L-天冬酰胺酶是氮的主要来源之一，也是运输化合物所必需的。在植物的生长发育中，L-天冬酰胺酶利用储存的天冬酰胺释放氨。罗望子和青椒中含有较高的 L-天冬酰胺酶。用硫酸钠和硫酸铵连续沉淀法从青椒中纯化该酶，经过 Sephadex 凝胶过滤和亲和层析对酶进行纯化，并用凝胶电泳法进行检测。具有抗癌特性的内生 L-天冬酰胺酶在四种植物（九里香、香茅、白花蛇舌草和樱麒麟）中含量较高。

2019 年，在 HEK-293 细胞中表达 ansB 基因（在大肠杆菌中编码天冬酰胺酶）中开发了一种替代的 L-天冬氨酸氨基转移酶。在哺乳动物细胞中表达时，由于蛋白质的翻译后修饰或糖基化，使用该细胞系获得的蛋白质的大小（60 kDa）比由大肠杆菌产生的酶（35 kDa）更大。在不同的 pH 和温度范围内，这两种体系产生的酶的相对活性表现出相似的特征，目前还没有进行研究糖基化的影响，也没有对使用两种宿主系统产生的酶的绝对活性进行比较。此外，利用细菌源生产的天冬酰胺酶在工业上占主导地位。最近，利用真菌、植物和哺乳动物细胞表达系统生产天冬酰胺酶的进展带来了新的可能性和有效的解决方案来克服与细菌天冬酰胺酶生产相关的问题，例如从细菌来源获得的酶的不符合标准的药效学和药代动力学特性。

　　天冬酰胺酶治疗伴随着几种副作用，包括免疫反应、严重毒性等。因此，必须调整新产品（生物仿制药和生物改良剂）以将这些不良反应降至最低。蛋白质工程的各种策略，如生物信息学分析、分子对接、定点突变（SDM），已被用来培育具有更好性质的脱酰胺酶。定点突变是一种通过在靶 DNA 序列中引起突变来进行体外突变开发的技术。这项技术用来改变酶的催化结构域，以便确定这些结构域对酶活性的作用，进而找出治疗酶的活性部位，确定酶的主要治疗催化部位是很重要的。Pokrovskaya M.V. 等人对 L- 天冬酰胺酶进行了定点突变，发现红色红螺菌 L- 天冬酰胺酶（RRA）分别在第 86、88、90、121 和 123 个残基引起 GtoP、DtoH、MtoK、GtoL 和 DtoA 突变后酶活性丧失。这些改变主要是为了提高赖氨酰胺酶的活力及其热稳定性和抗蛋白酶的能力，同时降低谷氨酰胺酶活力的影响。表 2-3 列出了用不同来源提取的谷氨酰胺酶的一些活性变化。谷氨酰胺和 L- 谷氨酰胺酶在癌症治疗中的作用一直是一个有争议的问题。根据多位研究人员的说法，L- 谷氨酰胺酶的活性通过将谷氨酰胺水解为谷氨酸来提高治疗效果。已知谷氨酰胺在三羧酸循环中具有重要作用，用于生产 α- 酮戊二酸和草酰乙酸酯。在缺乏这些产物的情况下，细胞将快速衰老。

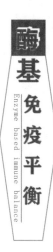

表 2-3　不同来源提取的谷氨酰胺酶的活性变化

来源	突变	结果
大肠杆菌 (Eca II)	N248A	谷氨酰胺酶活性降低，L- 天冬酰胺酶活性升高
	Y176F	谷氨酰胺酶活性降低
	Y176S	谷氨酰胺酶活性降低
	N24S	提高热稳定性和抗蛋白酶性
胡萝卜软腐欧文氏菌	R206H	抗胰蛋白酶降解和更高的热稳定性
菊花欧文氏菌玉米致病变种	N133V	热稳定性高
激烈火球菌	K274E	抗光解消化，无谷氨酰胺酶活性

　　然而，根据其他研究，L- 天冬酰胺酶的无谷氨酰胺酶活性被认为是一种更好的替代方法，因为在 L- 天冬酰胺酶治疗过程中观察到谷氨酰胺耗竭会引起各种副作用。因此，谷氨酰胺酶活性降低是理想的。通过尝试许多方法进行研究以实现预期目标，包括：发现谷氨酰胺酶活力降低的新的微生物菌株，现有的 L- 天冬酰胺酶中的定点突变（活性部位附近的残基）等。菊花欧文氏菌和大肠杆菌的天冬酰胺酶突变体也被开发出来，其谷氨酰胺结合减少，天冬酰胺选择性增加。最近，分子对接技术也被用来创造从没有或没有谷氨酰胺酶活性的大肠杆菌中获得的天冬酰胺酶的突变形式。分子对接是一个依赖于基于结构的鉴定的药物发现计算平台。它主要表示药物分子与其分子靶标的结合亲和力。治疗酶可用作大分子靶标。2020 年，Mohideen 和 Abdul 也进行了 L- 天冬酰胺酶与其底物 L- 天冬酰胺的分子对接研究，以了解酶与底物之间的分子相互作用，用于治疗急性淋巴细胞白血病。

　　近年来，定点突变和许多生物信息学工具被用来培育并保持脱酰胺酶活性的菌株，同时提高了体内稳定性，增加了长期储存的热稳定性，并降低了抗原性。在酶的 N- 末端环中进行了修饰，并通过从其他微生物如大肠杆菌、铜绿假单胞菌中提取的酶获得的等效区域替换该环的一个区域来产生变体，并在变异体中进一步进行了 G29F 取代，使其活性提高了 7.76 倍，并增加了半衰期和热稳定性。使用生物信息学工具，如 POPMUSIC、I-TASSER等，仅通过改变 23、129、263 和 291 位的 4 个氨基酸残基，即亮氨酸、赖氨酸、丝氨酸和精氨酸来获得蛋白质变体。据预测，这种新的蛋白质无毒，半衰期长达 25 小时，而且更稳定。SDM 还被用来改变天冬酰胺酶裂解部位的残基（N24S），由于内肽酶和组织蛋白酶 B 等蛋白酶的作用而缩短了酶的体内寿命。因此，这种酶的抗切割形式具有更高的体内半衰期延长的潜力，可以作为一种有效的治疗选择。

天冬酰胺酶在市场上有 4 种不同的形式（表 2-4）。其最早出现在 1978 年。后来，这种酶的另一个变种—聚乙二醇化天冬氨酸氨基转移酶于 1994 年问世，早在 2006 年被批准用于治疗 ALL（急性淋巴细胞白血病）患者。人们进行各种尝试，以稳定这些配方并开发输送系统，以保护酶免受压力、剪切、蛋白酶活性、产生的抗酶抗体的失活和长期储存等影响，同时保持酶的活性。

表 2-4　天冬酰胺酶的 4 种形式

L- 天冬酰胺酶	配方	给药途径
天冬酰胺酶氨基水解酶 来源于细菌性软脑腐菌的天冬酰胺酶 来源于大肠杆菌的天冬酰胺酶	冻干白色结晶粉末 冻干白粉 冻干白色粉末，水溶性	静脉注射或肌肉注射 静脉注射或肌肉注射 静脉注射
聚乙二醇化的天冬酰胺酶	等渗无色溶液（3750 IU/ 5mL）	静脉注射或肌肉注射

L- 天冬酰胺酶可以通过纳米颗粒包封。丝胶和丝素及其制备的纳米颗粒具有机械强度大、热稳定性好、疏水氨基酸不溶于水、生物相容性和生物降解性好、成本低、易获得等优点，经过观察，L- 天冬酰胺酶被修饰以提高其变性因子，用于固定化这些纳米颗粒，从而即使在高温下也可提高其相对活性。通过研究聚乳酸 - 乙醇酸共聚纳米粒（PLGA）和聚羟基丁酸

酯 -3- 羟基戊酸酯共聚羟基戊酸酯（PHVB）纳米粒子在 L- 天冬酰胺酶固定化中的应用，发现其在体内半衰期延长，免疫原性降低，毒性降低，原酶引起的拮抗症状减轻。此外，2016 年，从大肠杆菌 ATCC 11303 中获得了 L- 天冬酰胺酶，并对其进行了包埋技术的修饰。同年，使用交联法对该酶进行了固定化，交联剂如戊二醛和牛血清白蛋白（BSA）被用于此目的。固定化的目的是利用天冬酰胺酶设计一种新型的生物传感器，为生物样品中 L- 天冬酰胺酶的存在检测奠定基础。聚乙二醇或聚氧乙烯是一种著名的合成聚合物，通常在使用共价键进行固定化时使用。聚乙二醇化的天冬酰胺酶，也称为聚乙二醇 -L- 天冬氨酸氨基转移酶，是通过聚乙二醇共价连接到酶上而形成的。经过观察，聚乙二醇 -L- 天冬氨酸氨基转移酶具有更高的稳定性，降低了免疫原性，延长了半衰期。培门冬酶是一种由聚乙二醇与天冬酰胺酶共价结合的共轭物，它是一种抗肿瘤药物，主要用于治疗急性淋巴细胞白血病。它比从大肠杆菌和菊花中获得的原始或未经修饰的酶更好，它不仅有更长的半衰期，还解决了过敏问题。许多其他载体，如环氧树脂、聚苯胺等，已被用于共价结合酶以进行固定化。

科学家们还努力从地衣芽孢杆菌中提纯获得 L- 天冬酰胺酶。该酶已被确认为一种新的 L- 天冬酰胺酶，其具有良好的生化和生物物理性质，还被证明具有很高的潜力，作为一种抗癌药物来对抗各种癌细胞。2017 年，一家制药公司授权聚酰化技术开发一种具有长期活性的天冬酰胺酶，研究这种酶的两种新形式，即卡拉冬酰胺聚乙二醇和聚乙二醇酯酶，这些药物是第二代药物。一年后，聚乙二醇酯酶的第二和第三阶段临床试验也开始了。2018 年，卡拉冬酰胺聚乙二醇获得了 FDA 的批准，并进行了研究，以提供比其他培门冬酶产品更强的优势，因为两次给药的间隔更长。多年来，为了修饰这种酶，已经采用了多种技术和工具。然而，基因操作主要用于克服这些挑战。通过利用各种酶固定化和药物输送技术，增加酶的稳定性和体内寿命，减少毒性并发症，也取得了其他活性进展。

三、链激酶

(一) 概述

链激酶也是一种有价值的酶，由于其低成本和较长的体内寿命，较其他溶栓酶如组织纤溶酶原激活剂和尿激酶更受欢迎。它用于治疗各种心脏和溶栓相关的疾病。它是用各种细菌、酵母和哺乳动物（CHO 细胞）系统分离出来的。它是一种单链多肽，与纤溶酶原激活剂形成复合体，进而将前体（纤溶酶原）转化为纤溶酶。纤溶酶进一步降解纤维蛋白。

(二) 应用

链激酶在治疗学中有着广泛的应用，其中一些是对成人患者的急性心肌梗死、深静脉和动脉血栓形成以及动静脉导管闭塞等医疗条件的管理和用药。它主要是一组被称为纤溶（血栓溶解）的药物的一部分。急性心肌梗死是冠状动脉急性、持续性缺血缺氧所引起的心肌坏死。临床上多有剧烈而持久的胸骨后疼痛，休息及硝酸酯类药物不能完全缓解，伴有血清心肌酶活性增高及进行性心电图变化，可并发心律失常、休克或心力衰竭，常可危及生命。在急性心肌梗死发病后，应争分夺秒，尽力缩短患者入院至开始溶栓的时间，目的是使梗死的相关血管得到早期充分溶栓、持续再开通。常用溶栓剂包括尿激酶、链激酶和重组组织型纤溶酶原激活剂（rt-PA）等，静脉注射给药。

1933 年，William S. Tillett 和他的学生 Sol Sherry 首先发现了链激酶，并作为一种治疗急性心肌梗死的纤溶剂。1986 年，研究人员证实链激酶是一种有效的治疗方法，但它在急性心肌梗死中的使用需要遵循一定的方案。

链激酶产生于各种表达系统，包括细菌和真菌等微生物系统，甚至 CHO 细胞。同质链球菌的链激酶基因被较早地克隆和测序。利用链激酶的整个序列和启动子区域，该酶在不同类型的革兰氏阴性和革兰氏阳性细菌宿主（大肠杆菌，血链球菌，奇异变形杆菌和枯草杆菌）中表达。这些宿主产生了两种主要的链激酶，一种是成熟的链激酶，相对分子质量为 47 kDa，另一种为 44 kDa。进一步的研究表明，枯草芽孢杆菌是良好的宿主，因为它具有非致病特性，并且能够分泌胞外蛋白（酶）。此外，据报道，在大肠杆菌中生产链激酶伴随着各种问题，如高比例的质粒不稳定和由于对表达的 HOS 的毒性作用而导致的细胞活力丧失。这会导致对细胞生物量的不利影响，从而使下游过程非常缓慢，因此成本高昂。采用响应面方法对 pET21b 中 SK 基因的诱导后诱导周期、IPTG 浓度和细胞密度进行了优化。这导致了在摇瓶中高产量地生产链激酶，对工业生产来说是一种具有成本效益的过程。

利用不同的表达载体，如 pET32a，提高了链激酶在大肠杆菌中的产量。将 SK 基因克隆到 pET32a 载体中。将此 pET32a 转化大肠杆菌 BL21 菌株，并用不同浓度的 IPTG 进行诱导。用 Ni-NTA 树脂亲和层析纯化蛋白。此外，为了克服上述问题，在表达系统中采用了不同的酵母系统来提高酶的稳定性。因此，研究人员使用毕赤酵母表达系统。目的基因（SK 基因）被稳定整合到其基因组中，这有助于克服质粒不稳定的问题。它是真核宿主，因此它具有高水平的翻译后修饰和细胞密度发酵。因此，酵母系统与上述系统的细菌系统相比具有更多的优势，因为存在高效且受强烈调控的启动子，如乙醇氧化酶 1 和甘油醛 3- 磷酸脱氢酶，这使得下游处理非常简单和经济。克隆毕赤酵母 GAP 启动子下游的链激酶基因，并在酿酒酵母表达系统中进行了表达。为了扩大规模，采用了两种方法，即筛选试验设计构型和基于响应面方法的优化被用于放大的目的。第一步采用筛选试验设计法对碳源和氮源进行定性筛选，第二步采用响应面法对葡萄糖、酵母膏、pH 和温度四个变量进行定量优化。响应面法被证明是一种高效的链激酶生产优化方法，与未优化的条件相比，酶产量提高了 110%（2352 IU/mL）。

CHO 细胞系统也可产生链激酶。利用微型生物反应器，以中国仓鼠卵巢细胞裂解液为原料，建立了无细胞蛋白合成系统，并在此基础上进行了链激酶的生产。此外，与传统的纯化技术（使用 TAG）相比，使用内含素纯化技术可以使产物回收率达到 80%，并且 SK 的活性单位增加了 30%。

对于链激酶的提纯，早期使用的是化学还原方法。在发酵罐中培养一株链球菌，并保持适当的 pH，同时在最适温度下连续补充葡萄糖。当 pH 和葡萄糖浓度变化时，SK 活性发生了剧烈变化。采用过滤和超滤的方法对发酵产物进行杀菌，并用甲醇调节 pH，然后沉淀。去除杂质和微量元素，测定上清液中 SK 的活性。该方法得到了 88% 的链激酶产率。为了进一步提高产率，采用了免疫亲和层析的方法。采用补料分批培养，根据电荷、溶解度、分子大小和形状，采用不同的层析方法进行纯化，得到的产率高达 94%。

由于纤溶酶对链激酶的作用，在体内的半衰期很短，从而将它分解成较小的中间产物。纤溶酶是一种丝氨酸蛋白酶，在特定的氨基酸残基如赖氨酸或精氨酸之后裂解多肽键。因此，已经使用了各种方法来延长酶的寿命。当聚乙二醇附在酶上时，没有证据表明纤溶酶对聚乙二醇链激酶复合体有任何分解代谢活性，从而增加了酶的半衰期并降低了免疫原性。同时，利用 SDM 技术对氨基酸残基（Lys386 和 Lys59）进行突变，并利用枯草杆菌 WB600 菌株表达和产生突变蛋白，获得了一种抗纤溶酶的链激酶。突变的残基有助于阻断 SK 的 N 端的纤溶酶裂解位点。获得的 SK 突变体保持了其活性，半衰期增加到 21 倍。下面提到了各种其他方法，这些方法已经被用来延长酶的寿命，减少剂量和过敏性，从而开发出第二代 SK。1987 年，酰化纤溶酶原激活剂复合体（APSAC）被开发为第二代药物。酰化可以保护纤溶酶原的活性部位，从而防止 SK- 纤溶酶原复合体的快速降解。研究人员观察到，在注射 APSAC 时，静脉注射这种复合体，立即和受控地水解，不仅可以导致受控的纤溶活性，而且这种活性可以观察到 4 ～ 6 小时。1999 年，研究人员开发了一种突变株，称为 MUT-C42，缺少 42 个 C 末端残基，与天然 SK 相比，其免疫原性较低。

多家制药公司都在生产 SK 酶。Indikinase 是一种高纯度的 SK，通过重组 DNA 技术，利用编码 SK 酶的基因在同质链霉菌中克隆并在大肠杆菌中表达。它由巴拉特生物技术国际有限公司推出，用于心肌梗死 / 心脏病发作的一线治疗。所有可用的 SK 药物都是通过静脉、心内或冠状动脉内给药。这种酶面临的主要问题是体内半衰期很短，因此需要更多的剂量（导致更多的副作用）和对它的快速免疫原性反应。在过去的几年里，为了克服上述挑战，人们研究了几种载体材料来固定化链激酶。

2015 年，二氧化硅包裹的磁性纳米颗粒被用作 SK 的载体。研究表明，与天然 SK 相比，这种方法提高了酶的稳定性，缩短了作用时间。2017 年，研究人员进行了一项研究，以分析和比较壳聚糖纳米粒中 SK 的包封率。与天然 SK 相比，使用 MF 芯片后，SK 的形态（球形）均匀，SK 在体内的受控释放，血浆中的酰胺分解活性更高且持续时间更长。2020 年，采用富聚电解质络合法制备了聚乙二醇化壳聚糖 / 链激酶接枝共聚物。这项研究有助于得出结论，通过给定的方法包裹 SK，导致酶活性略有下降，免疫系统反应延迟，但半衰期增加。

2017 年，被电子喷雾方法首次使用，将 PLGA 纳米颗粒用于封装 SK。然而，使用这种方法后该酶的活性研究还有待于开展。以琼脂糖凝胶、明胶凝胶和海藻酸钙微珠为载体，通过甲醛交联法对马链霉菌 Vit_VB2 菌株纯化的 SK 进行固定化。当使用钙珠时，酶效率最高，而当使用 1.5% 的琼脂糖凝胶、0.25% 的明胶凝胶和 1% 的海藻酸钙各 3 次循环时，凝块溶解活性最大。

使用脂质体介导的 SK 已经进行了很长时间的实验和研究，与天然 SK 相比，大多数都显示出更好的溶栓活性。2016 年，脂质体、诺索体和鞘氨醇等给药系统用于 SK 的包埋，观察到 SK 的生物分布发生了变化，血栓摄取有所改善。对用途广泛的脂质体载体进行了进一步的研究，并进行了许多尝试，以使这些载体更具选择性和靶向性。在各种研究中观察到，这些携带 SK 的选择性靶向脂质体载体有效地工作，并减少了血栓溶解时间。含有 SK 的聚乙二醇基脂质体络合物表明体内溶栓活性增强。为了克服现有溶栓疗法的各种局限性，采用了基于烟草花叶病毒（TMV）的 SK 靶向递送技术。TMV 是一种以植物病毒为基础的纳米颗粒，可以很容易地流向靶向器官。TMV 通过聚乙二醇联接物与 SK 相连，体外研究表明，TMV 具有增强的溶栓活性，可防止内出血。2019 年，一项研究通过诱导无乳链球菌 EBL-20 菌株的化学诱变（使用 EMS）来提高 SK 的产量。因此，无乳链霉菌 EBL-32 被选为潜在的突变体。该突变株的 SK 活力是野生型菌株的 1.6 倍，并对培养条件和生长条件进行了优化，进一步提高了该酶的产量。

四、尿酸酶

（一）概述

尿酸酶是治疗酶的一种重要形式，它在人类体内本身不存在，在痛风、高尿酸血症和骨质疏松症的治疗中至关重要。它是从铜绿假单胞菌、高温链状芽孢杆菌、枯草芽孢杆菌、脱落链霉菌、大肠杆菌等多种来源中分离出来的。然而，使用人类肝细胞的 mRNA 获得的 cDNA 序列可以追溯到人类体内存在尿酸酶。尿酸酶有四个相同的亚基，包含四个相同的活性部位，每个含有位于四个亚基界面的 2 型铜结合部位。它代谢尿酸形成尿囊素和过氧化氢。尿酸（UA）是代谢反应的副产物，会导致嘌呤核苷酸（腺嘌呤和鸟嘌呤）的分解。

尿酸结晶体（尿酸单钠结晶体）在关节内积聚通常会导致痛风的疼痛炎症情况。另一种导致血液中尿酸过量的疾病是高尿酸血症和骨质疏松症。长期以来，血液中 UA 水平的增加一直与其他疾病有关，如肾结石、高血压、2 型糖尿病、心脏代谢疾病、Lesch-Nyhan 综合征等。因此，使用尿酸酶被认为是治疗这些疾病的最有效的选择。利尿剂和降尿剂（别嘌醇、尿酸氧化酶等），在治疗肿瘤溶解综合征（TLS）方面也发挥着重要作用。TLS 是一种威胁生命的肿瘤学疾病，是在白血病或其他肿瘤的化疗过程中，由于肿瘤细胞代谢旺盛或化疗导致肿瘤细胞大量崩解所引起的一组综合征。TLS 的表现特点是高尿酸血症、高磷血症、低钙血症、高钾血症和急性肾功能衰竭。

（二）应用

尿酸酶是由能够产生胞外尿酸酶的细菌种类产生的，这些细菌来自禽类来源。尿酸酶的筛选是在尿酸琼脂平板上进行的，其基础是测量由于 UA 降解而获得的区带。蜡状芽孢杆菌 DL3 菌株具有最高的溶尿酸活性，对其进行了测序并用于尿酸酶的分离。在本研究中，对摇瓶中的培养基组分进行了优化，并对不同温度和 pH 条件下产生的尿酸酶进行了分析和优化。培养基优化结果表明，天冬酰胺和羧甲基纤维素产酶效果最好。通过使用深层发酵技术进行发酵研究，放大了该过程。当诱导剂浓度为 2.0 g/L 时，在 pH 为 7.0 时酶活性最高。观察到的最高尿酸酶活力为 15.43 个单位/mL，大约是最初活力的 2 倍。枯草芽孢杆菌 SP6 菌株也产生尿酸酶，并用测序技术对其进行了筛选和鉴定。将 RSM 用于优化和提高尿酸酶的工业化生产。在优化过程中，使用 Plackett-Burman 配置来选择不同的培养成分。利用中心复合设计（CCD）对这些参数进行了优化。结果表明，乳糖、尿酸和 $FeSO_4 \cdot 7H_2O$ 是影响产酶的最佳组合。采用统计优化方法，最高产量从 1.2 单位/mL 提高到 15.87 单位/mL，总产率提高了 13 倍，证明这是一种大规模生产尿酸酶的有效方法。

威氏曲霉能在细胞外产生尿酸酶，并进入培养基内。用 Plackett-Burman 方法进行统计筛选，分析了 13～14 个因素对威氏曲霉提取的酶的产量有显著影响。孵化时间的影响最显著。接种量和酵母膏对尿酸酶产量有影响。利用电荷耦合器件的构型研究了这些变量的最优水平。当培养时间为 5 d 时，产酶能力最强。优化后的酵母膏用量为 2 g/L，接种量为 4 mL/50 mL。这些优化有助于将尿酸酶的产量提高到 60.03 U/mL，比在未优化条件下获得的尿酸酶高 3.02 倍。

具有过氧化氢酶缺陷特性的重组宿主菌 MC1000 和 MM294 也被用于生产治疗用尿酸酶。原始菌株和无过氧化氢酶菌株的生长特性没有明显变化。然而，将该表达载体转化过氧化氢酶缺陷型菌株后，表现出变异特性。利用这些重组宿主菌株获得的尿酸酶产量与亲本菌株在 MC1000 的情况下非常相似，但在 MM294 菌株的情况下非常低，当它们都在 JAR 发酵罐的补料分批培养中生长时。然而，观察到菌株 SN0037 产生了一种无过氧化氢酶的尿酸酶，可以使用较少的纯化步骤来提取。这使尿酸酶的回收过程变得更容易。这项研究有助于理解缺乏过氧化氢酶活性的大肠杆菌宿主菌株也可作为高产酶生产的合适宿主系统。

通过各种尝试来改善酶的稳定性、活性、溶解性，并且减少了与尿酸氧化酶相关的处理所引起的免疫原性作用。在这一过程中使用的主要工程策略之一是 SDM。它有多种应用，包括分析酶底物结合部位的关键氨基酸残基、了解其转变。其中一项尝试涉及利用定向进化来改善枯草杆菌尿酸酶的活性。一种容易出错的聚合酶链式反应被用来开发这些突变的尿酸酶。用 SDM 方法引入了关键氨基酸取代基，经过多次诱变和筛选，最终选出了两个具有较高催化活性、较低最适反应温度和较高热稳定性的突变体。为了开发更人性化的尿酸氧化酶变种，使用了 SDM 和外显子替换／恢复方法。因此，用猪尿酸酶的相应外显子替换人尿酸酶的外显子 3、5 和 6，得到了一个嵌合的人尿酸酶（猪－人尿酸酶）。当 SDM 用于在嵌合酶中产生所需的突变（E24D 和 E83G）时，该嵌合酶与人尿酸酶有更多的同源性（91.45%），并且显示出更高的 UA 降解活性（猪尿酸酶的 141%）。

在 Silico Rational 设计和二硫键工程中，还利用二硫键工程获得了一种重组酶，该重组酶有望开发出非常高的治疗 UA 相关疾病的能力。它表现出惊人的高比活性、热稳定性和产品回收率。孟纳多钩端螺旋体尿酸酶和治疗性嵌合猪－狒狒 UOX 之间的同源建模研究允许产生包含亚单位间二硫键的突变。尽管如各种研究所讨论的那样，使用 SDM 等技术进行基因操作已被证明是有益的，但需要找到更好的目标来进行操作并克服前面讨论的挑战，这需要广泛的研究工作。此外，生物信息学工具和分子对接研究也可能被用于电子研究。

尿酸酶制剂的产生使其活性和稳定性增加。聚乙二醇聚 β 氨基酯氨酯共聚物形成了一种对温度和 pH 敏感的水凝胶，在临床应用中经常用于药物的延长和控制释放。最近的研究表明，人血清白蛋白（HSA）与尿酸氧化酶（治疗酶）和白蛋白结合肽（ABP）偶联后，在高尿酸血症患者中具有较强的相互作用、良好的注射性、半衰期延长和疗效延长。这种用于治疗性蛋白质输送的水凝胶配方使治疗各种疾病变得更容易。早期的研究也揭示了尿酸酶被包裹在基于二硫键的两性离子水凝胶中，以促进降解，但没有观察到对酶或聚合物的免疫原性反应。使用纳米颗粒或纳米制剂来优化尿酸酶的输送也进行了实验。纳米颗粒的细胞膜隐藏、金属－有机骨架系统被使用，提供了更好的生物相容性和有效传递酶，甚至以 Pluronic 为基础的纳米载体也被研究为有助于有效地输送治疗性蛋白质。模拟过氧化氢酶活性的纳米颗粒以及生物相容的基于 Pluronic 的纳米载体被用于包裹 UOX，并在体外和体内有效地降低尿酸。尿酸酶还与辣根过氧化物酶结合，负载在 $CaHPO_4$ 纳米花上，当与高尿酸血症患者体内的透明质酸可溶微针系统结合时，显示出尿酸水平降低，因此，被证明是基于纳米技术疗法的另一种替代。

用相对分子质量低的聚乙二醇改性犬尿酸酶（PEG-UHC），是治疗痛风的有效方法。它被静脉注射到猴子身上进行药代动力学研究。然而，还需要进一步的试验。由于聚乙二醇会引起一些不良反应，包括产生抗聚乙二醇抗体，另一种由高两性离子密度多肽尿酸酶结合制成的制剂，显示出改善的药代动力学和降低的免疫原性反应。凝聚状微滴是一种富含聚合物的液滴，充当无膜原细胞。聚二甲基二烯丙基氯化铵和羧甲基－葡聚糖聚电解质对混合在一起有助于形成基于 PDDA/CM- 葡聚糖的凝聚微滴，这些都含有尿酸酶。微滴具有高度的渗透性，使尿酸被隔离在其隔室内，在那里尿酸被尿酸酶作用。据观察，该系统可有效排出血液中的尿酸。使用重组聚乙二醇化尿酸酶，早些时候被认为是去除尿酸盐结晶沉积物的有效治疗方案。然而，后来的研究表明，这种酶具有高度的免疫原性，并在大多数患者中诱导产生抗药物抗体。在小鼠模型中，观察到免疫耐受、聚乳酸聚乙醇酸纳米粒和聚乙二醇化尿酸酶共同给药可以抑制这种抗药物抗体反应。此外，在临床 2 期试验中，也观察到 SEL-212 可以降低痛风患者的免疫原性和持续的尿酸水平。因此，随着即将到来的技术和研究，使用聚乙二醇化尿酸酶作为治疗药物的局限性正在逐渐消除。

大剂量静脉注射雷伯酸酶，这是另一种用于治疗高尿酸血症的重组尿酸酶。最近的研究表明，抗雷伯酸酶抗体和主动免疫反应受到抑制。比较研究表明，对高尿酸血症患者来说，与别嘌醇相比，它更有效、更具成本效益。因此，酶的固定化研究使得改善酶的药效学和药代动力学特性成为可能。然而，关于尿酸酶的研究需要加快，以便将配方酶组合物推向市场。

最新技术和工程技术的进步使得扩大酶生物制药市场成为可能，以生产出更像人类的、兼容的、有针对性的、具有增强的活性和稳定性的酶。各种宿主系统被用于这些酶的生物处理，包括细菌、酵母、植物、哺乳动物系统等。即使在这个行业取得了这样的进步，仍然面临着各种挑战。为特定酶的最佳生产选择特定的宿主并不是唯一需要回答的问题。相反，真正的挑战是提纯和放大或大规模生产这些酶，以及发现更好的适合给药的酶配方。目前，在酶的毒性、稳定性和免疫原性方面面临的挑战正在通过各种工程策略被克服，如分子对接、定点突变等。

心脏病和溶栓相关疾病的治疗需要使用具有纤溶活性的酶，如链激酶、组织型纤溶酶原激活剂和尿激酶。除了其他药物的存在，链激酶仍是治疗各种疾病的重要酶。随着蛋白质工程、酶固定化和合成生物学技术的进步，早期生产 SK 所具有的少数缺点正在迅速被克服。生产的新版本的 SK 可能被证明比对手的纤溶药物有效得多，因为它除了增强活性外，还具有更高的稳定性和更长的体内寿命。尿酸酶主要用于痛风的治疗。由于最初使用的药物在治疗尿酸积聚时产生了巨大的副作用，尿酸酶被认为是一个更安全和有效的选择。除了用作治疗酶，尿酸酶还被发现作为诊断酶的应用，因此被用于检测样品中尿酸盐的生物传感器。该研究已经取得了一些进展，以改善与使用尿酸酶相关的缺点，包括与溶解性、免疫原性等有关的问题。然而，仍然需要开发有效的尿酸酶配方，并设计更有效的生产者或微生物，以便更大规模地高水平生产尿酸酶。除了这些酶，还有许多其他的酶，它们潜在的治疗应用也是相当重要的。

大多数这些补救酶通常从哺乳动物或动物组织中提取的早期趋势，已转向这些酶的商业生产的更复杂和更安全的模式。除此之外，一些方法和标准在今天得到了很好的实施，进而获得所需的最大数量的蛋白质或酶。创新和技术的每一项进步以及坚定的科学研究都将为这些治疗性蛋白质的开发开辟无数入口，这些蛋白质将有助于恢复和改善全球的医疗保健。

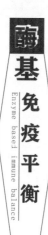

治疗酶具有广泛的功能和应用，可解决从消化系统疾病、癌症或心血管疾病到更多医疗条件的各种疾病，随着技术的进步，用于治疗肿瘤相关疾病的高效和有效的酶制剂已经开发出来。然而，仍有必要进一步了解特定配方可能对肿瘤和体内胶原结构的影响，以最大限度地发挥其临床作用。

第四节　血清酶学

许多疾病的发生和发展与酶的质或量的异常密切相关。酶的先天性缺陷或酶活性改变都可引发某些疾病。因此，体液中特别是血浆中酶活性或酶质量的检测可以用于疾病的诊断、判断病情、指导治疗、观察疗效等酶的重要应用。

一、概述

在自然界已知的 3000 多种酶中，人体内存在的至少有 2000 多种。当细胞发生缺氧、炎症、损伤或实质细胞数量变化时，血浆中酶的含量也会发生明显变化，这种变化可以提示病变的部位和严重程度。因此，全面了解酶的分类、变化机制以及影响因素有助于对酶含量变化做出合理的解释。

（一）血清酶的分类

除凝血酶和纤溶酶外，血清酶与血浆酶成分基本一致。根据其来源及催化功能，可将血浆酶分成血浆特异酶和非血浆特异酶。前者为血浆固有酶，主要指在血浆中发挥特定催化作用的酶，如凝血酶原及纤溶酶原等。它们以酶原的形式分泌入血，当被激活后可引起相应的生理或病理变化。血浆特异性酶大多在肝脏中合成，当肝功能减退时，可见血浆中这些酶的活性降低。这一类性质的酶还有胆碱酯酶、铜氧化酶和脂蛋白脂酶等。

非血浆特异酶在血浆中浓度很低，一般在血浆中不发挥催化作用，可进一步细分为外分泌酶和细胞酶。外分泌酶即来源于消化腺或其他外分泌腺的酶，如胰淀粉酶、胰脂肪酶、胃蛋白酶、胰蛋白酶和前列腺酸性磷酸酶等。它们在血液中的含量与相应的分泌腺的功能及疾病有关。细胞酶是指存在于各组织细胞中进行代谢的酶类。随着细胞的新陈代谢，会有少量的酶释放入血液。其中有小部分来源于特定的组织，具有器官专一性。这类酶一般在细胞内外的浓度差异悬殊，病理情况下血浆中含量会显著升高，

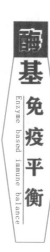

常被用于临床诊断，如丙氨酸氨基转移酶、乳酸脱氢酶、肌酸激酶等。

（二）血清酶的变化机制

许多组织器官的疾病常表现为血液中一些酶活性异常。正常情况下，在组织细胞内发挥催化功能的酶在血清中含量甚微，但在一些特殊情况下，如组织器官受损造成细胞破坏或细胞膜通透性增高时，细胞的转换率增高或细胞的增殖加快，以及细胞内酶的合成或诱导增强或酶的清除受阻的情况下，都可引起细胞内的某些酶大量释放入血，造成血清酶含量或活性增高。另外，血清中酶的清除方式与其他血浆蛋白质类似。血清酶的半寿期是指酶失活至原来活性一半时所需要的时间，用于表示酶在血中清除的快慢。不同血清酶甚至是同工酶之间，半寿期差别很大，半寿期长的酶，在血清中持续时间长。这些有助于疾病的鉴别诊断。

（三）影响血清酶的因素

导致血清酶变化的因素包括生理变异和病理变化两个方面。

1. 生理变异

生理变异包括性别、年龄、饮食、运动、妊娠等多个方面。多数血清酶的男女性别差异不大，但少数酶如肌酸激酶（CK）、碱性磷酸酶（ALP）及γ-谷氨酰基转移酶（γ-GT）等有性别差异，男性高于女性。血清中一些酶的活性随年龄而变化，如新生儿血清中的 ALP 略高于成人，1～5 岁增至成人的 2～3 倍，然后逐渐下降，到 10～15 岁又明显升高，可达成人的 3～5 倍，20 岁后降至成人值。

CK、乳酸脱氢酶（LD）和酸性磷酸酶（ACP）也随年龄而变化。血清中大多数酶不受进食的影响，但高脂、高糖饮食后血清 ALP 活性升高。酗酒可使血清 γ-GT 升高，如未累及肝脏，戒酒后酶活性可见下降。

此外，禁食数天可导致血清 α-淀粉酶（AMY）下降。激烈的肌肉运动可使血清中多种酶，如天冬氨酸氨基转移酶（AST）、丙氨酸氨基转移酶（ALT）、醛缩酶（ALD）和 CK、LDH 等活性升高，升高幅度与运动量、运动时间、运动频率及骨骼肌所含酶量有关。

另外，妊娠时随着胎盘的形成和长大，胎盘组织可分泌一些酶进入母体血液，如耐热 ALP、LDH 和 ALT 等，引起血清中这些酶升高。

2. 病理变化

酶合成异常，包括合成减少和合成增多，是影响血清酶变化的重要因素。这些酶大多是在肝脏中合成的，当肝功能障碍时酶的浓度常常下降。此外，酶基因变异也可引起特定酶减少或消失。

酶释放增加，酶从病变或损伤的细胞中释放增加是疾病时大多数血清酶增高的主要机制。影响细胞酶释放的主要原因包括细胞内、外酶浓度的差异，酶在细胞内的定位和存在的形式以及分子量的大小。非血浆特异性酶在细胞内、外浓度可差千倍以上，只要少量细胞受损，酶从细胞中释放，就可使血清酶明显升高。酶在细胞内胞质中游离的酶如 ALT、LD 最容易释放入血，而在亚细胞结构中的酶则较难释放出来，特别是线粒体酶。另外，试验证明，酶释放的速度和分子量的大小成反比，此因素对酶在血液出现时间的影响大于对酶浓度高低的影响，例如 LD 分子量大于 CK，当心肌梗死时，LD 在血液中升高的时间就晚于 CK。

酶清除异常，不同的疾病和不同的酶从血液中清除的时间和机制不同，同一疾病不同酶恢复正常的时间也不一样，这与酶的半寿期以及一些其他因素有关。

二、诊断酶学在临床上的应用

在病理情况下，特别是细胞损伤时，细胞内酶会释放到体液中，造成体液中酶量或酶活性的改变，并且和损伤的程度有关，这就是诊断酶学的理论依据。与其他指标相比，酶具有更高的诊断灵敏度和特异性。

（一）血清酶测定在临床诊断中的作用

通过对血清酶的测定，临床上可以从血清酶浓度变化获得许多有用信息。由于酶活性水平与多种原因有关，对已获得的信息还需要经过综合分析和解释，才可为临床诊断提供依据。病变组织或器官的定位，组织或器官损伤的定位，可采用组织特异性酶的检测、同工酶的分析、与症状相适

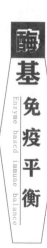

应的酶的形式的评价等方法进行诊断。组织特异性酶是指仅在特定组织中出现或在特定组织内有极高活性的酶。当这些酶在血液中浓度或活性增加时，表明有特定组织损害。通过对同工酶的分析，可以更准确地诊断损害来自何种组织或器官。

（二）组织细胞损伤程度诊断

酶活性水平与组织细胞损伤量或范围有关。若酶活性大量增加，表明组织如肝脏、骨骼肌大量损伤。细胞损伤的严重性可以用线粒体酶与细胞质酶活性的比率表示。细胞轻度损伤时，为细胞质内酶如细胞质 ALT（ALTs）释放；严重细胞损伤或细胞坏死则导致线粒体内酶如线粒体 AST（ASTm）释放入血液。

（三）临床疾病的诊断

若患者伴有急性临床症状但原因不明，酶活性检查可为疾病的诊断提供重要的信息。例如，伴有胸痛或腹痛的患者，检查 AST、ALT、CK、LPS 等，疼痛 12 小时后 CK 及同工酶正常就可基本排除心脏疾病，ALT 正常可排除肝脏疾病，LPS 正常可排除胰腺炎。另外，同工酶及其亚型检测也能够辅助临床疾病的诊断。同工酶的分布具有器官特异性、组织特异性和细胞特异性，可以比较准确地反映病变器官、组织和细胞的种类及其功能损伤程度。与酶总活性测定相比，同工酶测定具有诊断特异性强、符合率高的优点，对于疾病的诊断、治疗和预后分析都有重要价值。

（黄晓华）

参考文献

[1] 陈石根，周润琦. 酶学 [M]. 上海：复旦大学出版社，2005：415.

[2]Sugathan, N S, Pradeep, S, & Abdulhameed, S. (Eds.). (2017). Bioresources and Bioprocess in Biotechnology: Volume 2: Exploring Potential Biomolecules. Springer.

[3]Meletis C D, Barker J E. Therapeutic Enzymes: Using the Body's Helpers as Healers[J]. Mary Ann Liebert, Inc. 2 Madison Avenue Larchmont, NY 10538 USA, 2005(2).

[4]Mane P, Tale V, Gandhi R. Overview of Microbial Therapeutic Enzymes[J]. 2015.

[5]A Therapeutic Uricase with Reduced Immunogenicity Risk and Improved Development Properties[J]. PLOS ONE, 2016, 11(12).

[6]Bord S, Horner A, Hembry R M, et al. Production of collagenase by human osteoblasts and osteoclasts in vivo[J]. Bone, 1996, 19(1):35-40.

[7]Golden K J, Bernlohr R W. Nitrogen catabolite repression of the L-asparaginase of Bacillus licheniformis[J]. Journal of Bacteriology, 1985, 164(2): 938-40.

[8]Gieldanowski J. Studies on the immunosuppressive and anti-inflammatory action of L-asparaginase[J]. Archivum Immunologiae Et Therapiae Experimentalis, 1976, 24(2): 243.

[9]Huang L, Liu Y, Sun Y, et al. Biochemical characterization of a novel L-Asparaginase with low glutaminase activity from Rhizomucor miehei and its application in food safety and leukemia treatment[J]. Applied & Environmental Microbiology, 2014, 80(5): 1561-9.

[10]Fung M K L, Chan C F. Drug-induced amino acid deprivation as strategy for cancer therapy[J]. Journal of Hematology & Oncology, 2017, 10(1): 144.

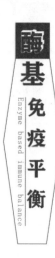

[11] 尹一冰，倪培华. 临床生物化学检验技术 [M]. 人民卫生出版社，2015：384.

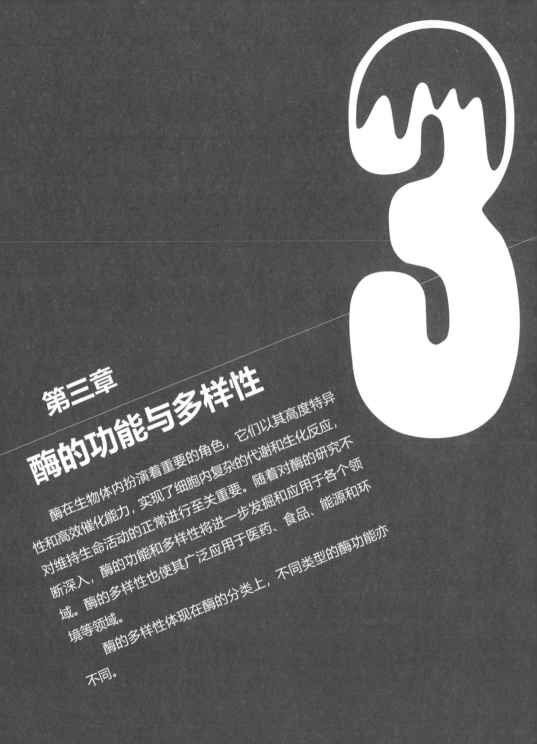

第三章
酶的功能与多样性

酶在生物体内扮演着重要的角色，它们以其高度特异性和高效催化能力，实现了细胞内复杂的代谢和生化反应，对维持生命活动的正常进行至关重要。随着对酶的研究不断深入，酶的功能和多样性将进一步发掘和应用于各个领域。酶的多样性也使其广泛应用于医药、食品、能源和环境等领域。

酶的多样性体现在酶的分类上，不同类型的酶功能亦不同。

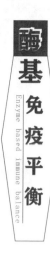

第一节　根据催化反应的类型进行酶分类

一、氧化还原酶 （Oxidoreductases）

氧化还原酶可以促进底物的氧化，使其失去电子、氢或氧原子。这种氧化过程可使底物在化学结构上发生变化。有些氧化还原酶可以促进底物的还原，使其接受电子、氢或氧原子。这种还原过程会改变底物的氧化状态。这类酶能够促进电子的转移，参与细胞呼吸链、代谢途径或其他生物化学反应中的电子传递。有些氧化还原酶催化底物之间的氧化还原反应，不直接参与反应，但提供催化所需的特定环境或活性位点。氧化还原酶广泛存在于生物体内，它们在能量代谢、抗氧化防御、维持氧气平衡等方面发挥关键作用。这些氧化还原酶的功能相互补充，保护细胞免受有害氧化物质的损害。

（一）氧化酶 （Lyases）

其主要功能是催化氧化反应。氧化反应是指底物分子失去电子或氢原子并与氧气或其他氧化剂发生反应，产生氧化产物。

1. 氧化酶的功能

（1）代谢反应催化

氧化酶在细胞内参与多种代谢反应，例如细胞呼吸过程中的氧化反应，将有机物质氧化为二氧化碳和水产生能量。

（2）解毒作用

氧化酶在肝脏和其他组织中，参与体内毒物的代谢和解毒，在体内将有毒底物氧化转化为无毒产物，加速毒物的排出。

（3）免疫反应

氧化酶参与免疫系统中的抗菌和抗病毒反应，促进细胞间的信号传递和溶菌等过程。

（4）激素合成

在内分泌系统中，氧化酶催化合成激素，如甲状腺素和肾上腺素等。

（5）光合作用

在光合生物中，氧化酶参与光合作用中的氧化反应，释放氧气并将太阳能转化为化学能。

2. 氧化酶的种类

（1）过氧化物酶（Peroxidase）

利用过氧化物质（如过氧化氢）和底物发生氧化还原反应，以去除有害的过氧化物。过氧化物酶的结构组成多样，但大部分过氧化物酶都含有一个或多个与金属离子结合的血红素、茜素或独特的半胱氨酸等辅助因子，这些辅助因子对过氧化物酶的活性和稳定性起着重要作用。过氧化物酶是以过氧化氢为电子受体催化底物氧化的酶，主要存在于载体的过氧化物酶体中，以铁卟啉为辅基，可催化过氧化氢，氧化酚类和胺类化合物以及烃类氧化产物，具有消除过氧化氢和酚类、胺类、醛类、苯类毒性的双重作用。谷胱甘肽过氧化物酶（Glutathione peroxidase）是一种重要的抗氧化酶，在细胞内起着保护细胞免受氧化损伤的关键作用。它主要负责清除细胞内的过氧化物，包括过氧化氢和有毒的有机过氧化物，这些过氧化物可能对细胞和组织造成损害。谷胱甘肽过氧化物酶的工作机制涉及谷胱甘肽（一种三肽，由谷氨酸、半胱氨酸和甘氨酸组成）的参与。它利用还原型谷胱甘肽作为辅因子，在过氧化物的存在下，将有害的过氧化物转化成相对无害的水或相应的醇。这个过程同时将谷胱甘肽本身转化为氧化型谷胱甘肽，但氧化型谷胱甘肽可以通过其他的酶如谷胱甘肽还原酶再次还原成还原型谷胱甘肽，形成一个谷胱甘肽－谷胱甘肽还原酶系统，使得这个抗氧化过程能够持续进行。

（2）氧化酶（Oxidases）

它们能够促进底物的氧化反应。氧化酶具有高度的底物特异性，通常包含一个辅助基团，如辅酶或金属离子，用于催化底物的氧化反应。比如，

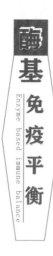

葡萄糖氧化酶（glucose oxidase）促进葡萄糖的氧化；细胞色素 C 氧化酶催化细胞色素 C 的氧化，产生 CO_2 和 H_2O。

（3）辅酶 Q 还原酶（Coenzyme Q reductase）

它参与线粒体内的呼吸链，促进辅酶 Q 的还原，参与细胞内氧化还原过程中的电子传递链。

（4）超氧化物歧化酶（Superoxide dismutase）

简称为 SOD，将有害的超氧阴离子（O^{2-}）转化为较稳定的氧气（O_2）和过氧化氢（H_2O_2）。研究表明，通过增加超氧化物歧化酶的活性，可以延缓衰老过程，提高生物体的抗氧化能力，从而延长寿命。因此，超氧化物歧化酶被认为是一种潜在的抗衰老分子。

（二）脱氢酶（Dehydrogenases）

这类酶催化底物的脱氢反应，通常在反应过程中将氢原子转移至辅助辅基或者辅酶上，从而生成较大的分子。脱氢酶通常与辅助因子（如辅酶）一起工作，以提供所需的催化活性。脱氢酶在生物体内参与多种重要代谢途径，例如脂肪酸代谢、糖代谢和氨基酸代谢等。脱氢酶具有广泛的催化特异性，根据不同的底物和反应类型，可以分为多个亚型。脱氢酶可以进一步分类为醛脱氢酶、醇脱氢酶、酮脱氢酶，等等。这些酶在代谢途径中，催化相关物质的氧化反应，从而产生能量或合成重要的代谢产物。

（三）脱氨酶（Deaminases）

它能催化蛋白质、氨基酸或其他生物分子上的氨基团脱去。脱氨酶在生物体内起着重要的代谢调节和毒物代谢的作用。脱氨酶也可以参与其他生物分子的代谢过程，例如催化酮酸的脱羧、催化氨基酸的转化等。不同类型的脱氨酶具有不同的基质特异性和催化机制，这使得它们能够在细胞内发挥多样化的功能。

（四）单氧酶（Monooxygenases）

这类酶能够催化底物分子中的一个氢原子与氧分子结合，将氧原子添加到底物分子上，通常伴随着另一个氧原子还原为水。单氧酶可以根据反应的特性和结构细分为不同的类型，例如：细胞色素 P450 酶（Cytochrome P450），是一类重要的单氧酶，存在于生物体内，参与药物代谢和多种生物合成途径。它们在肝脏等组织中发挥着重要作用，促进底物的氧化反应。脂肪酸单氧化酶(Fatty Acid Monooxygenase)，参与特定脂肪酸的氧化反应，形成过渡产物或参与代谢途径。

氧化还原酶的应用领域广泛，最新的研究涉及以下几个方面：①生物能源和电化学：氧化还原酶被用于生物能源开发和电化学领域。例如构建生物燃料电池和电化学传感器，探索不同的氧化还原酶催化体系，可提高电化学反应的效率和稳定性。②生物传感器：氧化酶常被用作生物传感器的生物元件，用于检测特定的分子或化合物。例如葡萄糖氧化酶可以用于制造葡萄糖传感器，用于血糖监测。③食品加工和酿造业：氧化酶在食品加工和酿造业中有重要应用。例如酒精氧化酶可以用于酿造过程中的酒精控制，以及食品储存过程中的氧化保鲜。④环境污染处理：氧化还原酶被广泛应用于环境污染治理领域。研究和优化氧化还原酶的性能，可用于有机污染物、重金属离子和有害化合物等污染物的降解和去除。⑤医药和生物医学：氧化还原酶在药物合成、代谢修饰以及抗氧化防御方面具有重要作用。⑥工业生产和合成化学：氧化还原酶被广泛应用于工业生产和合成化学。通过利用氧化还原酶的催化性能，可以实现高效、低能耗的合成反应，用于制备有机化合物、绿色催化和生物催化等领域。

二、转移酶（Transferases）

转移酶能够催化除氢以外的各种化学功能团（官能团）从一种底物转移到另一种底物的酶类。

（一）转移酶进行转移反应的方式

转移酶能够在两个分子之间直接转移一个化学基团，例如氨基、甲基、酰基等。这种转移通常称为基团转移反应。

转移酶也可以在一个分子内部进行基团转移，例如从一个位置转移到另一个位置。这种转移通常称为内部酶催化的基团转移反应。

转移酶在生物体内起着重要的作用。例如，在代谢过程中，转移酶可以催化葡萄糖分子的磷酸基团转移到腺苷二磷酸（ADP）分子上形成腺苷三磷酸（ATP），从而储存和释放能量。此外，转移酶还参与蛋白质合成、核酸合成、细胞信号传导等生物过程中的重要转移反应。

（二）转移酶的种类

1. 氨基酸转移酶（Amino acid transferase）

它们能够催化氨基酸的 α- 氨基与另一化合物中的羰基或羧基之间的转移反应，形成新的氨基酸或肽键，其中最常见的是谷氨酸转氨酶、丙氨酸转氨酶等。氨基酸转移酶在临床诊断中具有重要价值，特别是 AST 和 ALT。它们被广泛用作评估肝功能和检测肝脏损伤的指标。当肝脏受到损伤时，肝细胞中的氨基酸转移酶会进入血液中，导致血清中的 AST 和 ALT 水平升高。因此，测量 AST 和 ALT 的活性可以帮助医生确定肝脏疾病的类型和程度。

2. 磷酸转移酶（Phosphotransferase）

这类酶被称为磷酸转移酶，它们能够催化磷酸基团从一个化合物转移到另一个化合物上。磷酸转移酶是一类酶家族，它们具有相似的催化机制和结构。这些酶主要通过磷酸基团的转移来调节细胞信号传导、代谢途径和细胞骨架等重要生物过程。例如，激酶能够催化磷酸基团从 ATP 转移到靶蛋白上，起到调节细胞信号传导的作用。

3. 糖基转移酶（Glycosyl transferase）

它们能够催化糖基团从一种分子转移到另一种分子上。糖基转移酶利用底物的糖基团（如葡萄糖、甘露糖、乳糖等）和接受体的羟基（如脂肪醇、氨基酸、蛋白质等）之间的化学结合，催化糖基的转移。这个过程常常涉及底物活化、糖基 - 酶中间体的形成和底物解离等步骤。糖基转移酶在糖代谢过程中起着重要的作用，例如葡萄糖转移酶催化葡萄糖基团的转移。

4. 甲基转移酶（Transmethylase）

它们能够催化甲基基团从一个化合物转移到另一个化合物上。甲基转移酶在生物体内参与多种代谢反应，如 DNA 甲基化、药物代谢等。

5. 巯基转移酶（thioltransferase）

它们催化巯基（即含有硫的官能团）的转移反应。这些酶在细胞内参与多种生物化学过程。巯基转移酶通过促进分子间巯基的转移参与氧化还原信号传导。它们有助于调节蛋白质和其他生物分子的氧化还原状态，维持细胞氧化还原稳态。它们通过清除活性氧和解毒氧化应激过程中产生的有害分子来促进细胞的抗氧化防御系统。巯基转移酶有助于蛋白质折叠，帮助蛋白质形成正确的二硫键，并通过减少不适当的二硫键来帮助修复受损的蛋白质。它们通过调节各种酶的氧化还原状态，影响其催化功能，从而影响各种酶的活性和调控。巯基转移酶通过巯基-二硫化物交换反应调节关键酶的活性，参与调节代谢途径。一个重要的巯基转移酶是谷胱甘肽转移酶（glutathione transferases，GSTs），它们在细胞内参与解毒反应、氧化应激的应对以及代谢调节等过程。GSTs 通过将谷胱甘肽中的巯基与毒性化合物结合，将其转化为更容易排出的水溶性物质，从而起到解毒作用。

除了以上列举的功能外，转移酶还可以催化其他基团的转移，如酰基转移、磷酸酯转移、羧酸转移等。这些转移反应在细胞代谢过程中起着重要的调控作用，使得细胞可以合成、降解和转化各种化学物质。

最新研究中，转移酶的应用领域主要集中在以下几个方面：①生物医药领域：转移酶在药物合成和药物代谢研究中具有重要作用。利用转移酶来合成药物的特定化合物，改善药物的效果或减少其副作用。此外，转移酶在药物代谢动力学和药物相互作用研究中也有应用，帮助了解药物的代谢途径和药物之间的相互作用。②生物催化与工业化学品合成：转移酶在工业化学品合成中具有潜在应用。通过利用转移酶的催化活性，可以合成一定结构的有机化合物，包括化学试剂、生物燃料和特殊功能分子。这种生物催化方法相对于传统的化学合成方法来说，更加环保和高效。③食品工业：转移酶在食品加工中有广泛应用。例如，在面包发酵过程中，酶可以通过转移反应来改善面团的质地和口感；在乳制品加工中，特定的转移酶可以用于改善乳制品的结构和质地。④环境保护：最新研究也将转移酶应用于环境保护领域。例如，一些转移酶可以用于水中有害物质包括有机污染物和重金属离子的降解，从而有助于减少污染物对环境的影响，提高水质和土壤质量。

三、水解酶（Hydrolases）

水解酶是一类催化水解反应的酶，其功能是将特定的化学物质通过加入水分子进行分解。在化学反应中将水分子分解为氢和氢氧阴离子，并参与酯、肽和糖的水解反应。水解反应是一种常见的生化反应，在代谢过程中起着重要的作用。水解酶通过降低反应的活化能，加速了水解反应的进行。

（一）水解酶的功能

水解酶通常与底物的特定化学键发生作用，将底物分解为其组成部分或产生新的化学物质。在水解过程中，酶与底物结合形成酶底物复合物，通过催化底物中的特定化学键的断裂，加入水分子，形成新的产物。这些产物可以进一步参与细胞代谢或被排出体外。水解酶具有极高的基质特异性，即它们只催化特定类型的底物。不同的水解酶有不同的底物特异性和催化机理。例如，脂肪酶能够催化脂肪分子的水解，淀粉酶能够催化淀粉分子的水解，蛋白酶能够催化蛋白质分子的水解。水解酶参与许多关键的生化过程，如消化道中食物分子的分解、细胞内物质的代谢和合成等。水解酶的功能不仅在人类和动物体内发挥作用，也在微生物、植物和其他生物中起着重要的作用。此外，水解酶还参与了许多其他生物过程，如合成和降解代谢产物、细胞信号传导、药物代谢等。它们的催化作用使得这些化学反应能够以合适的速率进行，从而维持生物体的正常功能。

（二）水解酶的种类

1. 蛋白酶（Protease）

其主要功能是催化蛋白质的水解反应，将蛋白质分解成更小的肽段或氨基酸。蛋白酶广泛存在于生物体内，包括动物、植物和微生物，催化蛋白质分子的水解，将蛋白质分解为氨基酸或肽段。

2. 糖苷酶（Glycosidase）

其主要功能是催化糖苷键的水解反应。糖苷键位于两个分子之间，一个是糖基，另一个是非糖基，通过糖苷酶的作用，可以将糖苷化合物分解为糖基和非糖基部分。

3. 酯酶（Esterase）

其主要功能是催化酯键的水解反应。酯键是连接酯的化学键。酯酶通过加水分解酯，将酯分子分解成相应的有机酸和醇。

4. 脂肪酶（Lipase）

脂肪酶是一种特殊的酯键水解酶，可作用于甘油三酯的酯键，使甘油三酯降解为甘油二酯、单甘油酯、甘油和脂肪酸。脂肪酶基本组成单位仅为氨基酸，通常只有一条多肽链。它的催化活性仅仅决定于它的蛋白质结构。

5. 核酸酶（Nuclease）

其主要功能是催化核酸的水解反应。核酸酶可以针对 DNA 和 RNA 分子中的磷酸二酯键进行酶解，将其分解为较小的核苷酸或核苷。根据作用位置和作用方式的不同，核酸酶可以分为内切酶（Endonuclease）和外切酶（Exonuclease）。内切酶切断核酸链的内部，外切酶则从核酸链的末端逐渐切除核酸残基。核酸酶在生物体中起着重要的生物学功能，例如参与 DNA 修复、基因调控和 RNA 代谢等过程。

6. 磷酸酶（Phosphatase）

催化磷酸酯键的水解，将磷酸酯化合物分解为磷酸和相应的醇或酸。其主要功能是催化磷酸根（PO_4-）的水解反应，将磷酸根从有机分子或者配位离子上析出。磷酸酶在细胞中发挥着重要的生物学功能，参与多种代谢途径的调控和信号转导等过程。磷酸酶可分为酸性磷酸酶和碱性磷酸酶两类。酸性磷酸酶一般在酸性 pH 条件下活性高，碱性磷酸酶则在碱性或近中性 pH 条件下活性高。

7. 胆汁酶（Biliase）

胆汁酶在肠道内起着重要的生理作用。它催化胆汁成分的水解，能够促进脂肪的消化和吸收。胆汁酶催化胆汁盐的水解反应，将胆汁盐中的酰氨基水解成胆汁酸和氨基酸。胆汁酸是一种表面活性物质，能够使脂肪粒子变得更加细小，增加脂肪与消化酶的接触面积，促进脂肪的消化和吸收。此外，胆汁酶还参与胆汁酸循环的调节和胆固醇代谢的调控。胆汁酶对肠道菌群的构成和稳定也有一定的影响。胆汁酶通过水解胆汁盐中的酰氨基，造成胆汁盐的成分改变，进而影响肠道菌群的种类和数量。这种变化可以影响肠道菌群的代谢功能和对营养物质的利用。

水解酶广泛应用于许多领域，最新研究关注以下几个方面：①生物质降解和生物能源生产：水解酶在生物质降解领域被广泛应用，特别是针对纤维素和木质素的降解。最新研究致力于发现新的水解酶并优化其催化活性和稳定性，以提高生物质转化和生物能源生产的效率。②食品和饲料工业：水解酶在食品和饲料加工中被广泛应用。最新的研究关注于开发具有特定功能和高效酶活性的水解酶，用于加速蛋白质、淀粉、脂肪等的分解和消化。③制药和生物医学领域：水解酶在制药和生物医学领域具有重要的应用价值。最新研究致力于研发新的水解酶用于药物合成、药物代谢、酶替代治疗等方面，以提高药物的效果和减少副作用。④环境保护和污水处理：水解酶可以帮助分解和处理废物、有害化合物和污染物。最新的研究关注于发现和优化水解酶，用于环境保护和污水处理中有机物的降解和净化。

四、缩合酶（Ligases）

缩合酶主要通过催化反应，将两个或多个小分子（称为底物）结合成一个较大的分子（称为产物）。在化学反应中催化两个分子的连接，通常需要耗能。这种反应通常伴随着释放水分子或其他简单分子，称为缩合反应。

（一）缩合酶的功能

缩合酶能够在合适的条件下，将底物的官能团连接在一起，形成新的化学键。这些底物可以是小分子有机化合物，也可以是大分子如蛋白质或核酸的部分。缩合酶可以催化不同类型的缩合反应，例如酯化反应、肽键形成反应、磷酸二酯键形成反应等。缩合酶在生物体内起着重要的作用。蛋白质合成中的肽酶则催化氨基酸的缩合反应，将氨基酸连接成多肽链，进而形成功能酶和结构蛋白等。另外，核酸聚合酶能够催化核苷酸的缩合反应，将单个核苷酸连接成 DNA 或 RNA 链。缩合酶也存在于其他化学反应中，如有机合成中的羧化酶、醇醛的缩合酶等。缩合酶的功能是促进化学物质的缩合反应，从而实现有机化合物合成和生物分子的构建。这些反应对于维持生物体的正常功能和代谢过程至关重要。

（二）缩合酶的种类

1. 羧化酶（Carboxylases）

它能够催化羧酸的羧化反应。羧化反应是将一个无机酸（如二氧化碳）或有机酸的一个羟基（-OH）转化为羧基（-COOH）的化学反应。这类酶能够将羧基添加到分子中的其他化合物上，将二氧化碳（CO_2）和某些有机物质反应，形成羧基化合物。羧化酶在细胞代谢中起着重要的作用，特别是在碳同化作用和脂肪酸合成中。典型的例子是 Rubisco 酶，它参与光合作用中二氧化碳固定的过程。羧化酶也能参与羧基的转移反应，将羧基从一个分子转移到另一个分子上。这种转移通常涉及辅酶的参与，例如辅酶 A（Coenzyme A）。

2. 合成酶（Synthetases）

这类酶能够将两个或多个小分子结合形成一个化合物，通常是通过添加磷酸基团或者其他化学基团进行缩合反应。合成酶在生物体内参与多种代谢途径和生物合成反应。它们参与细胞的新陈代谢过程，合成细胞所需的物质，维持细胞的正常运作。合成酶还起着激素合成、信号传导等重要生物过程中的关键调控作用。合成酶能够将不同的底物转化为目标化合物，常见的底物包括小分子物质、氨基酸、核苷酸、脂肪酸等。合成酶通常是高度特异的，只催化特定的合成反应，具有高效率和高选择性。例如，DNA 聚合酶是一种合成酶，它催化 DNA 的合成过程。脂肪酸合成酶是参与合成脂肪酸的酶，其催化活性对细胞脂质代谢具有重要意义。氨基酸合成酶催化氨基酸与对应的转运核糖核酸（tRNA）结合，以合成氨基酸-tRNA复合物，参与蛋白质合成。糖合酶（Glycosyltransferases）在糖的合成过程中发挥作用，促进糖类分子的合成，将单糖分子逐步连接起来，从而合成更复杂的糖链或糖分子，如淀粉、聚糖等。可将糖基连接到蛋白质或脂质分子上，形成糖蛋白或糖脂。参与糖类分子的修饰过程，如修饰已存在的多糖链或蛋白质上的糖基。这些修饰通常在蛋白质折叠、稳定性和细胞-细胞识别中起关键作用。糖脂是细胞膜的基本成分，并参与细胞信号传导和识别。糖合酶的失调可导致各种疾病，包括先天性糖基化障碍、癌症和代谢紊乱。这些酶在胚胎发育和组织分化过程中也至关重要。糖合酶是一类高度多样化的酶，存在于生物体内的各种细胞类型中，并在不同生物过程中发挥着重要作用，包括细胞信号传导、细胞识别和黏附、免疫系统中的糖基识别等。它们的功能多样性使得生物体能够合成多种不同类型的糖类分子，从而对生物体的结构和功能发挥着重要作用。

最新的研究表明缩合酶在许多应用领域具有潜在的重要性，包括以下几个方面：①生物医药领域：缩合酶在药物合成中扮演着重要角色。最新研究集中于开发和改进缩合酶催化的反应，以提高药物合成的效率和产率。此外，缩合酶也可用于合成生物活性多肽和蛋白质片段，这在制造生物药物中具有潜在的应用前景。②生物催化和合成生物学：缩合酶可用于催化具有特定功能的化合物的合成。最新研究目标包括开发可重复使用的缩合酶催化系统，以及开发新的缩合酶催化反应，以实现高效和可控的合成过程。这对于可持续化学品生产和环境友好的合成方法具有重要意义。③食品和农业领域：缩合酶在食品和农业产业中也具有广泛的应用前景。最新研究重点关注缩合酶在食品添加剂的开发中的应用，以改善食品的质量和口感。此外，缩合酶也可用于农业领域，例如催化农作物对特定营养物质的吸收和利用，以提高农作物的产量和质量。

五、同工酶（Isomerases）

同工酶指的是一类在催化相同化学反应或相似反应上具有相似活性但

结构不同的酶。尽管它们可能在结构上有所差异，但它们能够以相似的方式催化特定的化学反应。这些酶能够在生物体内执行相似的功能，尽管它们的氨基酸序列或结构存在差异。同工酶可能是由不同的基因编码，也可能是由同一基因的不同剪接异构体或后翻译修饰形成的。它们通常在特定的细胞类型、组织或生理条件下表达，并在特定的生物学过程中发挥作用。这些酶的存在提供了生物体内更多的功能多样性和适应性，有助于维持生物体内复杂的代谢通路、信号传导途径和其他生物学功能的稳定性和灵活性。例如，糖酵解途径中的异构化反应是由磷酸酶（Phosphogluco isomerase）和三磷酸核糖异构酶（Triosephosphate isomerase）等同工酶催化的。这些反应有助于维持生物体内复杂代谢通路的平衡和高效性。

（一）同工酶的功能

1. 代谢调节

同工酶可以参与多种代谢途径的调节和平衡。不同的同工酶在不同的组织或细胞中对底物的代谢速率有所差异，可以调控整个代谢通路的速率。例如，当某一亚型（同工酶的不同结构形式）的酶活性增加时，可能会改变代谢产物的生成速率或产物比例。

2. 适应不同的环境

同工酶的存在可以使生物体能够适应不同的环境和条件。在不同的环境中，同工酶的活性和底物亲和力可以调整，以适应不同的需求。例如，不同亚型的同工酶可能对不同的底物具有不同的亲和力，从而使得生物体能够在不同环境条件下利用不同的底物。

3. 反应速率调节

同工酶的存在可以调节催化反应的速率。通过调控同工酶的表达量或活性，生物体可以根据需要增加或减少某种特定反应的速率。

4. 产物多样性

由于同工酶在底物结合上稍有差异，它们可以使生物体产生多样性的产物。这有助于丰富生物体的功能和适应能力。

　　同工酶通过多样化的底物结合方式，调节代谢途径、适应环境、调控反应速率以及增加产物的多样性。这些功能对维持生物体的正常生理功能和适应能力至关重要。

（二）同工酶的分类

　　1. 根据同工酶的起源分类

　　（1）同源同工酶（Homologous Isoenzymes）

　　指在结构、功能和起源上具有相似性的同工酶。这些同工酶来自同一物种内或亲缘物种之间相同或密切相关的基因。同源同工酶通常在氨基酸组成上表现出高度的序列相似性，这是由进化过程中共同祖先基因的重复和分化引起的。尽管由于遗传变异导致结构上的微小差异，但它们保持相似的催化活性和功能。同源同工酶具有共同的进化起源或遗传谱系，导致它们的结构和功能相似。这些同工酶在生物体的各种代谢途径和生物过程中起着重要作用。

　　（2）异源同工酶（Heterologous Isoenzymes）

　　指不同遗传来源的同工酶，例如不同的基因或基因变异，但仍然催化类似的反应。这些同工酶可能由于其不同的遗传起源而表现出轻微的结构或序列差异，是具有相似功能但来自不同遗传背景的同工酶。

　　2. 根据对底物的特异性分类

　　（1）特异性酶（Specific enzyme）

　　特异性酶的选择性是由其特定的底物识别位点决定的。这些位点具有特定的结构和电荷性质，使得酶能够与特定的底物相结合并催化反应。与底物的结合通常是通过非共价键的作用，如氢键、离子键和疏水作用等。特异性酶在生物体内发挥着关键的生化作用。它们参与了许多生物过程，如代谢途径、信号传导和基因表达调控等。在实验室中，特异性酶也被广泛应用于生物技术和分子生物学研究中，例如 DNA 测序、基因克隆和多态性分析等。

（2）广泛性酶（Generalized enzyme）

广泛性酶是指具有多种催化活性的酶。与特异性酶不同，广泛性酶可以与多种不同的底物发生催化反应，产生不同的产物。这种酶可能在进化过程中经历了功能的多样化和调整，使其具备了多种催化特性。广泛性酶的存在使得生物体能够在限制条件下更高效地利用资源。通过具有多功能性的酶，在特定环境条件下，单一酶可以催化多个反应，从而实现更高的代谢多样性和适应性。广泛性酶的存在对于生物体的代谢途径和适应能力具有重要意义，它们为生物体提供了更大的灵活性和适应性，促进了生物化学过程的多样性和复杂性。

最新研究中，同工酶的应用领域主要集中在以下几个方面：①生物技术和药物开发：同工酶可用于生产特定的化合物，如药物和生物活性分子。通过研究和利用同工酶产生的不同产物，可以开发新的药物和化学品合成途径。②生物检测和诊断：同工酶在生物检测和诊断中具有重要作用。通过测量不同同工酶的活性或检测其活性变化，可以识别疾病标志物、检测基因突变、进行遗传学分析等。③进化生物学研究：同工酶的研究有助于理解生物进化和物种间的关系。通过比较不同物种或不同族群中的同工酶，可以揭示它们的遗传差异和演化历史。④酶工程和催化研究：同工酶的特性分析和酶的工程改造可以用于优化催化反应的效率和选择性。可以通过改变同工酶的催化特性来提高合成反应的产率和纯度，从而应用于制药、化工和能源领域。⑤环境保护和生物转化：同工酶的研究可以应用于环境污染物的清除和废物转化。通过发现和利用具有特定催化活性的同工酶，可以开发高效的生物降解和生物转化技术，用于处理有机物、重金属等污染物。

六、异构酶 (Isomerase)

异构酶主要负责催化异构反应，能够促使底物分子在不改变其分子组成的情况下，通过改变其分子内部的连接方式或空间构型来得到新的异构体。也就是说，异构酶是一类催化分子异构体相互转化的酶。它们促进了分子内原子的重新排列，在不改变整体组成或原子数量的情况下将一种异构体转化为另一种异构体。

（一）异构酶的功能

异构酶可以催化多种反应，包括拆分、重组和转位等反应。它们在代谢途径中起到关键作用，特别是在糖代谢和氨基酸代谢等过程中，异构酶能够帮助细胞适应环境变化和调节代谢途径的平衡。由于异构酶的活性结构和催化机制的多样性，它们广泛存在于各个生物体中。每种异构酶能够催化特定的反应，并对特定的底物具有高度的专一性。它们的活性受到多种因素的影响，包括温度、pH和底物浓度等。

（二）异构酶的种类

1. 消旋酶

通过改变手性中心的构型在立体异构体（对映体）之间进行转化。

2. 差向异构酶

通过改变特定的立体中心的结构使非对映异构体相互转化。

3. 用于分子内重排的异构酶

催化分子内重排，如顺-反异构化或环结构转化。

异构酶的应用领域主要有以下几个方面：①在制备药物的过程中可能产生光学异构体，而这些异构体的生物活性可能不同。差向异构酶可以帮助转化这些异构体，以制备所需的活性药物。在药物合成过程中，由于药物的生物活性与其手性相关，消旋酶可以帮助合成具有特定手性的药物分子。②在有机化学合成中，制备手性化合物通常是挑战性的。差向异构酶能够帮助在合成过程中调整分子的立体结构，用于合成需要特定立体构型的化合物。③通过生物工程技术可以改变酶的特性，使其更适用于特定的反应条件或底物特异性。差向异构酶的改造可能有助于提高反应产率或选择性。④在生物催化反应中，差向异构酶可以被利用来调节立体选择性，帮助合成需要特定手性的化合物。

第二节　根据底物类型进行酶分类

一、蛋白酶（Protease）

其主要功能是催化蛋白质分子的降解或修饰。催化蛋白质分解反应的酶，如胰蛋白酶、胃蛋白酶等。蛋白酶通过切割蛋白质链的特定键来发挥其功能。这种切割过程可以使蛋白质分解成较小的片段，进一步参与代谢、信号传导、细胞凋亡等生物活动。

（一）蛋白酶的功能

1. 蛋白质降解

蛋白酶可以将蛋白质分子切割成小片段，这个过程被称为蛋白质降解。这些小片段可以进一步被分解成氨基酸，用于能量产生或新蛋白质的合成。

2. 信号传导

某些蛋白酶可以催化特定的蛋白质分子的切割，从而激活或抑制信号传导通路。这种切割可以改变蛋白质的构象或功能，从而影响细胞内的信号传递。

3. 凋亡调节

某些蛋白酶参与调控细胞的凋亡过程。它们可以催化特定的蛋白质分子的切割，引发或抑制细胞凋亡。

4. 蛋白质修饰

蛋白酶可以催化蛋白质的修饰，例如磷酸化、甲基化等。这些修饰可以影响蛋白质的功能、定位和稳定性。

（二）蛋白酶的种类

1. 水解酶（Hydrolases）

它们通过在蛋白质的肽键处加水分子来催化蛋白质降解。例如，消化系统中的水解酶帮助消化食物，将复杂的多糖和蛋白质分解为简单的单糖和氨基酸。

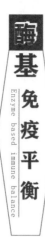

2. 氨基肽酶（Aminopeptidases）

它能够催化肽链的水解反应。氨基肽酶是一种特殊的水解酶，专门作用于蛋白质或肽链的肽键，将它们分解为较小的肽段或氨基酸。这些酶能够从蛋白质的氨基端逐渐消除氨基酸。在消化系统中，氨基肽酶主要作用于食物中的蛋白质，将其分解成氨基酸，以便在肠道中被吸收。氨基肽酶参与细胞内氨基酸的代谢调控，帮助调节氨基酸的合成、降解和转运。这些反应是维持细胞内氨基酸稳定性和平衡的重要机制。在蛋白质合成过程中，氨基肽酶通过在肽链的末端水解胺基酸残基，参与蛋白质的修饰和加工。氨基肽酶在生长和发育过程中发挥重要作用。它们参与调控胚胎发育、组织再生和维持细胞结构的完整性。一些氨基肽酶在免疫反应中发挥作用。它们参与调节免疫细胞的活化和功能，影响炎症反应和抗菌作用。

3. 多肽酶（Dipeptidases）

它能够催化多肽链的水解反应。多肽酶作用于多肽分子，将其分解成较短的肽链甚至是单个氨基酸。

4. 类胰蛋白酶（Chymotrypsin-like）

此类酶属于多肽酶家族，是最主要的消化酶之一，具有类似胰蛋白酶的结构和催化机制，能够选择性地切割肽链中含有氢键稳定的芳香族氨基酸。胰蛋白酶是最为重要的类胰蛋白酶之一，能够水解蛋白质中的肽键，将蛋白质分解成较短的多肽和氨基酸。

5. 丝氨酸／苏氨酸蛋白酶（Serine/threonine proteases）

属于类胰蛋白酶家族。丝氨酸／苏氨酸蛋白酶具有相似的结构和催化机制，都含有催化活性的丝氨酸残基和苏氨酸残基。它们能够在碱性环境中有效地水解肽链，并且对氨基酸具有较高的选择性。丝氨酸／苏氨酸蛋白酶主要作用于蛋白质的肽键，将蛋白质分解成较小的肽段和氨基酸，以满足机体对氨基酸的需要。丝氨酸／苏氨酸蛋白酶在胃和小肠中都发挥着重要的消化作用。此外，丝氨酸／苏氨酸蛋白酶也在许多生理和病理过程中如炎症、凝血等，扮演着重要角色。

6. 酸性蛋白酶（Acid proteases）

一类以酸性环境为最适条件的蛋白酶。它们主要在胃酸环境下发挥作用，起到消化食物中蛋白质的作用。酸性蛋白酶的最佳工作pH通常在2～4之间，如胃蛋白酶。

7. 金属蛋白酶（Metalloproteinases）

在其活性中心内含有金属离子，如锌（Zn）、铁（Fe）、钴（Co）等，这类酶的催化活性依赖于金属离子的参与，这些金属离子在酶的催化过程中起到关键的催化作用，如胶原酶。

8. 磷酸蛋白酶（Phosphoproteinases）

也被称为激酶或脱磷酸酶。它们催化磷酸的添加或去除，参与细胞信号转导、代谢调节、细胞周期调控等重要生物学过程。这些酶催化包含磷酸化氨基酸的蛋白质的降解。磷酸蛋白酶可以将磷酸基团从蛋白质分子上去除，称为脱磷酸酶；或者将磷酸基团添加到蛋白质分子上，称为激酶。蛋白质磷酸化是一种重要的细胞信号传导方式，能够调节蛋白质的结构、功能和相互作用。磷酸蛋白酶的活性调节可以对细胞信号传导通路的激活或抑制产生重要影响。

蛋白酶的应用领域主要有以下几个方面：①生物医药：蛋白酶在生物医药领域具有重要的应用，包括制备生物药物、治疗疾病、诊断和检测等。例如，蛋白酶可以用于制备重组蛋白药物、肽药物和抗体药物。此外，通过使用蛋白酶进行蛋白质组分析和蛋白质标记，可以实现疾病的诊断和检测。②食品工业：蛋白酶在食品工业中被广泛应用于改善食品的质量和口感。例如，蛋白酶可以用于面包、酒精、豆制品和奶制品等食品的加工过程中，用于改善面团的发酵、蛋白质的降解和食品的组织结构。氨基酸酶可以用于食品调味、增鲜、提味等方面。③生物能源：蛋白酶在生物能源领域也有重要的应用。例如，蛋白酶可以用于生物质转化过程中，帮助提高生物质的降解效率和产生生物能源的产量。④环境保护：蛋白酶在环境保护方面的应用也得到了广泛研究。例如，蛋白酶可以用于处理工业废水和固体废物，通过降解有害物质来减少环境污染。⑤农业应用：通过应用氨基酸酶可以改善土壤中氮素的转化和吸收利用率，提高作物的产量和品质。此外，氨基酸酶还可以通过调控植物的抗逆性，提高植物对逆境条件（如干旱、盐碱等）的适应能力。

二、糖酶（Carbohydrase）

糖酶主要功能是参与糖的降解、合成、转运、修饰和代谢调节等多个生物过程。糖酶在维持生物体的能量供应、信号传导等方面起重要作用。

（一）糖酶的功能

1. 糖分解

许多糖酶参与糖的降解过程，在细胞内将复杂的糖分子分解成简单的单糖，以提供能量和原料。

2. 糖合成

一些糖酶能够将简单的单糖合成更复杂的糖分子，如葡萄糖聚合酶能够催化葡萄糖分子的聚合形成多糖。

3. 糖转运和糖代谢调节

糖酶参与糖分子在细胞膜上的转运过程，并调节糖代谢通路的活性和平衡。

4. 糖修饰

一些糖酶，如糖基转移酶能够催化糖分子与其他生物分子（如蛋白质和脂质）的结合，并修饰这些分子的功能和稳定性。

（二）糖酶的种类

1. 糖基转移酶（Glycosyltransferase）

催化糖分子的转移反应，如磷酸化、甲基化等。糖基转移酶在生物体内催化活化的糖连接到不同的受体分子，如蛋白、核酸、寡糖、脂和小分子上，糖基化的产物具有很多生物学功能。糖苷类抗生素在体内由糖基转移酶催化，糖基的位置、类型和数量对糖苷类抗生素的活性有很大的影响。

2. 氧化还原酶（Oxidoreductases）

催化糖类分子的氧化还原反应，催化电子从氧化剂转移到还原剂，也参与细胞内的氧化还原反应，帮助细胞合成特定物质，并保护细胞免受氧化应激伤害，从而维持细胞的正常功能，如葡萄糖去氢酶（Glucose dehydrogenase）。

3. 加水酶（Hydrolases）

催化糖类分子的水解反应，将底物分解成更简单的物质，这种酶有高度特异性和高效催化效能。与一般催化剂不同的是这类酶是通过调控反应底物和反应条件来加速反应进程。如淀粉酶（Amylase）和脱氧糖苷酶（Glycosidase）。

4. 合成酶（Synthases）

催化糖类分子的合成反应，对于细胞的生存和增殖至关重要。当细胞内的某种物质过多或过少时，合成酶可以调节该物质的合成或分解，以维持细胞内各种物质含量的稳定。合成酶对于细胞的生长和修复也有作用，如果糖 -1, 6- 二磷酸合酶（Fructose-1,6-bisphosphate synthase）。

5. 糖异构酶（Isomerases）

催化糖类分子的异构反应，使其在拓扑结构上发生变化。这种酶可以催化 D- 葡萄糖至 D- 果糖的异构化反应。糖异构酶还可以促进糖类物质转化为能量的过程，并起到调节身体免疫力的效果。

6. 糖苷酶（Glycosyltransferases）

主要是催化糖苷键的水解。这些酶几乎存在于所有的生物体中，以内切或外切方式水解各种含糖化合物（包括单糖苷、寡糖、多糖、皂苷和糖蛋白等）中的糖苷键，生成单糖、寡糖或糖复合物。

糖酶是一类催化糖的水解反应的酶，在食品、医药和能源等领域都有广泛的应用，最新的研究进展如下：①食品工业：糖酶在食品工业中被广泛应用于酶解剂、改善食品的质地和口感。最新的研究关注于利用糖酶改善食品的营养价值和品质，例如利用糖酶降解淀粉，增加食品的可溶性纤维含量。②医药领域：糖酶在医药领域中被用作生物转化和药物合成的催化剂。最新的研究关注于利用糖酶催化合成药物的特定糖基结构，以提高药物的活性和选择性。③生物能源：糖酶在生物能源领域中被用于生物质转换和生物燃料生产。最新的研究关注于发现新的糖酶以及改造已有的糖酶，以提高其催化效率和稳定性。④环境修复：糖酶在环境修复中被用于处理含糖废水和污染物。最新的研究关注于开发高效的糖酶催化系统，以降解废水中的有机物，并减少环境污染。

三、脂肪酶（Lipase）

脂肪酶也被称为脂肪酯酶。

（一）脂肪酶的功能

是催化脂肪酯的水解反应。脂肪酶参与脂质代谢的过程，通过断裂脂肪酯分子中的酯键，将其分解成甘油和脂肪酸。这些产物随后会被进一步代谢以产生能量或被储存为脂肪细胞中的脂肪。脂肪酶也参与其他生物化学过程，如乳脂分解、皮脂分解和蜡酯分解等。

（二）脂肪酶的种类

1. 脂解酶（Lipases）

也被称为脂肪水解酶。它们能够催化脂肪和油脂分子的水解反应，将酯键断裂，将脂肪分子分解为甘油和脂肪酸。脂解酶存在于许多生物体中，包括人类、动物和微生物。主要的脂解酶包括胆固醇酯酶、甘油三酸酯酶和磷脂酶等。脂解酶在人类的肠道中发挥着关键的作用，帮助消化和吸收脂肪，维持能量平衡和营养吸收。

2. 磷脂酶（Phospholipases）

也被称为磷脂酶 A。它们能够催化磷脂分子的水解反应，将磷酸酯键断裂，将磷脂分子分解为甘油、脂肪酸和磷酸。磷脂酶在细胞膜上起着重要的作用，调节细胞膜中磷脂的代谢和信号转导。此外，磷脂酶也参与胆固醇代谢和脂质消化过程中的酶解作用。

3. 胆固醇酯酶（Cholesterol esterase）

也被称为胆固醇酯化酶或胆固醇酯转移酶。它们催化胆固醇酯的水解反应，将胆固醇酯分子中的酯键断裂，释放出胆固醇和游离脂肪酸。胆固醇酯酶参与胆固醇的代谢和运输过程。胆固醇酯酶的功能异常可能与一些胆固醇代谢相关疾病的发生有关。

4. 甘油激酶（Glycerol kinase）

它参与甘油代谢的过程。甘油激酶催化甘油与ATP（腺苷三磷酸）反应，生成甘油-3-磷酸和ADP（腺苷二磷酸）。这个反应是糖新陈代谢和脂肪酸代谢中关键的步骤之一。甘油激酶广泛存在于多细胞生物和微生物中。在哺乳动物中，甘油激酶在各个器官中都有表达，特别在肝脏、脂肪组织和肌肉中表达较高。它在能量代谢中发挥着重要的作用，调节葡萄糖与脂肪的互相转化（图3-1所示）。甘油激酶的缺乏或缺陷可能导致遗传性甘油激酶缺乏症，这是一种罕见的遗传代谢疾病。患者体内缺乏甘油激酶酶活性，导致甘油代谢紊乱，使得机体无法正常利用脂肪作为能量来源。此外，甘油激酶在肿瘤细胞中的异常表达也与癌症的发生和发展相关。因此，甘油激酶被认为是潜在的治疗靶点。

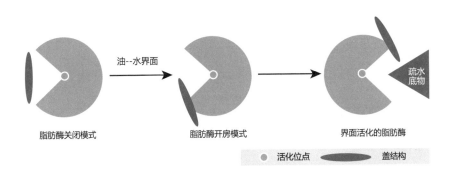

图3-1 脂肪酶的界面激活模拟图

脂肪酶在食品和生物燃料生产等领域具有重要的应用。以下是一些最新的研究进展：①生物燃料生产：探索使用脂肪酶来催化脂肪酸转化为生物柴油或生物航空燃料是未来趋势。②食品加工：脂肪酶在食品加工中的

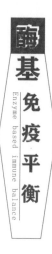

应用主要包括酶解动物脂肪以产生特定的口感和风味。开发高活性和特异性的脂肪酶，在保留食品质量的前提下提高加工效率。③药物制剂：脂肪酶在药物制剂领域的应用包括胰酶替代治疗和口服脂肪酶抑制剂。最新的研究旨在寻找具有更好药代动力学和生物稳定性的脂肪酶。④生物催化：研究利用脂肪酶进行生物催化反应，在有机合成和环境修复等领域开发可持续的生产方法。

四、核酸酶（Nuclease）

核酸酶催化核酸分子的降解或修饰反应。当涉及核酸酶的功能时，通常指的是它们对核酸的水解作用。这些水解作用可以是切割、修复、修饰或复制核酸分子。

（一）核酸酶的功能

1. DNA 切割功能

核酸酶可以识别和切割 DNA 分子的特定序列。这项功能在许多实验室中用于 DNA 分析和基因工程中的 DNA 重组。

2. RNA 切割功能

类似于 DNA 酶，核酸酶也可以识别和切割 RNA 分子的特定序列。这种 RNA 切割功能在细胞内起到调控基因表达的重要角色。

3. DNA 修复功能

一些核酸酶能够修复 DNA 分子中的损伤。例如，核苷酸切除修复酶（Nucleotide excision repair）能够切除受损的 DNA 碱基，并在修复过程中合成新的 DNA 链。

4. 修饰功能

一些核酸酶能够在核酸分子上进行化学修饰。例如，甲基转移酶可以在 DNA 分子上添加甲基基团，从而影响基因表达。

（二）核酸酶的种类

1. 核酸内切酶（Endonuclease）

也被称为核酸酶。它们能够催化 DNA 或 RNA 分子中的磷酸二酯键水解反应，能够将核酸分子切割成较小的片段，参与 DNA 修复、DNA 重组、基因调控等重要过程。限制性内切酶具有特异性的酶解作用，会切割特定的核酸序列，常被用于分子生物学研究中的 DNA 重组、基因工程等领域。

2. 核糖核酸酶（Ribonuclease）

它们能够将 RNA 分子中的磷酸二酯键切断，从而将 RNA 分解为较小的片段。根据酶的催化机制和结构特点，核糖核酸酶可分为多个家族和亚型。其中一些常见的家族和亚型包括：①核糖核酸酶 A（RNase A）家族：包括 RNase A、RNase T1 等，催化 RNA 的特定位置切割。②核糖核酸酶 H（RNase H）家族：催化 RNA 与 DNA 杂交分子中 RNA 链的特定位置切割。③核糖核酸酶 P（RNase P）家族：负责细胞内的 tRNA 前体的加工和修剪。④核糖核酸酶 Dicer：负责 RNA 干扰过程中 miRNA 和 siRNA 的产生。

核糖核酸酶在细胞内发挥多种重要的功能，如：① RNA 降解：通过水解 RNA 分子，将其分解为较短的片段，起到清除无用或有害 RNA 的作用。② RNA 修饰：一些核糖核酸酶可以对 RNA 分子进行修饰，如加入甲基或乙酰基等修饰基团，从而影响 RNA 的结构和功能。③ RNA 加工：一些核糖核酸酶参与 RNA 的剪接和修剪等过程，使 RNA 成为功能成熟的分子。

3. 脱氧核糖核酸酶（Deoxyribonuclease）

简称 DNase，是一类催化 DNA（脱氧核糖核酸）水解的酶。它们能够将 DNA 分子中的磷酸二酯键切断，从而降解 DNA 分子。

4. 核酸外切酶（Exonuclease）

也被称为核酸内切酶的互补酶。与核酸内切酶相反，核酸外切酶能够在特定位置上切割 DNA 或 RNA 分子的末端，从而释放短的核酸片段。这些释放的片段可以参与其他生物学过程，如基因表达、DNA 修复、病毒复制等。

5. 核酸聚合酶（Polymerase）

能够将核酸单元按照模板进行合成，包括 DNA 聚合酶和 RNA 聚合酶。

6. 核酸修复酶（DNA repair enzyme）

主要负责修复 DNA 或 RNA 分子上的损伤、错误或缺陷，以维持基因组

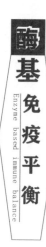

的稳定性和完整性。它们在细胞内发挥着关键作用，防止遗传信息的丢失和突变的积累。核酸修复酶可以分为多个子类，包括修复 DNA 损伤的 DNA 修复酶、修复 RNA 错误的 RNA 修复酶等。

核酸酶是一类催化核酸降解反应的酶，重要应用如下：① CRISPR-Cas13 系统的应用：近年来，CRISPR-Cas13 系统被广泛应用于基因编辑和基因调控研究中。Cas13 是一种 RNA 导向的 RNA 酶，可以针对特定的 RNA 序列实现精确的编辑和调控，为研究和治疗基因相关疾病提供了新的手段。② RNA 干扰：RNA 干扰是一种利用 RNA 酶对靶向 mRNA 进行特异性降解的技术，用于基因功能分析和基因治疗。③病毒性核酸酶抑制剂：病毒性核酸酶在病毒生命周期中起重要作用，因此成为抗病毒研究的重点。最新研究中，通过设计和开发针对病毒性核酸酶的抑制剂，如 HCV RNA 酶抑制剂，可以有效干扰病毒复制和传播。④环境应用：核酸酶在环境监测、废水处理和生物能源生产等环境应用中也有重要作用。通过开发高效稳定的核酸酶分解有机废物和改善生物能源产率，进一步提高了环境保护和可持续发展方面的效益。

五、其他

（一）辅酶（Coenzyme）

其主要功能是催化辅酶与底物之间的反应。催化酶辅酶参与的催化反应。辅酶是具有辅助功能的小分子，可以与酶协同作用，促进酶催化反应的进行。

1. 辅酶的功能

（1）辅助底物的结构变化：辅酶酶通过与辅酶结合，帮助底物分子发生特定的结构变化，使其更容易与酶催化位点发生相互作用。

（2）辅助电子传递：辅酶可以接收或释放电子，从而促进氧化还原反应的进行。比如辅酶 NAD^+ 和 FAD 在氧化还原反应中可以接收或释放电子。

（3）辅助底物的合成或降解：辅酶可以催化底物的合成或降解反应。例如，辅酶 CoA 酶催化辅酶 CoA 与底物的缩合或裂解反应。

辅酶在细胞中发挥着重要的催化作用，通过辅助底物的结构变化、电子传递或合成降解反应，参与多种生物化学过程的调控。

2. 辅酶的种类

（1）辅酶NAD（P）：它们使用辅酶NAD^+或$NADP^+$作为辅酶参与催化反应，例如乳酸脱氢酶和醛酮还原酶。

（2）辅酶FAD：这类酶需要辅酶FAD参与反应，例如脂肪酸氧化酶和柠檬酸循环中的反应酶。

（3）辅酶CoA酶：这类酶需要辅酶CoA参与反应，例如酮酸代谢中的酶。

（4）辅酶硫辛酸（Thiamine pyrophosphate，TPP）酶：这类酶需要辅酶TPP参与催化反应，例如解醛酶和羧酸酯酶。

（5）辅酶生物素（Biotin）酶：这类酶需要辅酶生物素参与催化反应，例如羧化酶和羧基转移酶。

（6）辅酶四磷酸酶（Pyridoxal phosphate，PLP）：这类酶需要辅酶PLP参与催化反应，例如氨基酸转氨酶和乙醇胺胺位转移酶。

辅酶是一类催化辅酶参与的氧化还原反应的酶，在生物催化和药物研发等领域具有重要的应用。以下是一些最新的研究进展：①生物催化：近年来，辅酶在生物催化领域的应用受到了广泛关注。研究和开发基于辅酶的催化方法，以实现高效、可持续的化学合成过程。辅酶可以作为催化剂催化多种底物的选择性氧化还原反应，使得底物选择性和反应速率得到改善。②药物研发：辅酶在药物研发中也具有重要作用。通过研究辅酶的结构和催化机制，可设计和优化针对辅酶的新型药物。辅酶抑制剂可以用于治疗多种疾病，如癌症、心血管疾病和神经系统疾病等。③辅酶代谢调控：辅酶还与辅酶的合成和代谢有关。近年来，大量研究发现辅酶和辅酶在细胞代谢调控中的重要性。通过对辅酶的表达调控和功能研究，可更好地揭示辅酶在相关疾病中的作用机制。

（二）金属酶（Metalloenzyme）

金属酶是一类依赖于金属离子参与催化反应的酶。催化反应中需要金

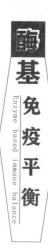
属离子参与的酶，如脱氢酶和氧化还原酶。金属酶广泛存在于生物体内，并在许多生物关键过程中发挥关键作用。

1. 金属酶的功能

（1）催化反应：金属酶利用金属离子作为催化剂，参与底物的转化。不同金属酶具有不同的催化能力，如氧化还原、水解、羟化、加合等反应。

（2）氧合作用：一些金属酶能够利用氧气与底物发生反应。

（3）电子转移：金属离子在金属酶中可以通过电子转移参与氧化还原反应，如细胞色素 P450 催化代谢反应。

（4）结构稳定性：金属酶中的金属离子可以稳定酶的结构，并调节其活性和底物结合。

2. 金属酶的种类

（1）氧化还原酶（Oxidordeuctase）：这类酶催化氧化还原反应，例如过氧化物酶、超氧化歧化酶等。常见的金属包括铁、铜和锌等。

（2）水解酶（Hydrolytic enzyme）：这类酶催化水解反应，例如碳酸酐酶、乳酸酶等。常见的金属包括锌、镁和锰等。

（3）转移酶（Transferase）：这类酶催化小分子转移至其他分子的反应，例如羧酸酯酶、肽酶等。常见的金属包括锌、铁和镍等。

（4）含氧酶（Oxygenase）：它们能够催化氧气分子（O_2）与底物之间的氧化反应。这些酶通常包含一种或多种金属离子或辅因子，例如铜、铁、钴、钼等，以促进氧分子的还原和底物的氧化。含氧酶在多种生物过程中起着重要的作用，例如细胞呼吸、代谢调节和生物体抵抗外源有害物质等。常见的含氧酶包括细胞色素氧酶、过氧化酶和乳酸氧化酶等。

（5）气体酶（Gaseous enzyme）：能够催化与气体分子相关的化学反应。气体酶具有吸附、运输和转化气体分子的能力，可以参与细胞代谢、气体转化以及环境适应等生物学过程。

一种常见的气体酶是氧气酶（Oxidases），它能够催化氧气分子（O_2）与底物之间的氧化反应。氧气酶在细胞呼吸中起到了关键作用，将氧气转化为水并释放能量。另外，还有一类重要的气体酶是固氮酶（Nitrogenases）。固氮酶能够将大气中的氮气转化为可利用的氨，这是一种植物和部分细菌的重要氮素源。氮酸还原酶在农业和环境领域具有重要意义，有助于提高农作物的产量和改善土壤肥力。需要注意的是，一个酶可能同时具有多种金属离子辅助因子，并且金属离子在酶的催化过程中起到多种不同的作用。

金属酶是一类催化金属离子参与反应的酶，在生物催化、环境修复和能源转化等领域具有重要的应用。以下是一些最新的研究进展：①能源转化：研究表明金属酶可以催化产氢反应，有助于发展可持续能源。金属酶在太阳能转化和生物能源领域的应用研究，可提高能源转化效率、降低碳排放。②环境修复：金属酶可以催化有机物的降解和重金属的转化，对环境污染物的降解和处理具有重要作用。开发高效、稳定的金属酶体系，可用于处理水体和土壤中的有机和无机污染物。③生物催化：金属酶在合成和转化复杂有机分子中具有重要作用。金属酶催化机制的研究，有利于新型催化剂和生物催化反应的开发，用于制备药物、精细化学品和生物材料。④生物传感器：金属酶具有高度选择性和灵敏度，可以用作生物传感器的关键组分，用于检测环境污染物、生物标志物和食品安全等领域。

（三）富集酶（Enrichment enzymes）

是一类被广泛应用于生物学研究和工业生产中的酶。它们具有高度选择性，能够与特定的底物或目标分子结合，从混合物中将其富集、分离或纯化出来。

富集酶的基本原理是利用酶与其底物之间特异性的相互作用。这种特异性可以是酶与底物之间的酶底物结合，也可以是酶与底物之间的酶底物催化作用。通过调节富集酶与底物之间的结合或催化条件，可以实现对目标分子的专一识别和富集。常见的富集酶包括亲和标记酶（Affinity tag enzymes），如带亲和标签的蛋白酶、核酸酶等，它们能够与相应的亲和柱或亲和标记结合，实现目标分子的富集和纯化。另外，还有一些特定底物选择性的富集酶，比如特异性的糖苷酶、酯酶等，它们对特定底物具有高度选择性，可用于分离纯化目标分子。

（四）同源酶

1. 序列同源酶（Sequence homologous enzyme）

序列同源酶是指具有高度相似或同源的氨基酸序列的酶。这种相似性表明它们可能具有相似的结构和功能。序列同源酶常见于不同种类的生物体中，并在细胞内执行各种重要的功能。虽然它们的氨基酸序列相似，但可能在底物特异性、催化活性和调节机制等方面存在差异，导致它们在细胞中扮演不同的角色。

序列同源酶包括：

（1）同源同族酶（Homologous family enzyme）：它们具有高度相似的氨基酸序列和相似的结构与功能，表明它们来自同一个基因家族。

（2）超家族酶（Superfamily enzyme）：虽然它们具有较高的氨基酸序列相似性，但可能具有不同的结构和功能，表明它们来自不同的基因家族，但仍具有共同的祖先。

（3）近源同源酶（Paralogous enzyme）：它们来自同一个基因家族，但由于基因复制和进化的过程，它们具有较高的序列相似性，但可能具有略微不同的功能。

（4）异源同源酶（Convergent enzyme）：它们来自不同的基因家族，但由于进化的压力和功能上的需求，它们发展出了相似的氨基酸序列和结构。这种相似性是由于趋同进化而非共同起源所导致的。

序列同源酶是具有相似氨基酸序列和结构的酶，在生物催化、医药和工业应用等领域都有重要的应用。以下是一些最新的研究进展：①利用序列同源酶进行蛋白质工程研究：研究人员通过序列同源酶的结构和功能相关性，成功地对蛋白质进行改造和设计，提高其催化效率和稳定性，为酶催化的工业应用提供了新的解决方案。②序列同源酶在药物研发中的应用：通过对序列同源酶的结构和功能进行研究，科学家们可以更好地理解药物与酶的相互作用机制，从而设计出更有效、选择性和安全的药物，例如针对特定疾病或肿瘤的靶向药物。③序列同源酶在生物能源领域的应用：利用序列同源酶参与生物转化反应，研究人员可以开发出高效的生物催化系统，用于生物能源生产和可持续化学品合成。例如，通过优化序列同源酶的催化性能，可以实现高效的生物燃料生产和碳中和。④序列同源酶在环境保护中的应用：一些序列同源酶在污染物降解和环境修复中发挥重要作用。研究人员正在研究和优化这些酶的性能，以提高它们对有机污染物的催化降解效率，从而减少环境污染和资源浪费。

2. 结构同源酶（Structural homologous enzyme）

结构同源酶是指具有相似三维结构但在氨基酸序列可能存在差异的酶，它们可能来自不同的物种，但在结构上有着相似性，这种相似性通常意味着它们可能具有相似的功能和催化机制。

结构同源酶包括：

（1）同源家族酶（Homologous family enzyme）：指在结构和功能上相似的一组酶。它们可能有共同的起源，在进化过程中可能经历了基因重组和突变等事件，保留了相似的结构域和催化机制。同源家族酶可以通过比较它们的氨基酸序列、结构以及功能特征来进行分类和研究。这些同源家族酶在进化过程中可能经历了分化，产生了不同的亚型或同源家族的成员。这些酶可能在生物体内执行相似或相关的功能，但在不同的生物体系列中表达或扮演不同的角色。举例来说，蛋白酶家族是一个广泛的同源家族，包括了各种在蛋白质降解和合成中发挥作用的酶。这个家族的成员在结构上可能有相似的特征，如活性位点、底物结合区域等，但可能针对不同的蛋白质底物或执行略有不同的催化反应。

（2）多功能酶（Multifunctional enzyme）：是指具有能够催化多个化学反应或执行多个生物学功能的酶。这些酶能够通过其不同的结构域或活性位点参与到不同的反应中，或者能够以不同的方式调节同一种反应的不同步骤。多功能酶的存在对于细胞内代谢路径的调节和优化至关重要。它们可以在一个步骤中催化多个互相关联的反应，使得生物体能够更加高效地利用资源和能量。此外，多功能酶的活动也有助于简化生物体内的化学反应网络，减少了需要不同酶参与的步骤，有助于提高反应速率并节省资源。

（3）超家族酶（Superfamily cnzyme）：指在进化上具有共同起源，它们可能在结构上有相似性，但在序列水平上可能有较低相似性的一组酶。这些酶超家族中的成员可能在催化不同类型的化学反应中发挥作用。超家族酶通常归类在同一个超级家族中，这些家族包含了在结构和功能上有着某种相似性的不同酶。超家族酶的研究对于了解酶的多样性、功能和进化关系至关重要。

（4）同源物种酶（Orthologous species enzyme）：是指在不同物种中具有相似序列和功能的酶。尽管它们来自不同的物种，但它们在功能和机制方面非常相似，这表明它们可能具有共同的祖先基因。同源物种酶的存在是由于进化过程中的基因重复和分化。当一个基因复制后，其中一个拷贝可能会发生突变或基因重组，导致其序列和功能的一些变化。这些变化使得同源物种酶在不同的物种中存在差异。尽管同源物种酶可能在物种间存在一些差异，但它们通常保留了共同的反应机制和功能。这意味着它们可以催化相似的化学反应，并在生物体中执行类似的生物学功能。因此，同源物种酶的研究对于揭示酶的结构与功能之间的关联以及生命的起源和进化具有重要意义。

（5）同源亚型酶（Paralogous subtypes enzyme）：是指同一物种中的不同酶形式，在结构和功能上具有一定程度的相似性。这些亚型通常是由基因复制和功能分化产生的。

最新研究表明，结构同源酶在许多应用领域都具有潜在的应用价值，包括以下几个方面：①生物催化：结构同源酶可以用于替代天然酶，在不同条件下实现特定的催化反应。研究人员可以通过改变结构同源酶的活性位点，调整酶的催化活性、选择性和稳定性，以满足特定的反应要求。②药物设计：结构同源酶可以用作药物设计的工具。通过比较不同结构同源酶的结构和活性，可以寻找药物分子与酶的相互作用模式，并设计出更有效、选择性的药物分子。③酶工程：通过结构同源酶的比较和分析，可以了解酶的结构和功能之间的关系，并进行酶的改造和优化。例如，可以通过引入点突变、插入片段、删除或更换特定区域等方法，改变酶的催化活性、稳定性和底物特异性等特性。④工业应用：结构同源酶可以用于工业生产中的酶催化反应。通过性能改进和优化，可以提高酶的催化效率和稳定性，从而降低生产成本、提高产量和纯度。⑤生物传感器：结构同源酶可以用于构建生物传感器，用来检测环境中的特定目标物质。通过改变酶的结构和活性，可以实现对特定分子的高灵敏度和高选择性检测。

酶的功能与多样性极为复杂而丰富。它们在生物体内扮演着不可或缺的角色，不仅能够促进化学反应的进行，还可能参与调节代谢过程、维持稳态平衡以及参与信号传导等重要生物学功能。由于酶的多样性，科学家们正致力于探究其更广阔的应用价值，包括工业生产、医药领域等。随着对酶的研究的深入，我们不仅能够更好地了解生命的复杂性，对酶的功能和多样性也将有更全面的了解，并为人类福祉做出更大的贡献。

参考文献

[1] 唐炳华，郭冬青，孙丽萍，等 . 关于同工酶与可逆反应方向的探讨 [J]. 生命的化学，2020，40(10)：1905-1907.

[2] 罗晓萍 . 氧化还原酶催化技术在印染废水处理中的研究与应用进展 [J]. 广州化工，2022，50(22)：18-21.

[3] 王世珍，刘凯泷，詹东平 . 氧化还原酶电催化反应研究进展 [J]. 科学通报，2021，66(10)：1240-1249.

[4] 庄小燕，张瑷珲，方柏山 . 氧化还原酶催化机理研究的沿革和新探 [J]. 科学通报，2021，66(10)：1233-1239.

[5] 郝萌，连佳琪，张翠璐，等 . 糖核苷酸的生物合成和应用 [J]. 生物化学与生物物理进展，2024，51(4)：822-838.

[6] 文君，陈慧芳，乔延召，等 . RNA 修饰在生殖发育中的研究进展 [J]. 基因组学与应用生物学，2023，42 (11)：1146-1158.

[7]Heider J. A new family of CoA-transferases[J]. FEBS Lett. 2001,509(3):345-349.

[8]Lim S Y, Steiner J M, Cridge H. Lipases: it's not just pancreatic lipase![J]. Am J Vet Res. 2022,83(8):ajvr.22.03.0048.

[9]Patel N, Rai D, Shivam, et al. Lipases: sources, production, purification, and applications[J]. Recent Pat Biotechnol. 2019,13(1):45-56.

[10] 沈延，肖安，黄鹏，等 . 类转录激活因子效应物核酸酶（TALEN）介导的基因组定点修饰技术 [J]. 遗传，2013，35 (4)：395-409.

[11]Wyatt H D, Laister R C, Martin S R,et al. The SMX DNA repair tri-nuclease[J]. Mol Cell. 2017, 65(5):848-860.e11.

[12]Mönttinen H A M, Ravantti J J, Poranen M M. Structure unveils relationships between RNA virus polymerases[J]. Viruses. 2021,13(2):313-330.

[13]Dobritzsch D, Wang H, Schneider G, et al. Structural and functional characterization of ochratoxinase, a novel mycotoxin degrading enzyme[J]. Biochem J. 2014,462(3):441-452.

[14] 刘小妍，黄超群，金雪芮，等 . 人工金属酶研究进展 [J]. 中国生物工程杂志，2023，43(10)：72-84.

[15] 余俊霖，李国菠 . 计算机辅助金属酶靶向药物发现的研究进展 [J]. 中国现代应用药学，2022，39(21)：2828-2833.

[16]Yu J L, Wu S, Zhou C, et al. MeDBA: the Metalloenzyme data bank and analysis platform[J]. Nucleic Acids Res. 2023, 51(D1):D593-D602.

[17]Sendra K M, Barwinska-Sendra A, Mackenzie E S, et al. An ancient metalloenzyme evolves through metal preference modulation[J]. Nat Ecol Evol. 2023, 7(5):732-744.

[18]Jiang Z, You Q, Zhang X. Medicinal chemistry of metal chelating fragments in metalloenzyme active sites: A perspective[J]. Eur J Med Chem. 2019, 165:172-197.

[19] 李根，宁香丽，李国菠 . 靶向金属酶的金属结合药效基团研究进展 [J]. 药学进展，2020，44(9)：667-680.

[20] 刘稳，李杨，高培基，等 . 过氧化物酶研究进展 [J]. 纤维素科学与技术，2000(2)：50-64.

[21]Kotowski N, Jardim R, Dávila A M. Improved orthologous databases to ease protozoan targets inference[J]. Parasit Vectors. 2015, 8:494-516.

[22]Seelig B. Multifunctional enzymes from reduced genomes – model proteins for simple primordial metabolism?[J] Mol Microbiol. 2017, 105(4):505-507.

[23]Gherardini P F, Wass M N, Helmer-Citterich M, et al. Convergent evolution of enzyme active sites is not a rare phenomenon[J]. J Mol Biol. 2007, 372(3):817-845.

[24]Almonacid D E, Babbitt P C. Toward mechanistic classification of enzyme functions[J]. Curr Opin Chem Biol. 2011, 15(3):435-442.

[25]Gasparrini M, Sorci L, Raffaelli N. Enzymology of extracellular NAD metabolism[J]. Cell Mol Life Sci. 2021, 78(7):3317-3331.

[26] 李星论，巩婷，陈晶晶，等．重组人源超氧化物歧化酶研究进展 [J]．中国医药生物技术，2019，14(4)：352-357．

[27] 吴晓茹，李子杰，中西秀树，等．甘油激酶的表达纯化及在酮糖合成中的应用 [J]．食品与生物技术学报，2018，37(8)：817-823．

[28] 梁宽，毛文刚，贾文敬，等．微生物胆固醇酯酶的研究进展 [J]．化学与生物工程，2023，40(3)：1-5．

[29] 刘瑞杰，陈妍雯，袁舒颖，等．糖苷酶抑制剂的基础与临床应用研究 [J]．中国新药与临床杂志，2023，42(3)：145-152．

[30] 柳娟，谢文彬，汪改英，等．基于 DNA 和限制性核酸内切酶的基本逻辑门设计 [J]．电子与信息学报，2020，42(6)：1332-1339．

[31] 朱泽浩，励航宇，孙钧，等．核糖核酸酶 A 超家族抗菌活性评价 [J]．中国生物化学与分子生物学报，2023，39(4)：524-530．

[32] Kolarevic A，Yancheva D，Kocic G，et al．Deoxyribonuclease inhibitors[J]．Eur J Med Chem．2014,88:101-111．

[33] Francklyn C．Aminoacyl-tRNA synthetases[J]．Methods．2017,113:1-2．

（邹　丹）

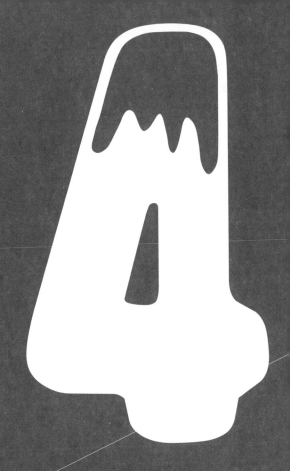

第四章
酶与益生菌

酶是人体内新陈代谢的催化剂，参与人体所有的生命活动，只有酶存在，人体内才能进行各项生化反应。同时，人体微生物种类繁多，数量巨大，它们组成人体微生态，与机体形成相互依存、相互协调又相互制约的动态平衡。人体细胞产生的酶和微生态系统产生的酶，在机体内相互交流，平衡则健康，失衡则致病。

第一节　益生菌的定义

人体微生物种类繁多，数量巨大，它们共同组成了人体微生态系统。微生物遍布人体内外，如皮肤、口腔、肠道、阴道、乳腺、大脑，甚至肿瘤内都是微生物的栖息地，每个部位都由独特的微生物群组成。微生物群受到多种因素的影响，包括基因、环境、饮食和生活方式等，因而人体微生态系统是一个非常复杂的系统。正常微生物菌群自胎儿离开母体呱呱落地就开始定植，并伴随终身。经过漫长的生物进化过程，正常菌群与人体处于共生状态，并与人体建立起密切的关系，它们与宿主以及外周环境形成相互依赖、相互制约的统一体，对促进人体生理机能的完善尤其是免疫功能的成熟起非常重要的作用。

益生菌的英文名称 probiotics，由希腊语"for live"派生而来，意为"为了生命"，与抗生素（antibiotics）相对立。"益生菌"概念最初由 Lilley 和 Stillwell 于 1965 年提出，定义为"由一种微生物分泌的可以刺激其他微生物生长的物质，是与抗生素作用相反的物质"。此后，随着人们对益生菌认识的不断深入，益生菌的定义也不断修订。如 1989 年，Fuller 认为"益生菌"只包括活的微生物，其主要功能在于能改善肠道内的菌群生态平衡；1992 年，Havenaar 等人认为"益生菌"是通过改善肠道内源性微生物，对动物或人类施加有益影响的单一或混合的活微生物。世界卫生组织（WHO）和世界粮农组织（FAO）于 2001 年 10 月召开专家委员会，提议制订了一套评价食品用益生菌的系统方法指南，即 FAO／WHO《食品益生菌评价指南》。其中明确规定，食品用益生菌是指"当摄取适当数量后，对宿主健康有益的活的微生物"。随后，2002 年欧洲食品与饲料菌种协会（EFFCA）认为：益生菌是活的微生物，摄入充足的数量后，对宿主产生一种或多种特殊且经论证的健康益处。近年来，随着生物技术的发展，益生菌的定义日趋完善，达成了目前较为共识的定义，即：益生菌是一类对宿主有益的活微生物，当被机体经过口服或其他给药方式摄入适当数量后，能够定植于人体肠道、生殖系统、口腔等，能产生确切健康功效从而改善宿主微生态平衡，发挥有益作用的活性有益微生物的总称。

益生菌的研究越来越引起微生物学家、免疫学家、营养学家的关注和重视，其市场价值不断被挖掘和利用。自 1935 年乳酸菌饮料"养乐多"问世，标志着益生菌开始走向产业化。目前，益生菌广泛应用于食品、生物工程、工农业及生命健康领域。美国食品药品监督管理局（FDA）及饲料监察协会（AAFCO）1989 年起公布一系列规范规定，可以直接饲喂且安全的菌种已有 40 多种。欧洲、日本市场上销售的益生菌品种不少于 50 种。我国国家卫生健康委员会于 2001 年公布可用于保健食品的益生菌菌种，之后不断有新资源菌株经过批准加入，截至 2023 年 10 月，可用于保健食品的菌种共有 10 属、36 种微生物允许添加到食品中，它们是：双歧杆菌属［青春双歧杆菌、动物双歧杆菌（乳双歧杆菌）、两歧双歧杆菌、短双歧杆菌、婴儿双歧杆菌、长双歧杆菌］；乳杆菌属（嗜酸乳杆菌、干酪乳杆菌、卷曲乳杆菌、弯曲乳杆菌、德氏乳杆菌保加利亚亚种、德氏乳杆菌乳亚种、发酵乳杆菌、格氏乳杆菌、瑞士乳杆菌、约氏乳杆菌、副干酪乳杆菌、植物乳杆菌、罗伊乳杆菌、鼠李糖乳杆菌、唾液乳杆菌、清酒乳杆菌）；链球菌属（嗜热链球菌）；丙酸杆菌属（费氏丙酸杆菌谢氏亚种、产丙酸丙酸杆菌）；乳球菌属（乳酸乳球菌双乙酰亚种、乳酸乳球菌乳脂亚种、乳酸乳球菌乳酸亚种）；肠膜明串珠菌属（肠膜明串珠菌肠膜亚种）；片球菌属（乳酸片球菌、戊糖片球菌）；葡萄球菌属（肉葡萄球菌、木糖葡萄球菌、小牛葡萄球菌）；芽孢杆菌属（凝结芽孢杆菌）；克鲁维酵母属（马克思克鲁维酵母菌）。

第二节　益生菌的分类

一、益生菌的筛选标准

一种微生物能否成为益生菌，应该符合以下几个标准：①菌体安全，不能是致病菌以及对宿主产生毒效应；②来源于健康人体肠道或传统食品中，通常被认为对人体不构成危害，并且能够适应肠道微生态环境；③对胃酸、胆汁有较好的耐受性，对胃内和肠道的消化酶也有较好的耐受性，在胃肠道中定植存活；④具有可检测性，起着改善宿主健康的功效，如对吸附在肠道上皮细胞的菌落的影响、存活能力、产生抑菌物质、修复肠道上皮细胞、促进免疫提升等。

益生菌最主要的核心特征是基于科学严谨的临床试验评价和循证医学证据的有益健康的功能菌株。鉴于上述各个特征，益生菌主要来源于乳酸菌属和双歧杆菌属，也包括一些具有益生作用的芽孢杆菌类和酵母菌类等。但值得注意的是，益生菌中包括乳酸菌，但不是所有的乳酸菌都是益生菌。

乳酸菌是指能够代谢碳水化合物产乳酸，一般不形成芽孢但分类地位和生理学特征各不相同的革兰阳性菌统称，非细菌分类学的学术。故常见的乳酸菌有乳杆菌属（Lactobacillus）、双歧杆菌属（Bifidobacterium）、乳球菌属（Lactococcus）、链球菌属（Strepto-coccus）、明串珠菌属（Leuconostoc）、肠球菌属（Enterococcus）和片球菌属（Pediococcus）等。

在系统分类学上，乳酸菌主要隶属厚壁菌门（Phylum Firmicutes），包含4纲7目18科39属；放线菌门（Actinobacteria），包含2纲2目3科12属。双歧杆菌属在分类学上属于放线菌门，采用有别于一般乳酸菌的双歧发酵方式生成乳酸。

乳酸菌的生长繁殖需要外源补充碳源、氮源、无机盐和微量元素等，受温度、pH和氧等多种胁迫因子影响，在自然界分布广泛，一般情况下对产品、环境和宿主有益，但在特殊情况下会产生不良影响。

二、常见的益生菌

(一) 乳酸杆菌属

乳酸杆菌属多为厌氧或兼性厌氧的革兰氏阳性菌，长杆，不产生芽孢，具有复杂的营养需求，能发酵单糖产酸，部分具有耐酸或嗜酸性。乳酸杆菌属内种间差异较大，早期以表型特征作为分类依据，包括最适生长温度进行区分。然而随着菌种数量增多，表型分类法模糊不确定带来很多混乱。20 世纪后期，多相分类法的引入，即采用基因型和化学分类学标准进行分类，考察指标客观而准确，包括 DNA-DNA 杂交、G＋C 的摩尔分数和肽聚糖的化学结构等，对细菌新物种进行了描述。之后全基因组测序技术得到广泛使用，两个细菌基因组之间共享基因的平均核苷酸同源性（ANI）值被引入描述新细菌物种的标准。到目前为止，乳酸杆菌有效命名的菌种达到 261 种，归为 25 个属，其中包括 23 个新属，远超其他菌属，甚至高于一些菌科，可见其遗传多样性之广泛。常见具有益生作用的乳杆菌有嗜酸乳杆菌（Lactobacillus acidophilus）、德氏乳杆菌（Lactobacillus delbrueckii）、发酵乳杆菌（Lactobacillus fermentum）、格氏乳杆菌（Lactobacillus gasseri）、约氏乳杆菌（Lactobacillus johnsonii）、植物乳杆菌（Lactobacillus plantarum）、罗伊氏乳杆菌（Lactobacillus reuteri）、鼠李糖乳杆菌（Lactobacillus rhamnosus）、干酪乳杆菌（Lactobacillus casei）等。

乳杆菌属在自然界中分布广泛，很少有致病菌。乳杆菌是人和动物肠道、口腔和阴道的正常菌群，部分菌株具有抵御胃酸和高胆汁酸的能力，部分菌株在体内可促进乳糖的消化吸收，缓解乳糖不耐症，提高蛋白质、维生素等的吸收；能够调节宿主体内微生物菌群的平衡，通过口服到达肠道，很好地吸附在小肠的上皮细胞，并产生表面活性成分而阻止有害菌对肠道的黏附，调整和改善肠道内的有益微生物和有害微生物之间的平衡，改善宿主体内系统环境，提高免疫力；还具有预防龋齿、降低血清胆固醇、刺激免疫细胞分泌抗过敏相关细胞激素、抑制肿瘤发生的作用，从而增进宿主健康。在保护人类健康、乳制品发酵、肉制品发酵和啤酒发酵等中广泛应用，具有较高的经济价值。

（二）双歧杆菌属

双歧杆菌（Bifidobacterium）为人体内一种常见生理细菌，常栖息在人体和动物口腔、肠道下游、阴道、粪便中，是人体益生菌中最重要的一大类。人体肠道内双歧杆菌的分布和数量被认为是评判肠道健康状况的重要指标，尤其是母乳喂养的婴儿。双歧杆菌在小肠下部的数量可达 $10^3 \sim 10^5$ CFU/g，在粪便中的数目更是高达 $10^8 \sim 10^{12}$ CFU/g。肠道内双歧杆菌所占比例如果不足，将引起肠道感染、消化不良、腹泻、肠道功能紊乱等疾病。

双歧杆菌最早由法国学者 Tissier 于 1899 年从母乳喂养的婴儿粪便中分离出来，为专性厌氧革兰氏阳性杆菌，呈多形态杆菌，由于末端常分叉，故得名双歧杆菌。该菌无芽孢，无运动性，亚甲基蓝染色菌体着色不规则，过氧化氢酶反应阴性，不还原硝酸盐，吲哚反应阴性，明胶液化阴性，联苯胺反应阴性；菌株最适的生长条件和本身的特性有很大的关系，一般最适生长温度为 $36 \sim 38℃$，最适生长 pH 为 $6.5 \sim 7.0$，在 pH 低于 5.0 或高于 8.0 的环境中不能生长。

双歧乳杆菌属至少可分为 32 个种，存在于人体中并能够促进健康的主要有 8 类：两歧双歧杆菌（B.bifidum）、婴儿双歧杆菌（B.infantis）、长双歧杆菌（B.longum）、短双歧杆菌（B.breve）、青春双歧杆菌（B. adolescentis）、角双歧杆菌（B. angulatum）、链状双歧杆菌（B. catenulatum）、假链状双歧杆菌（B. pseudostreptoides）。通常在婴儿肠道内以婴儿双歧杆菌、短双歧杆菌占优势；在成人肠道中主要是青春双歧杆菌和长双歧杆菌，有时还有少量的两歧双歧杆菌。

（三）肠球菌属

肠球菌属（Enterococcus）为兼性厌氧、革兰染色阳性，无芽孢，可有动力。细胞常呈现卵圆单个、成对或成短链排列。在血琼脂或营养琼脂表面形成圆形、完整的、光滑的菌落，大多数菌株不发生溶血反应，少数

产生 α 或 β - 溶血反应。大多数肠球菌不产生色素，极少数产黄色色素。一般触酶阴性，化能异养，同型发酵葡萄糖产生乳酸。最适生长温度为 35℃，在 10 ～ 45℃均可生长。

肠球菌是人类口腔、结肠、胆囊及女性子宫颈内、阴道和会阴部的常驻菌之一，在粪肠中 100% 能分离到粪肠球菌和屎肠球菌。在一定特定时期和特定生态平衡环境下，肠球菌的构成有一定的比例，同其他正常菌处于共生关系，维持宿主的正常生理功能，但当此生态平衡遭到破坏后，某些肠球菌可引发二重感染。

具有益生作用的肠球菌属的某些种，如粪肠球菌（Enterococcus faecalis）和屎肠球菌（Enterococcus faecium）在环境中广泛存在，并且属于肠道共生菌，常作为人畜肠道疾病预防或改善动物生长品质的制剂，它们发酵葡萄糖产生乳酸，抑制有害菌繁殖，具有生物屏障作用，对人畜是无害和安全的，已被广泛应用。粪肠球菌菌体为链球或球状，生长代谢速度快，具有促进消化的机能，且有一定的耐酸性。大多数能在低温 10℃和较高温 45℃的条件下生长，能耐 65℃的高温 30 分钟。屎肠球菌同样具有生长速度快、黏附力强的特点，能产生乳酸及一些抗菌物质。屎肠球菌在很多动物新出生 2 ～ 3 天内占优势地位，具有改善动物生产性能、提高动物对疾病的免疫能力等的作用，因此 1989 年美国 FDA 宣布它可直接用于动物。

（四）链球菌属

链球菌属（Streptococcus）为兼性厌氧革兰氏阳性菌，菌体球形或椭圆形，成对或呈链排列。部分种有荚膜，化能异养，营养条件要求复杂。能发酵乳糖、果糖、蔗糖和葡萄糖，产生乳酸，不产气。接触酶阴性，通常溶血。生长温度变化较大，为 20 ～ 50℃，如嗜热链球菌可以在 45 ～ 50℃生长，最适生长温度 37℃。链球菌属 DNA 的 G+C 含量摩尔分数为 36% ～ 46%，至少包括 29 个种。它们多分布在口腔、上呼吸道、泌尿系统和肠道中，大多数链球菌属为人体正常菌群，具有益生作用，部分菌株为条件致病菌。可开发为益生菌的菌株包括嗜热链球菌（Streptococcus thermophilus）、乳酸链球菌（Streptococcus lactis）、中间链球菌（Streptococcus intermedius）、乳脂链球菌（Streptococcus cremoris）、二丁酮链球菌（Streptococcus diacotilactis）。其中嗜热链球菌因为能促进胃肠道健康而被人们所熟知，人们利用嗜热链球菌与德氏乳杆菌保加利亚亚种作为发酵剂菌株来生产酸奶。作为发酵剂的嗜热链球菌具有两个重要的作用，一是快速酸化凝乳，二是改善产品质构特征。这是因为嗜热链球菌能迅速产酸的同时，还能产生胞外多糖，增加发酵乳制品黏稠、拉丝的质构和流变学特征，具有保水作用，防止酸奶脱水收缩。嗜热链球菌还具有分解胆盐、β-半乳糖苷酶活性和耐胃液和胆盐的特点，易于定植肠道对儿童腹泻、早产儿小肠结肠炎以及其他人群肠炎疾病有较好的疗效。嗜热链球菌能发酵乳糖，提高乳糖不耐症患者对乳糖的消化作用，产生抗氧化剂，促进肠道免疫系统发挥作用，减轻特定癌症的发生风险，缓解溃疡和炎症，减少肠道和生殖道感染。

（五）芽孢杆菌属

1835 年，德国生物学家 Ehrenberg 命名了一株为 Vibrio subtilis 的菌株，即枯草芽孢杆菌的前身。1872 年，微生物学家 Cohn 将其命名为芽孢杆菌属。芽孢杆菌属（Bacillus）被划分为厚壁菌门、芽孢杆菌目下，家族庞大，成员众多，至少包括 34 个正式种和 66 个未肯定的种。

芽孢杆菌属为好氧或兼性厌氧的革兰阳性或在生长早期阳性或阴性菌，菌体呈直或近直的杆状，有内生孢子（或芽孢），每个菌体内产生一个芽孢，芽孢会从菌体或芽孢囊中分离出来，处于休眠期。休眠期芽孢对高热、辐射、酸碱和有机溶剂等杀菌因子都有非常强的耐受力。一旦外界环境条件适宜，芽孢就迅速萌发，形成具有完整分裂繁殖功能的芽孢杆菌细胞，开始新的生命周期。菌体有鞭毛周生或退化周生，具有一定运动性。芽孢杆菌种类繁多，生理特性多样化，从嗜高温到嗜低温，从嗜酸到嗜碱，从耐盐到专性需盐，均可生长。接触酶反应为阴性，化能异氧菌。发酵多种己糖产生 D-乳酸或

DL- 乳酸。

芽孢杆菌在医学、畜牧和农业领域具有重要的益生作用。进入人体肠道后，芽孢在复苏和繁殖过程中需要大量的氧气，为肠道提供健康的厌氧环境，有利于双歧杆菌、乳杆菌等必须在厌氧环境下生产的菌体快速繁殖，从而起到维持肠道菌群平衡的作用。枯草芽孢杆菌进入肠道后，产生并释放乳酸、生物酶和多种抗菌肽等大量不同的代谢产物，抑制或者杀死致病菌，如脂肽类丰原素（Fengycin）具有广谱抗菌杀菌作用，抑制肠道内有害病菌的生长，降低宿主染病的机会，保证宿主健康。另外，芽孢杆菌在生长过程中还会产生有益的代谢产物，刺激和促进宿主的生长，如 B 族维生素和维生素 K2 等。

常见的作为益生菌制剂的芽孢杆菌有枯草芽孢杆菌（B.subtilis）、蜡样芽孢杆菌属（B.cereus）、地衣芽孢杆菌（B.licheniformis）。畜牧业应用的还有巨大芽孢杆菌（B.megaterium）、短小芽孢杆菌（B.breves）、凝结芽孢杆菌（B.coagulans）、缓慢芽孢杆菌（B.lentus）、坚强芽孢杆菌（B.firmus）等。

（六）明串珠菌属

明串珠菌（Leuconostoc）为兼性厌氧革兰氏阳性细菌，菌落小，灰白，隆起。菌体呈圆形或椭圆形，多以成对或短链、中长链状存在，无孢子，无运动性，最适生长温度为 20 ～ 30℃，最适生长 pH 为 6 ～ 7。过氧化氢酶阴性，明胶液化阴性，异型乳酸发酵产酸产气，不还原硝酸盐，不产吲哚。

常见的明串珠菌有肠膜明串珠菌和柠檬明串珠菌，其中肠膜明串珠菌为明串珠菌属的模式菌种，产胞外多糖、甘露醇和双乙酰类物质，能够有效改善发酵制品的质构和风味特性。明串珠菌的肠道定植能力有限，高酸环境抑制生长，摄入足够数量高活菌后益生效果可显现，如降低儿童腹泻时间。相对应的，柠檬明串珠菌具有较强的胃肠道耐受性，高产短链脂肪酸，对肠道病原菌具有显著抑制作用。

（七）布拉德酵母菌

布拉德酵母菌（Saccharomyces boulardii）最早由法国微生物学家 Henri Boulard 于 1923 年从土著人食品中分离得到，以教授的名字命名。布拉德酵母菌为单细胞真菌，热带酵母菌属真菌，具有生态调节作用，是益生菌中唯一的酵母菌。

布拉德酵母菌不属于人体胃肠道原籍菌，不具有致病力和侵染性，在 37℃温度下通常生长良好。不会被胃酸、胆酸所破坏，对抗生素天然耐受。布拉德酵母菌可起到暂时性充当肠道益生菌，直接抑制外源性致病菌在肠道内黏附、侵袭和繁殖，维持肠道菌群平衡，增强肠黏膜屏障，调节肠道内微生态平衡，增强肠道免疫屏障功能，减少肠源性内毒素血症产生的作用；还能通过调节和利用内源性代谢产物、加速短链脂肪酸代谢而达到降低胆固醇的作用。布拉德酵母菌从 1962 年作为处方药应用于治疗人类腹泻，1993 年用于改善单胃动物营养和健康的饲料添加剂。

（八）阿克曼氏菌

阿克曼氏菌（Akkermansia，AKK）最早于 2004 年由荷兰瓦赫宁根大学 Willem 团队于健康成人粪便中分离得到，分类隶属于疣微菌门（Verrucomicrobia）阿克曼菌科（Akkermansiaceae）阿克曼菌属（Akkermansia）。目前，阿克曼氏菌属只有 3 个种，分别是嗜黏蛋白阿克曼氏菌（A. muciniphila）、嗜聚糖阿克曼氏菌（A. glycaniphila）、琵琶湖阿克曼氏菌（A. biwaensis）。广泛存在于健康人体肠道中，在粪便中占到 1%～3%，能以黏蛋白作为唯一的碳源、氮源和能源物质，代谢产生乙酸、丙酸盐，幼年宿主中检出率高，随着年龄增大检出率下降。近年来已完成阿克曼氏菌全基因组测序，发现其与宿主代谢相关，现已被证明阿克曼氏菌具有的功效为调节免疫、缓解高血脂、动脉粥样硬化、缓解认知障碍等。

（九）拟杆菌

拟杆菌（Bacteroide）又称类杆菌，为专性厌氧革兰氏染色阴性菌，无芽孢，化能自养。菌体一般呈直杆状、弧状、螺旋状或多形态，不分枝。拟杆菌广泛存在于人体的口腔、胃肠道和泌尿生殖道中，一般对人体是无害，显示更多的益生作用。拟杆菌能编码合成大量糖基水解酶，降解肠道各种碳水化合物为寡糖，寡糖具有调节肠道菌群和调节免疫等生物活性，而且拟杆菌还利用多糖产生大量挥发性脂肪酸，这些脂肪酸通过肠道被重新吸收，作为宿主能源，为人类提供了营养来源。

脆弱拟杆菌和卵形拟杆菌是常见的益生菌。脆弱拟杆菌已经被证明是人肠道菌群中丰度最高的菌种之一，具有矫正 T 细胞分化，维护 Th1 / Th2 平衡，刺激 CD4$^+$T 细胞分泌 IL-10，诱导 Treg 细胞分泌细胞因子等作用。卵形拟杆菌具有接合和分解胆酸盐能力，参与胆汁和胆固醇代谢。卵形拟杆菌能够直接刺激肠道激活抗肿瘤反应，诱导产生 TNF-α 特异性抗体，具有预防癌症的功效。

第三节　益生菌与肠道菌群

一、肠道菌群数量

人体内外生活的微生物群落，包括细菌、真菌、病毒等。人体的不同
部位提供了不同的环境条件，适合不同类型的微生物生长和繁殖，造就了
每个部位的微生物群落都有其独特的组成和功能。如图 4-1 所示，人体细
菌在不同部位分布数量不同。

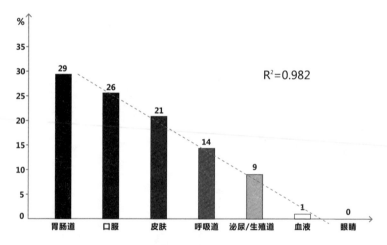

图 4-1　细菌在人体各部位分布

人体肠道提供了温暖、潮湿、酸性和富含营养物质的环境，适合多种
菌群的繁殖。此外，肠道还有大量的食物残渣和纤维素，为肠菌提供了生长
的基质，因此肠道中居住着最多数量和种类的微生物，生长密度可达到 10^{12}
个微生物 /mL，总量约 1000 万亿个，为人体细胞总数的 10 倍，重约 1.5kg。
同时，肠道内微生物基因的数量约为 300 万个，是人类基因组基因数量的
100 多倍，如此大量的基因能够帮助微生物适应多变的环境，形成了与人体
密不可分的共生关系。

二、肠道菌群分类

根据肠道菌群对宿主的生理影响，可将肠道菌群分为以下三大类：

（一）共生菌

亦为原籍菌，与宿主共生的生理性细菌，为专性厌氧菌，是肠道的优势菌群，如双歧杆菌、类杆菌、乳杆菌和消化球菌是肠道菌群的主要构成者，具有营养及免疫调节的作用，为有益菌。

（二）条件致病菌

与宿主共栖的条件致病菌，以兼性厌氧菌为主，为肠道非优势菌群，如肠球菌、肠杆菌，在肠道微生态平衡时是无害的，在特定的条件下具有侵袭性时才对人体有害。

（三）病原菌

大多数为过路菌，长期定植的机会少，生态平衡时，这些菌数量少，不会致病；如果数量超出正常水平，则可引起宿主发病，如变形杆菌、假单胞菌和韦氏梭菌等。

在正常情况下，肠道菌群按一定比例组合，各菌间互相制约、互相依存，受饮食、生活习惯、地理环境、年龄及卫生条件的影响而变动，在质和量上形成一种生态平衡。理想状态的肠道内有特定、大量的有益微生物，以维持消化道内的平衡和养分的消化吸收，和人类健康密切相关，被称为人体的第二大脑和最大免疫系统。但是在生理和环境应激时，则会造成微生物区系紊乱，病原菌大量繁殖，出现临床病态，表现出多种疾病，与消化道疾病、糖尿病、高血压、抑郁症、阿尔茨海默病、自身免疫类疾病直接相关，甚至辅助癌症的发生、发展和转移。

三、肠道菌群组成

肠道菌群与人体健康之间的关系得到越来越多关注。研究表明，健康的肠道菌群有助于保护人体健康。人体正常肠道中的微生物主要以专性厌氧菌为主，其含量是兼性厌氧菌和好氧菌总数的 $100 \sim 1000$ 倍。在门水平上，肠道菌群常包括厚壁菌门（Firmicutes）、拟杆菌门（Bacteroidetes）、变形菌门（Proteobacteria）和放线菌门（Actinobacteria）为主。在属级水平上，肠道菌群常包括拟杆菌属（Bacteroides）、双歧杆菌属（Bifidobacterium）、乳酸菌属（Lactobacillus）、大肠杆菌属（Escherichia）、产气荚膜梭菌属（Clostridium perfringens）等。肠道菌群的分类还涉及更细致的分类级别，如种级水平（Species）、亚种级水平（Subspecies）等。不同的分类级别在菌群的研究中具有不同的意义和应用。拟杆菌属（Bacteroides）是西方居民肠道中相对含量最多且个体间差异最大的细菌，中国人肠道中以考拉杆菌属（Phascolarctobacterium）为主，这说明人体肠道菌群组成是极为复杂和易于受各种因素的影响，且在属水平上表现出较高的多样性和个体差异性（图4-2）。

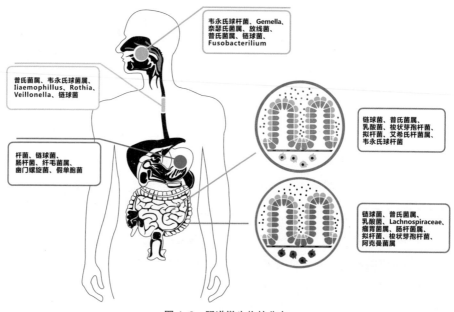

图 4-2 肠道微生物的分布

研究表明，婴儿的肠道菌群尚不成熟，但到 3 岁时可能开始与成人的菌群相似。在人的一生中，从食管到直肠的微生物分布存在空间和时间变化。通过基因组测序技术，科学家已经能够研究不同微生物及其宿主之间的相互作用，以改善人体健康。正常的肠道菌群为其宿主群落提供了多种功能，包括维持肠道屏障的结构完整性，保护肠道免受病原体侵袭，调节营养物质的代谢。有多种因影响正常肠道菌群发育素，包括分娩方式、饮食结构、抗生素、生活方式等。此外，环境也会影响肠道微生物群的发育。影响肠道菌群发育的最常见因素之一是暴露于抗生素之下，已有研究表明抗生素是肠道菌群的主要干扰物，抗生素的影响可能导致耐药基因从一个微生物转移到另一个微生物。

(一) 小肠部位菌群组成

由于人体胃和小肠大部分区域的 pH 较低，所以多数微生物在其中不能生长，因此，该区域微生物的数量及多样性较低，每克胃或十二指肠内容物中仅含有 10 ~ 1000 个细菌；而小肠回肠末端、大肠结肠和直肠部分栖息着数量巨大的微生物，每克回肠内容物中含有 10^4 ~ 10^7 个微生物，每克结肠内容物中微生物的数量能达到 10^{10} ~ 10^{11} 个，总量约是人体细胞总数的 10 倍。

空肠部位的菌群组成与其他肠道部位不同，相对来说，其微生物多样性最为简单，且表现出接近结肠则菌种多样性增加的趋势。变形菌门和厚壁菌门细菌占据绝对优势地位，另有少部分放线菌门和拟杆菌门细菌。空肠部位的变形菌门细菌主要包括克雷伯菌（Klebsiella），而厚壁菌门细菌主要为乳杆菌（Lactobacillus），链球菌相对较少。在人类粪便中常见的优势菌群,如球形梭菌(Clostridium coccoides)与柔嫩梭菌(Clostridium leptum) 在空肠内很少检测到。

回肠部位的菌群组成以拟杆菌门和厚壁菌门细菌占优势，其次为疣微菌门（Verrucomicrobia）、变形菌门和梭杆菌门（Fusobacteria）细菌。拟杆菌门细菌中以多形拟杆菌（B. thetaiotaomicron）、普通拟杆菌（B. vulgatus）和单形拟杆菌（B. uniformis）居多。厚壁菌门细菌以较多梭菌和较少链球菌组成。回肠末端的细菌组成与结肠和直肠远端黏膜黏附细菌的组成相近，但它们与空肠的细菌组成差异很大。

（二）大肠部位菌群组成

一般来说，盲肠部位菌群组成的复杂性高于空肠和回肠。多以肠杆菌、肠球菌、梭菌、乳杆菌、链球菌居多。严格厌氧菌如双歧杆菌、拟杆菌、球形梭菌和柔嫩梭菌等在盲肠内的含量较低；兼性厌氧菌在盲肠所有细菌中占25%，而在粪便中只占1%。

结肠和直肠部位的菌群中以厚壁菌门细菌占优势地位，其次为变形菌门细菌。厚壁菌门细菌包含唾液链球菌（S. salivarius）、溶纤维丁酸弧菌（Butyrivibiio fibrisolvem）、梭菌等，变形菌门细菌包含克雷伯菌和大肠杆菌等。此外，结肠和直肠部位还包括拟杆菌门细菌和疣微菌门细菌，杆菌门细菌有普通拟杆菌、多形拟杆菌、卵形拟杆菌和单形拟杆菌。不同个体间，大肠部位的菌群组成变化较大，与宿主生活环境、饮食、用药、病症等密切相关。同一个体内，大肠不同部位的菌群组成也会随各种因素而发生变化，但这种变化不显著。

（三）粪便的菌群组成

粪便菌群以厚壁菌门和拟杆菌门细菌占优势地位，同时含有较少的变形菌门、放线菌门、梭杆菌门和疣微菌门细菌。厚壁菌门细菌中常见的优势细菌有普氏栖粪杆菌（Faecalibacterium prausnitzii）、直肠真杆菌（Eubacterium rectale）、携剔真杆菌（Eubacterium eligens）、凸腹真杆菌（Eubacterium ventriosum）、惰性真杆菌（Eubacterium siraeu）、瘤胃球菌（Ruminococcus obeum）、扭曲瘤胃球菌（Ruminococcus torques）、活泼瘤胃球菌（Ruminococcus gnavus）、柔嫩梭菌等。拟杆菌门细菌中常见的优势细菌有普通拟杆菌（Bacteroides vulgatus）、单形拟杆菌（Bacteroides uniformis）、多形拟杆菌（Bacteroides polymorphus）、卵形拟杆菌（Bacteroides ovalis）、粪便拟杆菌（Bacteroides stercoris）、粪拟杆菌（Bacteroides caccae）、腐败拟杆菌（Bacteroides putrofaciens）、屎拟杆菌（Bacteroides merdae）、多毛拟杆菌（Bacteroides capillosus）、脆弱拟杆菌（Bacteroides fragilis）和迪氏类拟杆菌

（Bacteroides distasonis）等。人类粪便中常见的拟杆菌、球形梭菌和柔嫩梭菌在盲肠、结肠和直肠内也可检测到。粪便菌群的组成结构与人种、环境和遗传因素等关系很大。

（四）肠道菌群的变化

肠道中的大多数微生物是无致病性的，只有能够穿过肠道屏障的微生物通常被认为是病原体。婴儿的肠道在出生前相对无菌，并从母亲和环境中吸收细菌，因此，其微生物组的组成与成人肠道不同。婴儿的肠道菌群在 3 岁左右开始发育，并随着年龄的增长逐渐改变，变得更加多样化，向成年人的肠道菌群结构靠拢。

随着年龄和生活习惯、饮食结构的变化，老年人的肠道微生物群与年轻人不同，但核心微生物群依然保留在肠道中。例如，双歧杆菌是一种生活在哺乳动物胃肠道和口腔中的非运动革兰氏阳性细菌属，从口腔、肠道、阴道均分离出这些细菌。然而，随着时间的推移，老年人体内的双歧杆菌基因型的可变性使得它们与成年人相比不那么稳定。

3 岁以下的儿童和婴儿的微生物组细菌多样性水平较低，但含有水解低聚糖酶的基因的菌群比成人更多样化。这是由于饮食中双歧杆菌的减少和固体食物摄入量增加所致。人乳中的寡糖不会被人的消化酶分解，而是停留在消化道中，直到到达结肠，然后被微生物群分解。双歧杆菌种属的两歧双歧杆菌、长双歧杆菌和短双歧杆菌含有可以水解这些低聚糖的基因，这些基因数量在母乳喂养的婴儿肠道中高于奶粉喂养的婴儿，更高于成人肠道内双歧杆菌的数量。

四、肠道菌群的功能

人体肠道中的微生物群落与宿主之间的关系极为密切，不仅能产生短链脂肪酸以及维生素 K 等人体自身无法合成又对健康具有积极意义的营养物质，还对宿主肠道上皮细胞的分化与成熟有促进作用，同时能调节宿主能量存储与代谢，并对宿主的肠道免疫系统具有激活作用。因此，肠道菌群对人体的作用可以概括为营养代谢、免疫调节和保护三个方面。

(一) 营养代谢作用

肠道微生物的高丰度和多样性决定其可以编码一些人体自身无法编码的酶，并通过生化途径代谢产生人体自身无法合成又必需的营养物质。

肠道微生物的代谢方式主要包括发酵、甲烷化和硫还原三种，分别促使电子在有机碳与有机碳、有机碳与无机碳、有机碳与硫酸盐之间流动，且三种代谢方式中以肠道微生物对通过膳食摄入的蛋白质、脂肪以及糖类的发酵最为重要。肠道中的很多细菌可以将人体不易消化利用的膳食纤维代谢生产短链脂肪酸，促使小肠绒毛毛细血管的生长，从而为人体的代谢提供一定能量，对人体健康起到保护作用。

肠道微生物在厌氧条件下，代谢蛋白质和肽还可能生成酚类和胺类等对人体有害的毒性代谢产物。同时，肠道微生物通过增强脂肪组织中脂蛋白脂酶的活性，促使脂细胞对脂肪酸的吸收作用，从而对宿主的脂质代谢和吸收产生影响。除此以外，肠道微生物还在维生素 K 的合成以及钙、等离子的吸收方面具有重要意义。

肠道正常菌群在发酵碳水化合物，获取自身养料的同时，其主要物短链脂肪酸可通过抑制肝脏脂肪合成酶的活性及调节胆固醇在血与肝脏的重分布发挥调脂作用，从而使血清三酰甘油和胆固醇水平显著降低。一部分正常肠道菌群（如双歧杆菌、乳酸杆菌和肠球菌）可以产胆固醇氧化酶，胆固醇在其作用下生成胆固烯酮，进而被降解成粪固醇和固烷醇，随粪便排出体外。另一条途径为，一些肠道正常菌群能产生合胆汁酸水解酶，此酶可把结合胆汁酸转变成游离胆汁酸，从而影响胆酸的肠肝循环，促使肝脏利用胆固醇合成的胆汁酸增加，从而使得血液的胆固醇更多地被转化，实现了降低血胆固醇的目的。而双歧杆菌、乳杆菌和肠球菌数量的减少可以削弱血中胆固醇被转化利用的强度，使血脂高。此外，胆固醇在肝脏中被降解为初级胆汁酸，初级胆汁酸随胆汁进入肠道后，在肠道菌群作用下生成次级胆汁酸。次级胆汁酸主要有去氧胆酸、石胆酸、甘氨去氧胆酸、牛磺去氧胆酸、甘氨石胆酸、牛磺石胆酸。胆汁酸可以溶解脂肪，促进脂肪消化和吸收，同时还能帮助排泄体内多余的胆固醇。肠道微生物可以改变胆汁酸，因为它们具有不同的胆汁酸代谢酶。肠道微生物通过去结合、7a- 脱羟基、异构化、氧化、脱硫和酯化来调节胆汁酸的化学多样性，进而影响其生物毒性和肠道吸收。

（二）免疫调节作用

人体肠道不仅是消化和吸收营养物质的主要场所，肠道黏膜内的黏膜免疫系统是人体最大的免疫系统之一。肠道免疫系统分为固有免疫系统、适应性免疫系统和黏膜免疫系统。肠道的固有免疫也叫先天免疫，是一种非特异性的免疫反应，是机体长期进化形成的先天拥有的抵抗病原微生物入侵和清除病原微生物的能力，属于机体的第一道防线，同时也是启动适应性免疫的基础。肠道的固有免疫由免疫细胞和免疫分子组成。肠道的适应性免疫系统是继固有免疫而产生的特异性免疫系统，相应的免疫细胞主要由肠道的相关淋巴组织和细胞、免疫分子组成。肠道的黏膜免疫是一个高度分化的免疫系统，主要存在于一些局部黏膜的组织部位，能产生一些特殊的免疫反应。

肠黏膜巨大的表面积决定了它能与外界环境中的各种抗原充分接触，同时又因为肠黏膜层栖息着大量的免疫细胞和微生物，因此肠道微生物能够对宿主的免疫具有重要调节作用。肠道菌群通过促进细胞因子的产生，能够诱导黏膜免疫反应，使其对外来侵害及时做出反应。细胞因子是一些类似激素的信息小蛋白物质，可促进免疫细胞彼此的沟通。其中白细胞介素是独特的细胞因子，它们负责沟通免疫细胞和神经系统的细胞。它们使机体免疫力与人的意念和情绪间建立起直接联系。这也解释了为什么在强大压力下工作的人易于感冒，为什么人们得病时可能有非常强烈的情绪反应。特别是白细胞介素 -10 在维护免疫系统的平衡中扮演着关键的角色。肠道微生物可以提升白细胞介素 -10 的活性，从而起到精细调节平衡的作用。某些乳杆菌被认为是白细胞介素 -12 的强有力的激活剂，它们通过与肠道的上皮细胞层和肠道免疫系统的细胞的相互作用，促进细胞介导的免疫性的提高。肠道菌群通过调节一系列广泛的、功能各不相同的免疫相关基因的激活或关闭，诱导 T 细胞和 B 细胞的活化，释放细胞因子、抗体等信号分子，帮助宿主抵御外来病原菌的侵害。

肠道免疫系统的行为与肠道细菌的种类有关。一方面，有一些种类的肠道菌，如柔嫩梭菌能够抑制炎症的发生；另一方面，也有一些肠道菌，如肠球菌在某些条件下引起炎症的特性。肠道菌群通过同时具有抑制和促进炎症反应的潜能，使肠道菌群与免疫系统功能密切相关。近年来，越来越多的研究表明，克罗恩氏病和溃疡性结肠炎等炎症性肠炎的发生与肠道中的微生物有着密切的关系，而这些炎症性疾病是由 T 细胞反应引起的，均表现出肿瘤坏死因子（tumour necrosis factor,TNF）和干扰素 γ（interferon-γ，IFN-γ）等促炎因子明显升高的特征。肠道菌产生的丁酸等短链脂肪酸以及共轭亚油酸可以降低炎症性肠炎的发病风险。具有丁酸盐产生功能的梭菌目细菌以及具有共轭亚油酸产生功能的乳杆菌目（Lactobacillales）、双歧杆菌目（Bifidobacteri-ales）和放线菌目（Actinomycetales）细菌在炎症性肠炎的缓解中起到积极作用。

在健康人的肠道内，共生菌群和宿主的免疫系统呈现良好的互作关系。肠道内的微生物与宿主之间的相互作用影响了宿主肠上皮细胞的生长与分化，如拟杆菌门细菌有利于小肠固有层 TH17 细胞的形成，维持小肠正常的免疫平衡；乳酸菌可有效保护人类和动物的肠上皮细胞及在肠道病毒感染中发挥作用的免疫细胞，进而促进上皮细胞的生长与分化。

（三）保护作用

抗生素是人类历史上最重要的发明之一，它拯救了无数败血症、肺结核等感染性疾病患者的生命，使人类平均寿命延长了 10 年以上。但抗生素的大量使用破坏了肠道菌群的组成，从而导致菌群生态失调，即一些有益菌被杀死；另一些有害菌的代谢活性增加。这种不平衡引发了各种健康问题。如艰难梭菌是一种生活在肠道中但通常不会造成伤害的细菌。然而，服用抗生素后杀死与其竞争的细菌时，艰难梭菌就会占据优势由此引起腹泻和结肠炎等疾病，增加了继发感染的风险，又进一步导致了抗生素耐药性的出现。

正常情况下，肠道菌群可以遮蔽肠道上皮细胞或黏液层上的黏附位点，从而抵抗致病菌黏附定植。肠道菌群中的厌氧菌具有较强黏附能力，能通过竞争性占位效应，形成生物膜，抑制了致病菌的黏附和侵入，从而保护了细胞膜的完整性，使宿主细胞免受损伤，在防止致病菌定植和转位方面具有重要的作用。如机体接受抗生素过度治疗时，肠道菌群会发生改变，导致艰难梭菌增生形成假膜性结肠炎。正常情况下，肠道菌群中的拟杆菌的某些种可以抑制艰难梭菌感染，肠道菌群中的乳酸菌可以抑制致病菌对肠道上皮细胞或黏附素的黏附以及产生抑菌物质杀死致病菌。肠道细菌还可以通过分泌内源性抗菌肽、防御素类从而起到对抗致病菌的作用。此外，肠道菌群能够减小肠上皮细胞的通透性，而条件致病菌具有相反的作用。正是由于肠道菌群的存在，难以建立稳定的肠道细菌感染模型。只有用链霉素处理小鼠后，才能建立稳定的沙门菌感染大肠炎模型，从侧面反映了肠道菌群具有抵抗致病菌黏附的作用。

五、益生菌与胃肠道健康

健康人的胃肠道内栖居着数量庞大、种类繁多的肠道菌群，它们按一定的比例组合，各菌间互相制约、互相依存，受饮食、生活习惯、地理环境、年龄及卫生条件的影响而变动，在质和量上形成一种生态平衡。理想状态的人体消化道内有特定量的有益微生物，以维持消化道内的平衡和养分的消化吸收；但是在生理和环境应激时，则会造成消化道内微生物区系紊乱，病原菌大量繁殖，出现临床病态。益生菌是人类的好朋友，已经被全世界的科技界和医学界所认可。近年来，国内外的分子生物学、基因组学、生物信息学的蓬勃发展，使得益生菌促进人体健康的相关机制得以阐述。常见益生菌包括乳杆菌属、双歧杆菌属、酵母菌属、链球菌属和肠球菌属等，经临床证实的益生菌作为肠道菌群调节剂，在改善肠道菌群结构、维持肠道菌群平衡、调节机体免疫功能和防控各类慢性疾病方面发挥着决定性的作用。

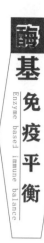

（一）治疗腹泻

益生菌抑制和治疗腹泻成已经为热点，例如急性腹泻、抗生素相关腹泻、轮状病毒引起的腹泻、肿瘤治疗过程中辐射引起的腹泻等。腹泻多存在肠道菌群失调，而通过增加腹泻患者肠道内益生菌数量和活力，抑制致病菌的生长，以恢复正常的菌群平衡，达到缓解腹泻症状的作用，这对于成年人或小儿细菌性腹泻、痢疾、顽固性难治性腹泻均有良好的预防和治疗效果。对于难治性肠道致病菌如艰难梭状杆菌产生的毒素、大肠杆菌和霍乱弧菌产生的肠毒素，实际上是多功能蛋白酶、磷酸酶等破坏肠道上皮细胞和肠黏膜屏障层的物质，益生菌如乳杆菌或布拉迪酵母可通过阻断病原微生物毒素的受体部位（位点），充当毒素的诱饵受体（decoy receptor）或通过直接破坏（摧毁）病原微生物的毒素而起解毒作用。

轮状病毒是发展中国家引起儿童严重腹泻的主要原因。轮状病毒会使肠道黏膜部分受损，肠道菌群遭到破坏。益生菌在预防和治疗轮状病毒引起的腹泻方面有很重要的作用。研究表明双歧杆菌 HN019 能够降低轮状病毒和大肠杆菌引起试验猪腹泻的严重程度，在医院里已经被用来预防早期腹泻。鼠李糖乳酪杆菌 GG 也被用来降低轮状病毒腹泻的发生，补充益生菌的数量决定了腹泻持续的时间和频度。

（二）调整"水土不服"

"水土不服"是旅行者常遇到的问题，表现为腹泻。虽然对大多数人来说，无需采用任何处理即可恢复健康，但部分严重腹泻的旅行者仍然需要寻找安全有效的预防和治疗措施。研究表明，造成这种症状发生的主要原因是感染产毒素的大肠杆菌。研究表明，服用益生菌，如鼠李糖乳酪杆菌 GG 能获得益处。

（三）缓解"乳糖不耐受"

"乳糖不耐受"是另一种常见的胃肠道疾病。正常人体存在 β-半乳糖苷酶，乳糖被 β-半乳糖苷酶水解成单体，被肠道上皮细胞吸收入血。如果人体先天遗传上或者后天缺少 β-半乳糖苷酶，不能消化的乳糖被肠道细菌合成短链脂肪酸和气体（氢气、二氧化碳、甲烷），会造成身体不适导致腹泻，即"乳糖不耐受"。全球近70%的人群存在乳糖消化不良的问题。肠道益生菌，如一些乳酸菌能产生β-半乳糖苷酶，补充人体的不足，具有发酵乳糖的能力，例如乳杆菌属、双歧杆菌属和链球菌属，能促进对乳糖有消化作用，同时具有延缓胃排空速率，减慢肠转运时间；改善肠道代谢内环境和平衡，可一定程度缓解乳糖不耐受症状。

（四）缓解肠易激综合征

肠易激综合征（irritable bowel syndrome, IBS）是一种功能性肠道失调，腹痛或不适，胃肠胀气，伴随便秘、肠道功能脆弱、神经递质失衡和感染。目前还没有根治 IBS 的方法，一般采取对症和支持治疗，但常常达不到满意的效果。服用益生菌已经被证明可改善症状，这是由于益生菌通过产生细菌素和短链脂肪酸保持健康的肠道菌状态，通过导肠上皮细胞表达黏蛋白，抑制致病菌黏附和向肠黏膜内移位，避免肠道免疫细胞激活和炎性因子释放，抑制炎症发展，达到缓解的作用。

（五）缓解炎症性肠病

炎症性肠病（inflammatory bowel disease, IBD）是一种病因未知、以肠道免疫功能紊乱为主的非特异性炎症肠炎，主要包括溃疡性结肠炎（ulcerative colitis, UC）和克罗恩病（Crohn's disease）。该病是对各种刺激如感染或组织损伤的生理反应，一些疾病中致炎因子的持续激活和免疫系统的不耐受可能会导致慢性炎症。炎症性肠病患者的肠道黏膜处于发炎及溃烂（黏膜出血）的状态，也包括腹痛、腹泻和直肠出血。发病机制不清楚，可能包含过敏、免疫紊乱和遗传倾向等原因。但是肠微生物菌群的参与起了重要作用。研究发现，炎症性肠病患者的肠道菌群组成中有益菌，如双歧杆菌属和乳杆菌属数量减少，而其他菌如拟杆菌属和大肠杆菌属的细菌的数增加，这种生态失调引起肠道中有益菌和有害菌的失衡，从而导致发生炎症。研究发现通过补充益生菌，如干酪乳杆菌代田株（Lactobacillus casei strain shirota）能下调促炎细胞因子（如IL-6

和 NF-kB）的表达水平；补充乳杆菌和双歧杆菌后，发现结肠炎小鼠肠道中有害微生物的生长繁殖得到抑制，可能因为益生菌代谢产生短链脂肪酸，降低了肠道 pH，形成不利于病原菌生长的微环境。同时，由双歧杆菌代谢产生的乙酸通过调节肠上皮细胞增强肠道防御功能，阻止侵袭性病原菌的入侵，能维持肠道中正常菌群的平衡。罗伊氏乳杆菌则通过产生罗伊菌素（reuterin）抗菌肽，阻止肠道中病原菌的过度生长，维持肠道菌群平衡，缓解 IBD 症状。

（六）改善腹泻

便秘和肠道微生态有着密切的联系，肠道菌群既可以诱发便秘，也能借助便秘产生各种危害机体的物质。粪便长期积存在肠道中，使有害菌大量繁殖，产生的有害物质进入循环代谢，引起机体多个器官的损害，长期便秘会诱发人体不同的疾病发生，且导致提前衰老。益生菌具有调节肠道菌群的作用，对缓解便秘有着较好的效果。如双歧杆菌或乳杆菌，可在体内生长代谢产生多种有机酸，使肠腔 pH 下降，电势降低，进而调节肠道的正常蠕动，缓解便秘症状。益生菌产生的有机酸，如乳酸、乙酸能刺激肠道，使肠道蠕动加快；还可使肠腔内渗透压增高、水分分泌增加，粪便中水分增多以缓解便秘。益生菌使用的同时辅以益生元，缓解便秘效果更佳，宜于长期服用，且无依赖性。

（七）治疗结肠癌

结肠癌是指发生在大肠部位的恶性肿瘤，是威胁人类健康的主要癌症之一。结肠癌的发病机制是多因素的，是复杂的，遗传、环境、饮食生活方式都可能是结肠癌的发生发展的重要决定因素。结肠癌的发病机制可能与菌群失调有关。研究表明，结肠癌患者与健康人相比，其肠道菌群的多样性和丰富性降低，存在明显的菌群失调。肠道菌群失衡后，肠道益生菌如双歧杆菌、乳酸杆菌、类杆菌及丁酸盐产生菌等肠道益生菌显著减少，而致病菌如肠球菌属、大肠杆菌、志贺氏菌属、克雷伯菌属、链球菌属和消化链球菌属等明显增多，导致肠道黏膜受损，上皮细胞遭到破坏，肠道上皮通透性增加，导致结肠炎症。肠道菌群失调和肠道通透性增加均可导致结肠炎症，促进结直肠癌的发生发展。

临床研究表明，服用益生菌抵抗结结肠癌呈现出良好的治疗效果。如乳酸杆菌等在肠黏膜表面形成一个屏障，阻止了致病菌的入侵和定植，使肠道菌群得到改善，从而抑制了致癌物质的产生；乳杆菌和双歧杆菌除了产生短链脂肪酸、抗菌肽类物质可抑制腐败肠道菌群，具有保护肠道的功效；还能分泌某些降解致癌物质（如 7a- 羟化酶、β－葡萄糖苷酸酶、硝基还原酶等）的酶，从而降低肿瘤发生的危险性。因此，通过补充益生菌加强结肠微生物菌落的平衡，可降低患结肠癌的风险。

（八）治疗幽门螺杆菌感染

幽门螺杆菌（Helicobacter pylori，Hp）是一种革兰染色阴性螺旋状杆菌，是目前所知能够在人胃中生存的唯一微生物种类。Hp 从口腔进入人体后特异地定植于胃型上皮，定植后机体难以自发清除，从而造成持久或终生感染。幽门螺杆菌感染是慢性胃炎、消化道溃疡发生的主要病因，也是胃癌发生的环境因素中最重要的因素。美国卫生及公共服务部发布的第15 版致癌物报告中将幽门螺杆菌感染被列为明确致癌物。

我国《第五次全国幽门螺杆菌感染处理共识报告》推荐了 7 种含铋剂的四联根除方案：质子泵抑制剂（PPI）+ 铋剂 +2 种抗生素，其中 PPI 和铋剂在饭前 30 分钟服用，2 种抗生素在饭后 30 分钟服用，疗程为 10 天或 14天，尽可能将疗程延长至 14 天。此种治疗策略能够很好地治疗 Hp 引起的疾病，治愈率可达到 90％以上。然而，抗生素会引起胃肠道微生态环境紊乱，出现腹胀、腹泻及便秘等一系列消化道病症，甚至发生更为严重的不良反应。益生菌制剂的应用为防治 Hp 感染提供了新思路，其不仅能提高 Hp 根除率，也可改善胃肠道微生态环境，减少抗生素相关不良反应，从而提高患者对 Hp 根除治疗的依从性。常用的益生菌包括约氏乳杆菌（L. johnsonii）La1、干酪乳杆菌、短乳杆菌和詹氏乳杆菌（L. gasseri）LG21 等。益生菌制剂具有安全性高、不良反应小、无耐药性等优点，已成为当今研究的重点。

第四节　益生菌与免疫

人体的免疫系统保护身体免受致病微生物的侵害，它是一个复杂的网络，由特殊的细胞、蛋白质、组织和器官组成，遍布机体全身。其中75%～80%的免疫系统位于人体消化道。消化道除了帮助消化和吸收营养物质外，还不断接受各种环境、饮食和来自肠道菌群的微生物抗原刺激而表现出非常复杂和对致病菌入侵发挥主动防御功能，通过免疫应答予以清除，因此被认为是人体最大的免疫器官。

从新生儿降生的那一刻起，身体就开始建立起自己的抵抗微生物侵袭的系统。抗体、细胞因子、巨噬细胞（macrophage）、吞噬细胞（phagocyte）和无数的其他类型的免疫细胞及分子不断地形成保护人体并抵抗可能致病的生物体的屏障。刚出生婴儿的免疫应答系统不成熟，以先天性免疫抵御入侵病原体，不足以对抗大多数病原体，这就是为什么儿童会经常生病。但随着时间的推移，来自肠道菌群和环境抗原的信号对出生后消化道免疫系统的发育和免疫调节通路的建立起着决定性的作用。成年后，免疫系统不断发展和成熟，免疫系统中的细胞"学会"更好地识别病毒、异物、细菌和微生物，还可以更有效地抵抗感染，并学会抵抗病原体。随着年龄的增长，人体细胞的种类越来越少，T细胞的多样性也会逐渐减少，人体免疫系统也会逐渐发生变化。40岁后，免疫系统更是呈明显下降趋势而衰退。步入老年之后，造血干细胞的活性降低，胸腺退化，抗病毒应答减弱，免疫细胞谱系分化改变，白细胞耗损，发生遗传突变的风险也在逐渐增大。伴随着免疫系统渐渐衰老，老年人在传染病侵袭时抵抗能力也会下降。有些异常的免疫反应会加重炎症，也可能导致其他疾病。此外，免疫衰老还会导致潜伏病毒变得活跃，如人们熟知的水痘-带状疱疹病毒，它的活跃可能会引起带状疱疹和慢性神经痛。

越来越多的研究表明，炎症反应和免疫能力的变化是导致绝大多数感染、发炎和自身免疫疾病，包括各种代谢综合征的最根本原因。因此，有助于抑制免疫功能异常增高（极化的 Th1、Th2 和 Th17 应答）和增强免疫功能低下个体的干预措施逐渐受到重视。益生菌可提高白细胞吞噬和消化病原体的能力，摄入含有益生菌的酸奶，吞噬细胞和淋巴细胞的活性在 3 天内均会提高，巨噬细胞的活性也会因益生菌的补充而提高。鼠李糖乳杆菌 LGG、干酪乳杆菌代田株、动物双歧杆菌 Bb-12、约氏乳酸杆菌 Lal、乳酸双歧杆菌 DR10 和酿酒酵母菌 boulardii 等，它们通过激活巨噬细胞、自然杀伤细胞（NK）、抗原特异性 T 淋巴细胞以及因菌株特异性和剂量依赖性释放各种细胞因子来提高非特异性细胞的免疫特性。

一、免疫系统的组成

免疫系统是有机体长期进化而成的，具有高度的复杂性并可高效地对抗和防御病原体与抗原的生理系统。免疫系统具有免疫监视、防御、调控人体机能的作用，由免疫器官（骨髓、脾脏、淋巴结、扁桃体、小肠集合淋巴结、阑尾、胸腺等）、免疫细胞〔淋巴细胞、单核吞噬细胞、中性粒细胞、嗜碱粒细胞、嗜酸粒细胞、肥大细胞、血小板（因为血小板里有 IgG）等〕，以及免疫活性物质（抗体、溶菌酶、补体、免疫球蛋白、干扰素、白细胞介素、肿瘤坏死因子等细胞因子）组成。免疫系统分为固有免疫（又称非特异性免疫）和适应免疫（又称特异性免疫），其中适应免疫又分为体液免疫和细胞免疫。

免疫器官是指免疫系统的主要构成部分，通常包括骨髓、胸腺、脾脏、淋巴结等，有助于维持机体的正常生理功能。免疫细胞是体内直接或间接参与免疫应答的细胞，一般在免疫器官产生，并进一步分化和成熟。免疫活性物质指免疫球蛋白、人体白细胞抗原、淋巴因子等，可以对机体免疫起到辅助调节的作用。

免疫系统会在人体形成三道保护生命线。第一道防线通常由免疫组织构成，包括皮肤和黏膜，它能够抵挡病原体的入侵，还有杀菌的作用。第二道防线常由免疫细胞构成，包括 B 细胞、T 细胞，可以产生体液免疫和细胞免疫用来抗原抗体特异性结合，以此来阻止病原体对人体的侵害。第三道防线常由免疫器官组成，包括中枢性免疫器官胸腺和外周性免疫器官脾脏，是在出生后才产生的，因为这些器官都是随着人体的生长发育而逐渐成熟的。

二、免疫相关概念

（1）免疫应答（响应）（immune response，Ir）：指机体免疫系统受抗原刺激后，淋巴细胞特异性识别抗原发生活化、增殖、分化或凋亡，进而表现出一定的生物学效应的全过程。

（2）抗原（antigen，Ag）：指能引起某一特定的免疫应答并能与应答产物（例如某一特定抗体或致敏淋巴细胞）发生作用的物质。

（3）抗体（antibody，Ab）：指在机体免疫系统中受到某一特定抗原刺激时产生的免疫球蛋白（immunoglobulin，Ig），此蛋白能与抗原特异性结合，产生各种生理性作用。抗体根据不同的作用模式分为凝集素（agglutinin）、溶菌素（bacteriolysin）、溶血素（hemolysin）、调理素（opsonin）和沉淀素（precipitin）等。

（4）非特异性免疫（non-specific immunity / innate immunity）：又称为先天性免疫、固有免疫或天然免疫，是机体在长期进化与发育过程中逐渐建立的一系列天然防御功能。非特异性免疫与生俱来、作用广泛而且无特异性，主要分为屏障系统、吞噬细胞和 NK 细胞、体液和组织液中的免疫分子。

（5）细胞免疫（cellular immunity）：是指由 T 细胞介导的免疫反应，在胸腺发育成熟的 T 细胞通过血流分布到全身各处，受到抗原刺激后活化、增殖和分化为效应 T 细胞，执行细胞免疫功能。

（6）体液免疫（humoral immunity）：是指 B 细胞受到抗原刺激后，通常在辅助性 T 细胞的帮助下分化成浆细胞，由浆细胞产生的抗体特异性地识别和破坏存在于细胞间的抗原（如入侵的病原体），抗原的跨细胞转移需要通过细胞间的液体，该应答过程被称为体液免疫（humoral immune）。

（7）吞噬细胞（phagocyte）：当病原体突破机体的屏障系统进入体内时，在血液和组织中首先遇到的是吞噬细胞强大的吞噬、杀伤作用。吞噬细胞包括大吞噬细胞和小吞噬细胞。大吞噬细胞指血液中的单核细胞和分布在多种组织器官中的巨噬细胞，它们是专职吞噬细胞；小吞噬细胞指血液中的中性粒细胞。吞噬细胞在固有免疫中起关键作用。巨噬细胞通过抗体依赖性和非抗体依赖性的吞噬作用清除肿瘤细胞，也可以分泌一些可破坏被内吞的病原体、衰老或变异细胞的酶或蛋白质，如TNF-a，它是巨噬细胞重要的杀伤肿瘤的效应因子。被激活的巨噬细胞能杀伤肿瘤细胞而不杀伤正常细胞。

（8）B淋巴细胞（B lymphocyte，B cell）：简称B细胞，由哺乳动物或鸟类法氏囊（bursa）中的淋巴前体细胞衍生分化而来。B细胞是体内产生抗体（免疫球蛋白）的细胞，并具抗原呈递功能。

（9）T淋巴细胞（T lymphocyte，T cell）：简称T细胞，参与多样的细胞介导的免疫反应。骨髓中的淋巴样前体细胞（lymphoid precursor）必须进入胸腺（thymus），经历系列有序的分化，发育为成熟T细胞，并离开胸腺进入外周免疫器官或外周血中。

（10）细胞因子（cytokine）：指由多种细胞分泌的小分子蛋白质的总称，具有调节细胞生长、参与免疫应答及炎症反应等功能。根据其功能主要分为白细胞介素（interleukin，IL）、干扰素（interferon，IFN）、肿瘤坏死因子（tumor necrosis factor，TNF）、集落刺激因子（colony stimulating factor，CSF）、转化生长因子β（transforming growth factor-β，TGF-β）、趋化性细胞因子（chemokine），以及其他生长因子。

（11）超敏反应（hypersensitivity）：指机体再次接触相同抗原时，发生以生理功能紊乱或组织细胞损伤为表现的特异性免疫应答。引起超敏反应的抗原又称变应原（allergen）。

三、益生菌对免疫系统的刺激作用

益生菌作为膳食补充剂，进入肠道后与宿主的上皮层相互作用后，可以提高人体免疫功能，包括激活宿主体内的先天性免疫反应、激活巨噬细胞、自然杀伤细胞，将免疫细胞召集到感染部位并诱导产生特异性免疫指标物质。

研究发现，大多数 70 岁以上的老年人的自然杀伤细胞的机能受到抑制，但服用益生菌（鼠李糖乳杆菌 HN001）三周后，自然杀伤细胞的杀肿瘤细胞活性在人体得到显著增强。停止服用益生菌后，增强作用消失，可见鼠李糖乳杆菌具有提高细胞免疫的功能。研究人员还观察到服用益生菌后，人体内多形核白细胞活性以及单核吞噬细胞的噬菌活性均有显著提高，也说明细胞免疫功能的增强。

益生菌能刺激细胞因子的产生，细胞因子是由免疫系统产生并激活免疫系统，进而活化某些免疫细胞抑制病原体，因此益生菌通过调节细胞因子的活性，起到精细调节免疫平衡的作用。某些乳杆菌是白细胞介素 -12 的强有力的激活剂，它们通过与肠道的上皮细胞层和肠道免疫系统的细胞的相互作用，促进细胞介导的免疫性的提高。再如嗜酸乳杆菌 NCFM 能上调 TNF-α 和 IFN-γ 的表达从而促进细胞介导的免疫反应。副干酪乳杆菌（Lactobacillus paracasei subsp. paracasei DC412）和嗜酸乳杆菌（Lactobacillus acidophilus1748 NCFB）能诱导早期的先天性免疫反应，包括多形核白细胞（PMN）的召集、吞噬作用和 IFN-γ、TNF-a、IL-6、IL-10 的产生。

四、益生菌对免疫系统的调节作用

现代医学对人类的保护从婴儿出生就开始程序性地接种疫苗，让身体对某些疾病具有获得性免疫的能力。获得性免疫是个体出生后，在生活过程中与病原体及其毒性代谢产物等抗原（也称免疫原）分子接触后产生的一系列免疫防御功能。这种免疫功能是在出生后才形成的，并且只对接触过的病原体有作用，故也称后天获得性免疫或特异性免疫。获得性免疫不能遗传给后代。

获得性免疫包括体液免疫和细胞免疫两大类。体液免疫是以特异性抗体为主要作用的免疫应答反应，因抗体存在于人体的血液、淋巴液、组织液、分泌液等体液中，所以叫体液免疫。当人体淋巴细胞中的 B 细胞受到某些病原体和它们的代谢产物，或者其中之一刺激后，一般在巨噬细胞和辅助性 T 细胞 2（CD4 Th2 细胞）协同下，细胞进行分化、增殖为浆细胞。随着病原体类型、进入机体途径、免疫应答过程等不同，浆细胞可合成和分泌具有不同理化特性和生物学功能的五类免疫球蛋白抗体，分别命名为 IgG、IgM、IgA、IgE 和 IgD。抗体的主要功能是调理病原体，增强吞噬细胞的吞噬作用以及中和细菌外毒素或病毒等。

细胞免疫是以淋巴细胞中的 T 细胞为核心的免疫应答反应。当 T 细胞与某些病原体接触后，在巨噬细胞参与下，T 细胞进行分化、增殖为免疫 T 细胞，其中主要是辅助性 T 细胞 1（CD4 Th1 细胞）和细胞毒性 T 细胞（CTL 细胞）。CD4 Th1 细胞能产生多种细胞因子，引发迟发型超敏反应和激活 CTL 细胞等，将入侵的病原体，尤其是胞内寄居的病原体杀灭。

大多数病原体或感染原通过黏膜侵入人体，其中包括呼吸道黏膜、胃肠道黏膜和尿道黏膜上皮细胞等。人体 70%～80% 的免疫细胞位于人体肠道内，同时人类肠道中的细菌总数可达 10 万亿，约占人体微生物总量的 78%，因此肠道为宿主免疫系统与微生物相互作用提供了一个重要的平台。黏膜免疫体系可以被看作机体的第一道防线，可以减少系统性免疫的开启频率，其主要通过炎症反应清除异物的入侵。作为机体的第一道防线，黏膜免疫是保护机体免受致病菌入侵中枢。黏膜免疫系统由物理部分（黏膜）、分子部分（各种抗菌蛋白）和细胞部分组成，通过协同作用阻止微生物入侵机体。

肠道相关淋巴组织（gut-associated lymphoid tissue，GALT）是机体最大的淋巴组织，组成了宿主免疫系统的重要组成部分。GALT 被 M 细胞覆盖，其中 M 细胞可将抗原从肠腔运输到位于其下的免疫细胞，因此启动对病原体的免疫反应或增强对食物抗原和共生微生物的耐受性（图 4-3）。肠道上皮细胞在维持耐受和免疫的自平衡之间发挥着重要作用。

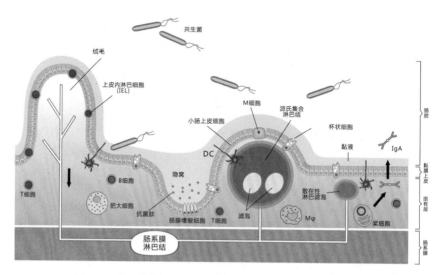

图 4-3　小肠黏膜免疫系统的各种细胞成分和器官化的淋巴组织

　　一般地，消化道黏膜免疫的基本过程是：肠腔抗原通过功能特异化的 M 细胞被运送到派氏结树突细胞（DCs），肠道致病菌及固有细菌直接被肠腔中黏膜固有层树突状细胞的跨上皮树突所识别和处理，其识别过程受到菌体表面成分，如脂多糖（LPS）和脂磷壁酸的影响，与上皮细胞表面的一系列 Toll 样受体（TLRs）结合所诱发。肠道致病菌首先遭遇巨噬细胞，随后被肠淋巴结树突状细胞灭活，从而避免其进入免疫体系。肠腔中的树突状细胞可以激活天然 T 细胞，并指导辅助 T 细胞是向 Th1 细胞、Th2 细胞还是调节 T 细胞（Treg）的方向极化。Th1 免疫应答受树突状细胞产生的白介素-12（IL-12）的调节，并产生特征性的细胞因子 IFN-γ 和 IL-2，而引发细胞介导的免疫应答；Th2 免疫应答则涉及 IL-4、IL-5、IL-6 和 IL-13，并引发体液免疫。树突状细胞会引导 T 细胞摄取不同的调节因子，进而引发口服耐受。当辅助 T 细胞被极化成 Tr1 细胞和 Th3 细胞或其他调节性 T 细胞后，则会相应地释放 IL-10 和转化生长因子-β（TGF-β）。当 IFN-α 或具有免疫调节功能的酶被诱导时，如吲哚胺 2,3 双加氧酶（IDO），则会引起树突状细胞和调节 T 细胞的交互反应，最终引发免疫抑制（图 4-4）。

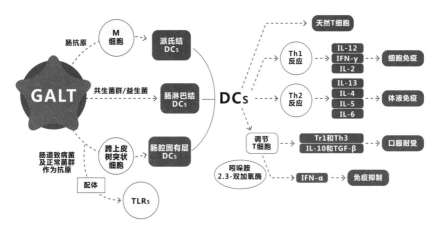

图 4-4 消化道黏膜相关淋巴组织 (GALT) 在免疫调节中的功能

　　益生菌的存在对免疫系统是有益的，益生菌及其代谢产物可以通过影响肠道上皮细胞表达的识别受体的类型调节免疫系统，包括黏液的产生、巨噬细胞的激活、分泌型 IgA 和中性粒细胞的激活、阻止炎性因子的释放以及提高外周免疫球蛋白的量。反过来，免疫系统通过干扰肠道微生物在黏膜表面的定植来调节肠道菌群。具体来说，益生菌作为抗原物质被 M 细胞吞噬。M 细胞内的抗原快速释放并被 DCs 摄取，并将抗原提呈给初始 CD4$^+$T 淋巴细胞，激活 Th1 或 Th2 细胞来平衡 Th1 与 Th2 反应的比例。在肠道黏膜定植的益生菌，能够促进 T、B 淋巴细胞对抗原刺激的反应性，刺激肠黏膜内的相关淋巴组织，诱导 sIgA 的分泌（图 4-5）。

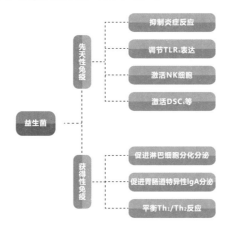

图 4-5　益生菌对先天性、获得性免疫的调节作用

在随机、安慰剂对照的双盲研究中，口服鼠李糖乳杆菌 L.rhamnosus GG 在轮状病毒引起的腹泻痊愈过程中，可以观察到非特异性体液免疫应答显著增加，分泌 IgA、IgG 和 IgM 细胞数量增加。针对轮状病毒产生的特异性的 IgA 可以保护宿主，避免再次感染。L. rhamnosus GG 或 L. acidophilus CRL431 还可以增加中和小儿麻痹病毒的抗体滴度，并影响血清中小儿麻痹病毒特异性 IgA 和 IgG 的形成，表明益生菌可以通过增加中和小儿麻痹病毒的抗体滴度，提升系统免疫能力，阻止细胞被病毒感染。

第五节　益生菌的基因与酶

胃肠道微生物群在宿主的免疫、代谢和许多其他功能特征中起着至关重要的作用，不可避免地影响宿主的健康和生命。肠道微生物群与人体的营养、新陈代谢以及健康各个方面密切相关。有趣的是，胃肠道微生物群落的组成和变化可能干扰代谢性疾病和肥胖等。肠道微生物组具有巨大的微生物多样性，每个菌株可能代表不同种类，并且这些菌株本身可能编码明显不同的基因集合、复杂酶体系以及基因的拷贝数。这种内部变异表明，人体微生物组中任何给定种类都可能具备不同功能。在这其中蕴藏着大量有利于宿主健康作用的微生物菌株，这些益生菌在食品、医药等领域已经得到比较广泛的应用，主要涉及 7 个属，包括乳杆菌属、双歧杆菌属、链球菌属、肠球菌属、乳球菌属、片球菌属和明串珠菌属。目前已知益生菌发挥功能的作用机制，除了定植、产生酶、主要代谢产物为乳酸等，还产生其他代谢产物，如短链脂肪酸、细菌素、胞外多糖、维生素等在改善肠道内环境中发挥重要作用。

随着低成本、高通量测序技术的发展，对益生菌的不同物种，以及同一个物种的不同菌株进行基因组测序并确定其"泛基因组"已成为可能，这使得科学家对揭示益生菌菌株在耐药性、运动能力、生长速度、生理学特征以及毒力特点等方面呈现出的表型变化与基因、酶、代谢物之间的关联性，得到很多有用的信息。有证据表明，基因组大小与益生菌的环境分布之间存在关联。在一些乳酸菌物种的较大基因组中保存尽可能多的基因，增加了整个物种抵抗各种环境条件的灵活性，这反过来可能有助于占据各种生态位。研究表明，菌株特有的基因特征可反过来对整个物种具有一些生态优势，从而导致物种能够占据一个相当大范围的生态位。种内变异性已在一些重要的细菌病原体中被检测到，如表皮葡萄球菌三个菌株之间的抗生素耐药性、分子转运系统和生物膜形成能力的基因差异，类似地，柠檬酸杆菌属中也发现了这种菌种间的特异性。较高的种内变异性和较大的基因组是生境广泛的乳酸菌的主要基因组特征。本章以乳杆菌属和双歧杆菌属为例揭示益生菌基因组组成和进化概况。

一、乳杆菌基因组

(一) 基因组大小

到目前为止，乳杆菌属（Lactobacillus）内共有173个种，分别从酸奶、奶酪、蔬菜、饮料、香肠和酸面包等发酵食品中分离出来。此外，在人类和动物的胃肠道中也发现了乳酸菌。从全测序和组装的基因组公共数据库中可知，乳杆菌属基因组大小从 L. sanfranciscensis TMW1.1 的 1.37 Mpb 到 L. paracellinoides TMW1.1995 的 3.74 Mbp 不等。

(二) 基因组聚类

根据 16S RNA 基因比较，乳杆菌及其相关属最初分为 3 个亚群：德尔布吕氏乳杆菌（Lactobacillus delbrueckii）群、干酪乳杆菌（Lactobacillus casei-Pediococcus）群和 Leuconostoc 群。基于 16S rRNA 基因对乳杆菌型菌株进行聚类，可得到 15 个主要类群的系统发育树，而 16S rRNA 基因序列聚类与基于发酵类型和代谢特性的聚类之间只有适度的相关性。基于核心基因组的聚类显示了 4 个主要分支：(A)reuteri-fermentum-sali-varius 分支，(B)plantarum-paraplantarum 分支，(C)casei-paracasei-rhamnosus 分支和 (D)helveticus-del-brueckii-johnsonii 分支。基于基因组的聚类也有 4 个分支，再次作为单独的簇出现，并且包含相同的分离株，高度相似的泛基因组和核心基因组簇表明，进化关系已经在核心基因组中出现，因此物种聚集在一起。

(三) 核心基因与泛基因组

核心基因组和泛基因组的基本情况见表 4-1。核心基因组包括用于复制、转录、翻译、核心和细胞壁代谢、大多数氨基酸的生物合成以及核苷酸、脂肪酸和磷脂代谢的基因。核心基因组还包含糖利用基因簇和多种细胞表面成分生成途径等。

表 4-1　乳杆菌属和 5 个乳杆菌种的核心基因组和泛基因组

Genus	Species	Ngenomes	Genome size (Mbp)	NGenes	core	softcore	shell	cloud	pan
Lactobacillus	–	98	2.47±0.55	2274±528	266	594	7249	12,957	20,800
Lactobacillus	helveticus	19	2.02±0.13	2050±164	908	1062	1133	1155	3350
Lactobacillus	reuteri	25	2.10±0.12	2050±117	897	1306	1364	1290	3960
Lactobacillus	rhamnosus	51	2.97±0.08	2788±71	811	1920	1736	1233	4889
Lactobacillus	plantarum	122	3.27±0.13	3075±140	1037	2144	2826	2640	7610
Lactobacillus	delbrueckii	29	1.88±0.13	1873±93	756	1042	1336	1082	3460

（四）短链脂肪酸基因簇

图 4-6 为副干酪乳杆菌生物合成短链脂肪酸的基因簇和代谢途径，在干酪乳杆菌和其他乳酸菌的 bkd 操纵子启动系列基因，从支链氨基酸（BAA）通过 BAA- 氨基转移酶转化为支链 a- 酮酸（BCKA）的合成过程。支链 a- 酮酸脱氢酶（BKDH）复合物由 BkdA、BkdB、BkdC 和 BkdD 组成。bkd 基因编码的功能（黄色）为：Ptb，磷酸丁基转移酶；Buk，丁酸激酶；BkdD，二氢脂酰胺脱氢酶；2- 氧异戊酸脱氢酶 a 亚基；2- 氧异戊酸脱氢酶 b 亚基；BkdC，BKDH 复合物的脂酰胺酰基转移酶组分；酮酸盐还原酶。黑色箭头和茎环分别表示一个潜在的启动子和一个终止子。PyrAB，氨氨基甲酰磷酸合成酶大亚基；PyrD，二氢乙酸脱氢酶 PyrF；Orotidine-59-phosphate 脱羧酶；磷酸核糖基转移酶：FbpA，纤维连接蛋白结合蛋白，假设蛋白 LSEI_1438（b）支链氨基酸（BAA）分解代谢后适应的脂肪酸。

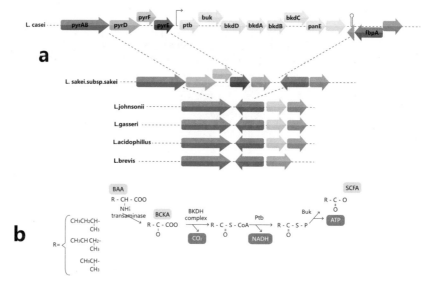

图 4-6　副干酪乳杆菌生物合成短链脂肪酸的基因簇和代谢途径

（五）糖利用基因盒

副干酪乳杆菌的基因组包含许多糖利用基因盒，聚集在两个非常大的糖岛 A 和 B 上。糖岛 A 在酪蛋白泛基因组中约有 250 个不同的基因，包含至少 17 个基于 PTS 的盒式结构，分别为甘露糖（5 个不同的盒式结构）、果糖/甘露醇（5 个）、β－糖苷、半乳糖胺、半乳糖醇/山梨醇、山梨糖、纤维素二糖和木糖 PTS，此外，还有一个半乳糖渗透酶和一个核糖 ABC 转运体。副干酪乳杆菌泛基因组的糖岛 B 大约有 230 个不同的基因，包含至少 20 个基于 PTS 的盒式结构，注释为甘露糖（4 个）、半乳糖醇（6 个）、α－葡萄糖苷（2 个）、纤维素二糖（4 个）、葡萄糖、果糖、葡萄糖醇/山梨醇、抗坏血酸和透明质酸，以及其他核糖和甘油 -3- 磷酸的 ABC 转运蛋白。这些糖利用基因盒在整个基因组中的分布变化很大，特别是在糖岛 A 和 B 中。共有 74 个糖利用盒式结构（其中 63 个 PTS 系统），单个菌株含有 25～53 个糖利用基因盒。一些菌株中即含有糖岛 A 和 B 上的大部分基因盒，另一些则几乎缺少完整的糖岛 A 和／或 B。所有基因组中只有 15 个糖盒存在于核心基因组，它们都位于糖岛 A 和 B 之外。基因组总大小从 2.7～3.1 Mb

的差异很大程度上是由于糖岛 A 和 B 存在 / 不存在的差异。

副干酪乳杆菌的基因组大多包含乳糖利用的完整基因盒（PTS 转运，4
个基因）、麦芽糖（ABC 转运，9 个基因）、肌醇（渗透酶，11 个基因）和
透明质酸寡糖（PTS，16 个基因）。乳糖 PTS 盒存在于染色体上或质粒上，
在某些情况下，一种糖盒似乎取代了另一种糖盒，例如，在染色体的一个
位置，有甘露糖 PTS 盒，或者半乳糖醇 / 山梨醇 PTS 盒，或者两者都没有。

（六）黏附基因

几乎所有的副干酪乳杆菌均含有合成菌毛的特定基因簇 spaBCA，菌毛
可能在黏液结合、黏附或生物膜形成中起作用。最近的一项研究表明，上
游插入一个 IS 元件，如鼠李糖，可能需要激活这些基因。同样地，细胞壁
水解酶 Msp2/p40 和 Msp1/p75 几乎在菌株中都有编码。副干酪乳杆菌基因
组还编码特定的胶原结合蛋白，如一个大胶原结合蛋白（2700 个氨基酸）
存在于所有测序的副干酪乳杆菌菌株中，而一个较小的胶原结合蛋白（750
个氨基酸）在三个参考基因组中未发现，但在其他副干酪乳杆菌菌株中被
编码在一个假定的质粒上，该质粒也可以插入染色体中。

（七）表面相关蛋白和分泌蛋白

所有副干酪乳杆菌基因组均编码相同的三种细胞包膜结合丝氨酸蛋白酶，
即 PrtP 同源物（1900 个氨基酸）和两个编码在相邻基因上的蛋白，分别代
表丝氨酸蛋白酶 PrtR2（2230 个氨基酸）和非活性变体 PrtR1（1800 个氨基
酸）。所有这些蛋白酶都有一个 LPxTG- 型肽聚糖锚定。一些 PrtR 同源物似
乎是假基因，如在干酪乳杆菌 ATCC334 中观察到是这样。此外，菌株 Lpp120
和 Lpp122 有一个额外的完整且推测具有活性的 PrtR 同源物（11530 个氨基酸），
可能编码在质粒（或大质粒插入物）上，该同源物与从生牛乳中分离出来的
Lactobacillus zeae 的同源物具有 99% 氨基酸同源性。

（八）胞外多糖

副干酪乳杆菌的胞外多糖（EPS）生物合成基因簇可以由染色体或质粒
编码。在副干酪乳杆菌基因组中，有 4 个 EPS 生物合成基因簇。EPS-1 区是

菌株 ATCC334(LSEI_0231-0240)、BL23 和其他 13 个菌株中存在的 7 个 EPS 生物合成基因的盒式结构。其中 2 个基因编码鼠李糖基转移酶，表明鼠李糖是合成的 EPS 的一个组成部分。EPS-2 区是菌株 Zhang(LCAZH_1934-1955) 和其他 13 株中存在的 18 个 EPS 生物合成基因的盒式结构，但在其他菌株中基本不存在。37 株副干酪乳杆菌有 EPS-1 区（15 株）或 EPS-2 区（14 株），或无 EPS-1 区（8 株），没有一株菌株同时具有 EPS 聚集区。EPS-3 区的组成非常多变，由 3～4 个不同的基因盒突变体组成，每个变体总共约 10～20 个基因。除 EPS3A 基因外，其余菌株均含有 rmlDBCA 操纵子，可将 D - 葡萄糖 -1- 磷酸转化为 dTDP-1- 鼠李糖，这表明鼠李糖是大多数副干酪乳杆菌 EPS 的重要成分。由 8 个基因组成的 EPS-4 区仅存在于 1 株菌株 (Lpp225) 中，可能代表一个磷壁酸生物合成基因簇。该区域不包括在染色体泛基因组伪组合中，因为其位置未知，甚至可能定位在质粒，因为它位于一个带有转座酶、限制性修饰系统和毒素 - 抗毒素系统的序列上。其 GC 含量为 40%，由于 EPS-4 区的单个基因对各种革兰氏阳性菌的 BLAST 相似性最好，因此基因通过水平转移的来源尚不清楚；一些编码的蛋白质甚至与系统发育相关物种 L. rhamnosus、L. buchneri 和 L. zeae 的蛋白质 100% 相同。来自乳制品的菌株通常具有最少的 EPS 生物合成基因，而来自植物或人类的菌株最多。

(九) 转运蛋白

一些 ABC 转运体基因盒在副干酪乳杆菌基因组中变化很大，这可能与系统发育距离、生态位适应和 / 或生长需求有关。

牛磺酸 ABC 转运蛋白（9 个基因盒），存在于干酪乳杆菌 Zhang 和其他菌株中；在基因组含量上有亲缘关系，推测有一个共同的祖先获得牛磺酸转运盒。然而，这些菌株来自许多不同的生态位。

甘氨酸甜菜碱 ABC 转运蛋白（5 个基因盒），仅存在于干酪乳杆菌 Zhang 和另外 2 个菌株 (Lpp46, Lpp126) 中。在所有基因组中都编码有其他几种高度保守的甘氨酸甜菜碱 ABC 转运蛋白。

铁离子 ABC 转运体（5 个基因盒），与双组分调控系统直接相关，存在于 13 个菌株的同一染色体位置，这些菌株之间似乎没有任何关系，因为它们来自植物、乳制品和人类环境。这种铁离子 ABC 转运体在其他任何乳酸菌中都没有发现，其最接近的同源物（48% ～ 84%）出现在意大利肠球菌和一些链球菌的基因簇中。

钴／镍 ECF 转运蛋白（4 个基因盒），仅存在于不相关的菌株 Lpp226 和 Lpp41 中。这个转运蛋白位于一个较大的基因片段上，与植物乳杆菌具有 99% ～ 100% 的一致性。

特异性肽 ABC 转运蛋白（4 个基因盒），存在于菌株 BL23 和其他 5 株菌株中。这些基因编码的蛋白与鼠李糖乳杆菌具有 94% ～ 100% 的同源性，其意义尚不清楚，因为在所有基因组中也有几种寡肽 ABC 转运蛋白和抗菌肽转运蛋白，这些可变 ABC 转运蛋白中很少与生态位适应相关。

二、乳杆菌属基因组进化

（一）核心同源基因

常见益生菌中，最多样化的属乳杆菌属，包括主要存在于乳制品中的种类（如保加利亚嗜热乳杆菌和瑞士嗜热乳杆菌）和常见于人类和动物肠道中的种类（如嗜酸乳杆菌和格氏乳杆菌），以及对不同生境具有显著适应能力的种类（如植物乳杆菌、L. pentosus、短乳杆菌和副干酪乳杆菌）。乳杆菌的遗传多样性甚至大于一个典型科，研究发现乳杆菌泛基因组由大约 14000 个蛋白质编码基因组成，而所有分析的基因组都共享定义为乳杆菌核心基因组的同源基因集（COG）（图 4-7）。大多数乳酸杆菌基因组中存在的保守核心基因由 567 个同源基因（占基因组 18%）。该核心同源基因的功能，大多分布在编码信息处理系统的组件（翻译、转录和复制），还有 41 个基因的功能未表征，以及 50 个仅具有一般生化活性的基因，因为这些核心基因在整个乳酸杆菌群中都是保守的，推测它们很可能具有基本功能。此外，两个核心基因在乳酸菌外没有可检测到的同源物，第一个基因标记物为 LysM（肽聚糖结合）结构域（LaCOG01826）。在一些乳酸菌中，该基因位于核糖体蛋白和胞苷酸激酶基因旁边，可能与这些管家基因共同调节。

第二个基因组标记物为高度保守的 LaCOG01237，不包含特征结构域。该基因位于一个保守的基因组邻域，编码两种与 tRNA 的 4- 硫脲修饰有关的酶 [（5- 甲基胺甲基 -2- 硫脲酸盐）甲基转移酶和预测的硫酶]（LaCOG00578 和 LaCOG01188)，这表明这两种蛋白在这种基本修饰的特异性调节中起作用。

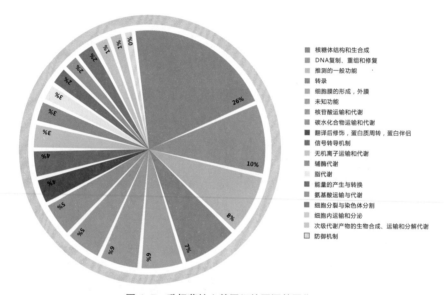

核糖体结构和生合成

DNA复制、重组和修复

推测的一般功能

转录

细胞膜的形成，外膜

未知功能

核苷酸运输和代谢

碳水化合物运输和代谢

翻译后修饰，蛋白质周转，蛋白伴侣

信号转导机制

无机离子运输和代谢

辅酶代谢

脂代谢

能量的产生与转换

氨基酸运输与代谢

细胞分裂及染色体分割

细胞内运输和分泌

次级代谢产物的生物合成、运输和分解代谢

防御机制

图 4-7　乳杆菌核心基因组的同源基因集

(二) 基因组衰减与基因获得

基因的获得或丢失，或基因组衰变，是物种适应环境所需要的一种关键的进化方法。对于菌株在生态位中的适应性而言，不必要的功能性基因有可能丢失。细菌对环境参数的适应可能不仅取决于基因的缺失或存在，也可能是特定适应性变异基因积累的结果。全基因组分析发现乳杆菌存在两个主要谱系：一个谱系包括具有大基因组的定植区域无特异性的乳酸菌（例如，植物乳杆菌的基因组约 3.3 Mb，副乳杆菌的基因组约 3.1 Mb，干酪乳杆菌的基因组约 2.9 Mb)，以及基因组较小（平均基因组为 1.3～2.0 Mb）的特定定植点的乳酸菌谱系（如 L. gasseri、L. johnsonii、L. helveticus

和 L. sakei)。乳杆菌物种之间的差异之一是新基因的获得程度和祖先基因的衰变程度（表 4-2）。在基因组较小的乳酸菌中，通常可以观察到较高的基因组衰变率。例如，在 L. helveticus 中，基因组的很大一部分是假基因，这些假基因可能是插入序列的一部分。这些假基因由于移码、无义突变、缺失和截短而无功能。其中一种假基因是 L. helveticus 中的胆盐水解酶基因，该基因发生突变而失活。另一个例子是二肽或三肽转运体 lhv_1885，它在 L. helveticus 中因发生移位而无功能。

对乳酸菌基因组的比较分析揭示它们是从一个共同祖先分化出来后，失去了许多祖先基因。如分析发现，12 个乳酸杆菌基因组中，有 8 个基因组缺少产孢、过氧化氢酶和其他氧化应激反应关键酶（包括超氧化物歧化酶）的基因，可能有多次丢失。一些乳酸菌具有编码双功能谷胱甘肽合成酶（GshAB），而其他乳酸菌物种只有 γ-谷氨酰半胱氨酸合成酶（GshA）。然而，即使是不能合成谷胱甘肽的乳球菌也会积累谷胱甘肽，是通过从环境中运输来实现的。

乳酸菌基因组的进化变化与细菌向营养丰富的环境（乳制品、消化道和发酵食品）的生态转变有关。这种生活方式的转变导致该属许多成员普遍的代谢简化。如在糖代谢途径中可以看到广泛的遗传修饰。此外，在许多乳杆菌物种中都可以检测到辅助因子、维生素和氨基酸的生物合成基因的缺失。一方面是血红素、辅酶和泛酸盐等辅因子生物合成的基因丢失，另一方面则需要烟酰胺单核苷酸转运体等转运元件。在这些菌体中，摄取系统数量最多的是与氨基酸转运相关的系统，其次是糖、阳离子/阴离子和肽转运体。在生活方式的转变过程中，一些乳酸菌丢失了相当数量的转运体，这些转运体占基因组的 13% ～ 18%，比其他菌群发现的转运体的平均数量还要多。此外，一些种类的乳杆菌已经进化为特定生态位专属菌，它们的生态位特异性与其小型化基因组的变化相关。例如，L. helveticus 基因组中编码基因的多种肽酶或蛋白酶被认为是基因获得事件的结果，伴随着消化道中许多与生存相关的基因衰变，解释了该物种作为富含蛋白质的生态位对奶酪环境的高亲和力。有趣的是，一方面，这种基因组特征在基因组较小的乳杆菌物种中更容易检测到。另一方面，一些乳酸菌物种在不同环境中存在表明它们具有代谢多种底物碳和／或能量米源的能力。因此，相当数量的各种各样的转运体基因元件在乳杆菌被检测到，显然是一种适应各种营养丰富的环境。随后，许多生物合成途径在这些细菌中消失了。

表 4-2　与乳酸菌最后的共同祖先相关的基因丢失和基因获取

COG 功能基因	酶／系统	最后 COG	相关 COG
Examples of genes/ systems gained			
Sugar and energy metabolism	Phosphoenolpyruvate carboxylase, ppc	LaCOG02200	COG1892
	Citrate lyase, citCDFE	LaCOG00804	COG3053
		LaCOG00805	COG3052
		LaCOG00806	COG2301
		LaCOG00807	COG3051
Amino acid metabolism	Aminopeptidase N, pepN	LaCOG00215	COG0308
	Dipeptidase, pepD	LaCOG00171	COG4690
	Neutral endopeptidase, pep0	LaCOG01198	COG3590
	Pyrrolidone-carboxylate peptidase	LaCOG02151	COG2039
Cofactor biosynthesis	Nicotinamide mononucleotide transporter, pnuC	LaCOG00611	COG3201
	Bifunctional Nicotinamide ribose	LaCOG01327	COG1056
	kinase/Nicotinamide mononucleotide adenylyltransferase, nadR		COG3172
Transporters	K+ transporter, kup	LaCOG00418	COG3158

续表

Lipid biosynthesis	3-hydroxy-3-methylglutaryl CoA synthase	LaCOG01029	COG3425
	Hydroxymethylglutaryl-CoA reductase	LaCOG01027	COG1257
	Mevalonate kinase	LaCOG00296	COG1577
	Phosphomevalonate kinase	LaCOG00298	COG1577
	Mevalonate pyrophosphate decarboxylase	LaCOG00297	COG3407
	Isopentenyl diphosphate isomerase	LaCOG00299	COG1304
Examples of Genes/ Systems Lost			
Sugar and energy metabolism	Heme/copper-type cytochrome/ quinol oxidase, CyoABCD		COG3125
			COG1845
			COG0843
			COG1622
	Fructose-1,6-bisphosphatase;		COG0158
	Phosphoglyceromutase		COG0696
Amino acid metabolism	Glycine cleavage system, gcvTRP		COG0404
			COG0403
			COG1003
	Methionine synthase I (cobalamin-dependent), metH		COG0646
	Na+/alanine symporter, alsT		COG1115
	Na+/proline symporter, putP		COG0591
Cofactor biosynthesis	Most of heme biosynthesis, hemABCDEFLY		COG1232
			COG0635
			COG0001
			COG0407
			COG1587
			COG0181

			COG0113
			COG0373
Molybdenum cofactor biosynthesis, moaABCDE, mobAB, moeA			COG0303
			COG1763
			COG0746
			COG0314
			COG1977
			COG0315
			COG0521
			COG2896
Panthothenate biosynthesis, panBCD			
			COG0853
			COG0414
			COG0413

来自 Makarova et al. 10.1073/pnas.0607117103.

(三) 生态位与基因组

植物乳杆菌（L.plantarum）是乳酸菌中生态位广泛型的物种，不仅包括表型多样的菌株，也包括基因型多样的菌株。植物乳杆菌对不同环境的广泛适应能力赋予其应用性高。基因组分析发现，该菌基因组约为 3.3 Mb，是乳酸菌中已知的最大基因组之一，具有很高的营养物质输入和代谢大量碳水化合物的潜力。最显著的丰度是在植物来源的发酵原料中，如橄榄和各种发酵蔬菜；植物乳杆菌也存在于一些乳制品和肉类发酵中。此外，该物种是人类和动物胃肠道的天然居住者。这种环境分布在某种程度上与这种细菌能够发酵多种糖类有关。有趣的是，与糖水解代谢相关的基因组区域中的许多基因与基因组的其他部分相比，具有不同寻常的碱基组成，这表明它们起源于水平基因转移。基于这些发现，这一基因组区域被命名为"生活方式适应岛"。这个岛可能代表了该基因组中的一个高可塑性区域，可能与该物种的生态位适应有关。然而，比较基因组分析表明，植物乳杆菌菌株的基因组多样性与它们最初被检测到的生态位无关，这推断植物乳杆菌和类似的具有更大基因组的乳酸菌不存在适应的进化压力。

研究发现，乳杆菌物种中可检测到的基因组最小化与它们对某些特定生态位（如肠道）的适应高度相关。由于一些乳杆菌物种定殖于动物的肠道，人们认为这些细菌可能与其宿主有共同进化关系。因此，不仅是这个属的一些物种，双歧杆菌属的一些物种也获得了与宿主的选择性关联。值得注意的是，许多乳杆菌物种通过特定生态位的基因组特化来适应特定的环境。大多数这类物种的基因组都很小。例如，对脊椎动物肠道具有可检测亲和力的罗伊氏乳杆菌菌株显示出适应宿主的基因组进化，不同的分离来源（即啮齿动物或人类）决定了基因组的不同进化趋势，最终转化为在各自宿主或生态位中的优化生态表现。四种最常见和最丰富的乳杆菌物种的基因组 L. crispatus, L. gasseri, L. iners 和 L. jensen，在人类阴道中丰度显著小于非阴道物种的丰度，且 GC 含量显著低于非阴道物种。类似地，乳杆菌 L. helveticus 和 L. delbrueckii 通过类似的基因组衰变，专门适应乳制品环境。如乳杆菌 L. helveticus 在牛奶中的快速生长与高蛋白水解酶活性和该细菌对酸胁迫的抗性有关。L. helveticus 在牛乳中分泌大量生物活性肽，倾向于通过适应牛奶环境而与其他乳酸菌分化，因此它不含任何黏液结合蛋白，尽管该物种的特殊菌株可能具有编码这种能力的基因。这种黏液结合蛋白应该在黏附到肠道黏液层的过程中发挥重要作用。有趣的是，对嗜酸乳杆菌 NCFM 和 L. helveticus DPC 4571 进行的比较基因组研究表明，嗜酸乳杆菌 NCFM 中大约一半的磷酸转移酶系统、细胞壁锚定蛋白和所有黏液结合蛋白在 DPC 4571 中被删除或归类为假基因。L. helveticus 基因组中功能相关基因群的选择性缺失以及 L. helveticus 无法定殖人类消化道，表明这些基因在发挥益生功能过程中的关键作用。由此可见，不同的进化趋势可能导致了这些物种的菌株特异性特征和生态位特异性。如嗜酸乳杆菌类对动物和人类的消化道和阴道具有选择性亲和力，表现出对人类黏膜的选择性适应。这些物种在消化道中生存和生长的生态位特化有助于该物种基因的特化适应包括耐酸性、对胆盐的抗性和对宿主上皮细胞的黏附性。现已经了解，该物种特化的基因组很小，且选择性进化出产生细菌素抗菌肽和对固有和适应性免疫系统的调节基因。

在肠道环境中，L.gasseri 和 L.johnsonii，可能还有其他肠道特异性乳酸菌选择性进化出三个胆盐水解酶（BSH），负责将胆汁降解为牛磺酸或甘氨酸，还有一组独特的胆汁转运蛋白。这些酶和胆汁转运蛋白是保障它们可以在肠道环境中定植的原因，如 L.johnsonii NCC 533 编码三种这种酶，并具有最高的胆盐水解能力。而在其他菌株基因组中没有发现胆汁盐相关转运蛋白的同源物，这说明这些基因对 L.gasseri 和 L. johnsonii 在消化道环境中的生存和生长具有重要意义。令人惊讶的是，消化道生态位特化乳酸菌（包括 L.gasseri 和 L.johnsonii）对外源氨基酸、核苷酸和许多辅助因子的生理需求（无生物合成能力）与该生态位广泛型菌株（如 L.plantarum）形成鲜明对比，后者具有对这些生长因子的新生生物合成能力。

三、双歧杆菌属基因组进化

双歧杆菌属的多样性仅次于乳杆菌属，包括青春双歧杆菌、动物双歧杆菌、两歧双歧杆菌、牛双歧杆菌、短双歧杆菌、齿双歧杆菌、婴儿双歧杆菌（即长双歧杆菌婴儿亚种）、乳双歧杆菌（即动物双歧乳脂亚种）、长双歧杆菌、假小链双歧杆菌以及嗜热双歧杆菌和嗜酸热双歧杆菌等。双歧杆菌往往是一个栖息地特有的属。与乳酸菌相比，双歧杆菌属的系统发育、基因组学和生态学数据显示出更多的一致性。

（一）核心同源基因

双歧杆菌属的基因组的平均大小约为 2.2 Mb，有些物种的基因组更小或更大。例如，B.indicum 的基因组约为 1.73 Mb，而 B.scardovii 的基因组为 3.16 Mb。双歧杆菌属的共同祖先的基因组中大约有 1048 个同源群（COGs）。具有最小基因组的 Bifidobacterium indicum 仅拥有大约几百个 COGs；Bifidobacterium biavatii 代表了该属中最大的基因组，比这个假定的祖先拥有多达数千个 COGs。一般来说，基因组的这种变化被认为是生活方式转变的结果，以适应营养丰富的环境。

（二）基因组衰减与基因获得

基因获取是一种提高细菌物种生态适应性的进化方法，可以提高特定生态位的竞争效率，因此，肠道微生物群对消化道富含营养碳水化合物的环境的适应，即使不是唯一的，也是导致双歧杆菌以及许多其他细菌成员（包括乳酸菌）通过水平基因转移进行多重基因复制和基因获得的主要驱动力之一。

与乳杆菌基因组的进化的情况相反，在双歧杆菌中观察到有限的基因组衰变速率，相反却发现了大量的基因获得事件。双歧杆菌的主要进化趋势是通过谱系特异性基因复制或通过水平基因转移获得的同源基因。双歧杆菌在进化的不同时期检测到糖分解代谢相关基因的复制和获得，高度支持了这一观点。编码碳水化合物分解代谢相关功能的基因包括糖摄取、ATP 结合盒（ABC）转运蛋白、磷酸烯醇式丙酮酸 - 磷酸转移酶系统（PEP-PTS）转运蛋白和主要促进因子超家族（MFS）转运蛋白。编码糖基水解酶（GHs）的基因是这些基因库中已被证实的基因之一。从进化的角度看，这些基因家族面临着很高的选择压力，因为它们的效率影响了物种的一般生长产量和生长速率。因此通过基因组进化，获得参与生物能量学和 ATP 生产的基因库具有优先级，故双歧杆菌通过基因获得了在消化道上定植的竞争优势，使它们能够利用尽可能广泛的宿主饮食来源的碳水化合物谱。

虽然基因获取往往是双歧杆菌基因组进化的主要驱动力，但有证据表明，还原性进化和代谢简化提高了某些物种的生态位特异性适应。与在乳酸菌基因组比较分析发现，编码生物合成酶的各种基因在双歧杆菌属的进化中也有丢失，这样的基因衰减事件符合该物种的生态适应性。例如，从蜜蜂和大黄蜂中分离出来的双歧杆菌物种失去了许多编码 α - 淀粉酶的基因家族，这与对其节肢动物宿主的饮食和消化道环境的生态位特异性相适应。

（张怡轩）

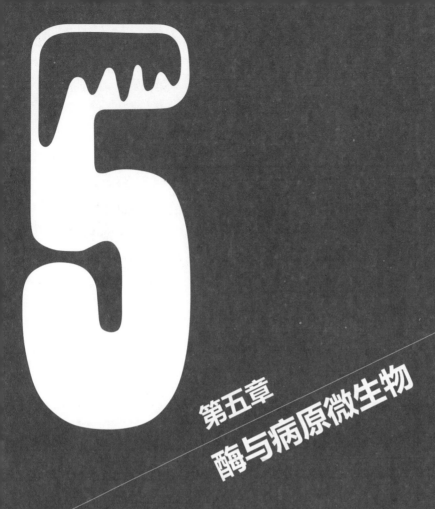

第五章
酶与病原微生物

　　自然界广泛分布着能够给人类、动植物带来各种危害的，称病原微生物。他们数量不等，种类不一，存在于土壤、空气和水中，以及植物、人类和动物的体表及与外界相通的腔道，如消化道、呼吸道等。这些病原微生物不仅具有多样化的存在形式，还具有复杂的生物学特性，如侵袭力、毒力、传播能力等。

第一节　病原微生物酶与免疫

近年来，病原微生物致病机理的研究越发受到关注。病原微生物的分子识别、杀灭与消化、免疫信号通路的改变、抵抗免疫防御机制等在疾病发生发展以及防治上都发挥着重要作用。病原微生物相关酶类与上述关系密切。

一、病原微生物的分子识别

病原微生物的分子识别是免疫系统响应的首要环节。人体的免疫细胞可以识别病原微生物表面的分子。在这些分子中，细胞壁和细胞膜上的糖类、蛋白质是免疫细胞识别病原微生物的主要目标。吞噬细胞通过模式识别（pattern recognition）来实现对病原菌的识别。模式识别受体（pattern-recognition receptors, PRR）是指存在于免疫活性细胞表面上能够直接识别病原菌或凋亡细胞和衰老损伤细胞表面某些共有的特定分子结构的受体。病原体相关模式分子（pathogen associated molecule pattern, PAMP）是指某些病原菌内存在一些进化上高度保守的与致病性相关的组分，可被模式识别受体识别结合。病原体相关模式分子种类有限，在病原体中广泛分布，不表达于正常细胞表面，吞噬细胞可通过PRR对PAMP的识别，区别"自己"和"非己"，并对病原体及其产物发生抗感染应答反应。病原微生物的分子识别根据宿主细胞受体不同分为两类，即切割识别和非切割识别。切割识别依赖于胞外酶类（如蛋白酶和糖酶）和细胞内酶类（如淀粉样多糖酶和葡萄糖酶）。无切割识别主要依赖于细胞表面受体（如 Toll 样受体和核苷酸荧光氧化酶）。

二、参与细菌的杀灭与消化

吞噬体形成后，会与吞噬细胞质中的溶酶体靠近并融合，形成吞噬溶酶体（phagolysosome），启动杀菌过程。吞噬细胞的杀菌机制包括氧依赖性杀菌和非氧依赖性杀菌两类系统。氧依赖性杀菌系统主要通过氧化酶和其他酶类的作用，使分子氧活化成为多种活性氧中介物（如过氧化氢、超氧阴离子）和活性氮中介物（如一氧化氮、亚硝酸盐），这两类物质均有高效的杀伤活性，对细菌等病原体有直接杀伤作用，也可通过髓过氧化物酶（myeloperoxidase,MPO）和卤化物的协同而杀灭病原体。非氧依赖性杀菌系统主要通过溶菌酶、碱性磷酸酶、酸性磷酸酶及杀菌性蛋白等发挥杀菌作用。被杀死的病原体通过蛋白酶、核酸酶、酯酶等消化、降解，最后将残渣排出吞噬细胞外。

三、干扰免疫信号通路

病原微生物可以通过特殊的分泌系统向宿主释放一系列效应蛋白，干扰宿主的先天免疫相关信号通路，引起疾病的发生甚至导致宿主死亡，是病原微生物致病的重要手段。翻译后修饰在病原微生物感染过程中发挥重要功能，受到越来越多的重视，其中磷酸化修饰是一种常见的翻译后修饰，迄今为止许多效应蛋白被发现具有丝氨酸/苏氨酸激酶活性。微生物借助于这些具有激酶活性的效应蛋白，将宿主内特异靶蛋白进行磷酸化修饰，进而干扰宿主细胞内的信号转导功能，抑制宿主免疫防御反应，促进病原微生物在宿主体内的繁殖与扩增。对近期发现的具有激酶活性的效应蛋白进行概述，为进一步理解磷酸化修饰介导的病原微生物感染以及药物靶标选择提供参考。

四、抵抗免疫防御

金黄色葡萄球菌可以产生凝固酶。葡萄球菌感染时，产生的凝固酶能使纤维蛋白凝聚于菌体表面，从而阻止体内吞噬细胞的吞噬或胞内消化作用，也能保护细菌不被体内的杀菌物质破坏。金黄色葡萄球菌引起的感染易于局限化和形成血栓，也与凝固酶的产生有关。

葡萄球菌还可产生具有酶活作用的溶血素有 α、β、γ、δ 四种，对人类具有致病作用的主要是 α 溶血素。α 溶血素是蛋白质，不耐热，是外毒素，可经甲醛处理制成类毒素。α溶血素除对多种哺乳动物红细胞有溶血作用外，对白细胞、血小板、肝细胞、成纤维细胞等均有毒性作用，其机制可能是毒素分子插入细胞膜疏水区，破坏膜的完整性导致细胞溶解；β溶血素能水解细胞膜磷脂而损伤细胞；γ溶血素具有去污剂样作用裂解细胞膜；δ溶血素类似杀白细胞素。

变异链球菌产生的烯醇化酶能够抑制人体针对 T 细胞依赖性抗原的免疫反应，从而使得龋齿链球菌能够更加顺利地入侵人体。同时，这种微生物还能够诱导宿主细胞产生白细胞介素 10，进一步协助其侵袭过程。

变形杆菌和淋病奈瑟菌可以产生 IgA 蛋白酶，使 sIgA 裂解，降低机体的局部防御力。

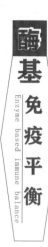

第二节　细菌胞内酶与胞外酶

酶是生活细胞合成的特殊蛋白质，具有专一性，能催化特定的基质而进行特异反应。一个细菌细胞中有多种酶，这些酶足以催化整个细胞的全部代谢活动。一个细菌细胞内合成的酶和多种酶联合起来组成酶系。细菌产生的酶大部分在细胞内，通常联合成一定的酶系在细胞内活动，成为胞内酶，如氧化还原酶。有些酶则被分泌于细胞外，在细胞外起作用，称为胞外酶，如一些水解酶。

一、胞内酶的作用

细胞质是细菌的内环境，其中含有大量的酶类，这些酶能够有效地分解大分子物质为简单的小分子化合物，从而有利于细胞的吸收和利用。这些水解酶可通过细胞膜向胞外分泌，保证了细胞对外部物质的分解和吸收。

细胞膜是细菌细胞的一个重要组成部分，它不仅具有维持细胞形态和保护细胞内部物质的作用，还含有多种酶类。这些酶在细胞膜上合成并参与多种生物化学反应。例如，肽聚糖、磷壁酸、磷脂、脂多糖等细菌细胞的重要成分都是在细胞膜上合成的。需氧菌的细胞膜上还含有氧化还原酶类，这些酶类能够进行转运电子及氧化磷酸化作用，参与细胞的呼吸过程。这个过程与能量的产生、储存和利用密切相关，是细菌生长和繁殖的基础。此外，细胞膜中还含有与细菌耐药性和致病性、蛋白或多肽产物外分泌、应答环境变化的信号传导系统有关的酶类。例如，青霉素结合蛋白（PBPs）就是一种与细菌耐药性有关的酶类，它能够使细菌对青霉素等抗生素产生耐药性。

电化学离子梯度透性酶是一种特殊的酶，它作为转运营养物质的载体，利用膜内外两侧质子或离子浓度差产生的质子动力或钠动力来协助营养物质跨膜转移。这种酶类是一种疏水性膜蛋白，能够在氧化状态与营养物质结合，而在还原状态时发生构象变化，将结合的营养物质释入细菌细胞质内。

这个过程是可逆的。也就是说，电化学离子梯度透性酶可以在氧化状态和还原状态之间进行转换，从而实现了营养物质的跨膜转移。此外，细胞质还为细菌提供了适宜的温度、pH 和离子浓度等条件，维持酶的活性，使细菌可以进行正常的生命活动。

二、胞外酶的作用

细菌的代谢过程是以胞外酶水解外环境中的大分子营养物质为开端的，这些大分子营养物质可能包括蛋白质、糖类、脂肪等。这些酶的作用是将这些大分子分解成更小的亚单位分子，如单糖、短肽、脂肪酸等。这些亚单位分子随后通过主动或被动转运机制进入胞质内，这是微生物细胞膜中的一种特殊通道，可以控制物质的进出。进入胞质后，这些亚单位分子在酶的催化作用下，经过一种或多种途径转变为通用的中间产物丙酮酸。这个过程是一系列酶促反应的连锁反应，每个反应都会使底物发生特定的化学变化，最终生成丙酮酸。丙酮酸再进一步分解产生能量或合成新的碳水化合物、氨基酸、脂类和核酸等细胞组分。这个分解和合成的过程就是细菌的代谢过程。

在上述过程中，底物分解和转化为能量的过程被称为分解代谢，这个过程为细菌提供生存所需的能量；所产生的能量用于细胞组分的合成的过程被称为合成代谢，这个过程为细菌提供构建细胞所需的物质；将分解代谢和合成代谢紧密结合在一起的过程被称为中间代谢，这是细菌生存和繁殖所必需的过程。在代谢过程中，细菌还会产生许多其他具有重要医学意义的代谢产物，如抗生素、毒素、维生素等。

（一）分解性代谢产物和生化反应

1. 糖的分解

在营养物质中，多糖类物质经过细菌分泌的胞外酶作用，被分解为单糖（葡萄糖）后被吸收利用。这个多糖－单糖的分解过程在各种细菌中基本相同。然而，对于葡萄糖的进一步代谢，因细菌酶系统和氧气需求的不同而存在差异。在这个过程中，需氧菌通过氧化葡萄糖进入三羧酸循环，产生大量的能量和中间代谢产物，为合成代谢提供了必要的前提，最终将葡萄糖彻底氧化为二氧化碳和水。这个过程需要氧气的参与，是一种有氧代谢过程。厌氧菌则通过发酵葡萄糖或丙酮酸产生各种酸类、酮类、醛类、醇类等代谢产物。这个过程不需要氧气参与，是一种无氧代谢过程。

2. 蛋白质和氨基酸的分解

细菌分泌的胞外酶具有将复杂蛋白质分解为短肽的功能，然后这些短肽被吸收进入细菌胞内，再由胞内酶进一步分解为氨基酸。然而，能够分解蛋白质的细菌种类并不多，且蛋白酶的专一性很强。因此，通过检测细菌是否具有分解蛋白质的能力，可以帮助我们鉴别细菌的种类。同时能够分解氨基酸的细菌种类较多，其分解能力也各不相同。这些细菌主要通过脱氨和脱羧两种方式来实现对氨基酸的分解。

3. 细菌的生化反应

不同种类的细菌所具有的酶系统存在差异，导致它们对营养物质的分解能力也各有不同，因此代谢产物也各具特色。根据这一特点，我们可以通过鉴别细菌的代谢产物来鉴别细菌的种类。细菌的生化反应是指检测细菌对各种基质的代谢作用及其代谢产物，通过比较这些代谢产物可以区别和鉴别细菌的种类。

（1）糖发酵试验：不同细菌在分解糖类和代谢产物方面的能力存在差异。观察细菌对乳糖、葡萄糖、麦芽糖、甘露醇、蔗糖等糖类的发酵情况，是鉴别肠道细菌的一种重要方法。例如，大肠埃希菌具有分解乳糖的能力，而致病性肠道杆菌不能分解乳糖。即使两种细菌都可以发酵同一糖类，它们的发酵结果也可能不同。例如，大肠埃希菌和伤寒沙门菌都能发酵葡萄糖，但它们的代谢产物不同。大肠埃希菌含有甲酸脱氢酶，能够将葡萄糖分解为甲酸并产生氢气，而伤寒沙门菌缺乏这种酶，因此其发酵葡萄糖只能产生酸而不会产生氢气。

（2）吲哚（indol，I）试验：有些细菌，如大肠埃希菌、变形杆菌、霍乱弧菌等，具有强大的分解能力，可以将培养基中的色氨酸进行分解，生成一种名为吲哚（也称为靛基质）的物质。这种吲哚物质在与试剂中的对二甲基氨基苯甲醛发生特定的化学反应后，会生成一种呈现红色的化合物，称为玫瑰吲哚。

（3）甲基红（methyl red，M）试验：产气肠杆菌能够将葡萄糖分解产生丙酮酸。丙酮酸经过脱羧作用转化为中性乙酰甲基甲醇。这个过程中培养液的pH升高，超过5.4，因此，甲基红试验结果为阴性。大肠埃希菌在分解葡萄糖后，培养液的pH会下降，低于4.5，甲基红试验结果为阳性。

（4）VP（Voges-Proskauer）试验：大肠埃希菌和产气肠杆菌在发酵葡萄糖方面有相似的特性，也能产酸产气方面，却无法通过外观或气味来鉴别。产气肠杆菌能生成中性化合物乙酰甲基甲醇，这种化合物在碱性溶液中会被氧化，进而生成二乙酰。二乙酰与含胍基化合物在特定条件下会发生化学反应，生成一种呈现红色的化合物。当产气肠杆菌存在时，VP试验的结果会呈阳性。与此不同，大肠埃希菌在同样的生物化学反应中无法生成乙酰甲基甲醇，因此，在VP试验中，大肠埃希菌的存在会导致结果呈阴性。

（5）枸橼酸盐利用（citrate utilization，C）试验：某些细菌可在枸橼酸盐培养基上生长，并分解枸橼酸盐生成碳酸盐，分解铵盐生成氨，使培养基变成碱性，则试验结果呈阳性。大肠埃希菌不能利用枸橼酸盐在该培养基上不能生长，为枸橼酸盐利用试验结果呈阴性。

常用吲哚（I）、甲基红（M）、VP（V）和枸橼酸盐利用（C）试验来鉴定肠道杆菌，合称IMViC试验。

（6）尿素酶试验：变形杆菌能产生尿素酶，分解尿素产氨，使培养基变成碱性，为尿素酶试验阳性。

（7）硫化氢试验：乙型副伤寒沙门菌和变形杆菌等细菌能分解培养基中的含硫氨基酸生成硫化氢，硫化氢与铅或铁离子可生成黑色的硫化物，为硫化氢试验阳性。

现代临床细菌学已普遍采用微量、快速的生化鉴定方法，形成了以细菌生化反应为基础的各种数值编码鉴定系统。通过使用细菌鉴定软件来分析细菌的生化反应谱，可以实现细菌生化鉴定的自动化，从而能够快速确定细菌的种类。

（二）合成性代谢产物及其在医学上的意义

菌体自身成分，如细胞壁、多糖、蛋白质、脂肪酸、核酸等的合成过程需要利用细菌分解代谢中的产物和能量，同时一些在医学上具有重要意义的代谢产物，如侵袭性酶也在这个过程中产生。这些酶类可损伤机体组织，促使细菌的侵袭和扩散，是细菌重要的致病物质，如金黄色葡萄球菌产生的血浆凝固酶，A群链球菌产生的透明质酸酶、链激酶，产气荚膜梭菌产生的卵磷脂酶等。有些细菌如变形杆菌和淋病奈瑟菌可产生 IgA 蛋白酶，使 sIgA 裂解，降低了局部黏膜的防御力。细菌产生的外毒素本身也具有酶活性，如葡萄球菌 β 毒素即磷脂酶 C，可分解胞膜上磷脂而损害细胞膜结构。

第三节　酶类在病原微生物侵染寄主中的作用

一、凝固酶

凝固酶（coagulase）是判断葡萄球菌有无致病性的重要指标。凝固酶包括游离凝固酶和结合凝固酶两种。游离凝固酶可分泌至菌体外被血浆中的凝固酶反应因子激活，使血浆凝固呈胶冻状，可用试管法检测；结合凝固酶或称凝聚因子（clumping factor）是结合于菌体表面，能与纤维蛋白原结合，使纤维蛋白原变成固态的纤维蛋白而使细菌凝聚呈颗粒状，可用玻片法检测。

葡萄球菌感染时，其产生的凝固酶能够使纤维蛋白在菌体表面凝聚，从而阻止体内吞噬细胞的吞噬或胞内消化作用。这意味着葡萄球菌能够利用凝固酶作为一种保护机制，避免被免疫系统识别和清除。此外，凝固酶还能够促进血液凝固，从而有助于感染的局部化，并可能形成血栓，有助于细菌的传播和扩散。值得注意的是，葡萄球菌感染的严重程度和凝固酶的产生量之间可能存在一定的关联。凝固酶的产生量可能会影响感染的扩散和严重程度，因此，对凝固酶的研究和控制可能有助于预防和治疗葡萄球菌感染。

根据是否能产生凝固酶，可将其分为凝固酶阳性及凝固酶阴性葡萄球菌。凝固酶阳性葡萄球菌致病性强，可引起多种化脓性和毒素性疾病。凝固酶阴性葡萄球菌是人体皮肤、黏膜的正常菌群，近年来从感染标本中已分离出表皮葡萄球菌、腐生葡萄球菌、人葡萄球菌、溶血葡萄球菌、头葡萄球菌、木糖葡萄球菌、猿类葡萄球菌等10余种凝固酶阴性葡萄球菌。凝固酶阴性葡萄球菌已成为医院感染的常见病原菌，而且耐药菌株日益增多。

凝固酶阴性葡萄球菌的耐药性已成为医院感染治疗的一大难题。随着抗生素的广泛应用，耐药菌株不断增加，给临床治疗带来了很大的挑战。凝固酶阴性葡萄球菌的耐药机制十分复杂，主要包括产生多种酶类、改变药物作用靶点、增加药物外排等。其中，产生β-内酰胺酶是最为常见的一种机制，能够分解β-内酰胺类抗生素，从而对多种抗生素产生耐药性。此外，凝固酶阴性葡萄球菌还可能产生氨基糖苷类修饰酶，改变氨基糖苷类抗生素的结构，使其失去抗菌活性。

在临床治疗中，对于凝固酶阴性葡萄球菌感染的治疗需要考虑耐药性因素。对轻度感染的患者，可以选择一些对凝固酶阴性葡萄球菌敏感的抗生素进行治疗；对严重感染的患者，则需要使用更加高级的抗生素或者联合使用多种抗生素进行治疗，同时还需要根据药敏试验结果调整治疗方案，确保及时有效地控制感染。

为了减少医院感染的发生和耐药菌株的传播，医院需要加强感染控制措施，提高医务人员的防护意识，严格执行消毒隔离制度等。此外，对于长期使用抗生素的患者也需要加强监测和管理，避免滥用抗生素，从而减少耐药菌株的产生和传播。为了有效控制感染和提高治疗效果，需要加强耐药机制的研究和药敏试验的应用，同时需要采取有效的感染控制措施和合理使用抗生素等措施来减少耐药菌株的产生和传播。

二、透明质酸酶 (hyaluronidase)

透明质酸酶又名扩散因子，是一种在生物体内普遍存在的关键酶，其主要功能是分解细胞间质中的透明质酸，使得细胞间的阻力降低，从而有利于细菌在组织中扩散。透明质酸是细胞外基质的重要成分，因此透明质酸酶在许多生物学过程中发挥着不可或缺的作用，包括细胞迁移、肿瘤扩散等。

在细胞迁移过程中，透明质酸酶的作用尤为突出。当细胞需要移动到新的位置时，它们需要突破周围的基质屏障。透明质酸酶通过分解透明质酸，使得细胞能够更容易地通过这个屏障，从而完成迁移过程。在肿瘤扩散过程中，透明质酸酶的作用同样不可忽视。肿瘤细胞在向周围组织扩散时，它们需要突破细胞外基质屏障，而透明质酸酶在此过程中扮演着"开路先锋"的角色。通过分解细胞外基质中的透明质酸，肿瘤细胞得以更容易地扩散到周围组织。

此外，透明质酸酶还在其他许多生物学过程中发挥着重要的作用。例如，在胚胎发育过程中，透明质酸酶能够帮助细胞迁移和组织形成；在伤口愈合过程中，透明质酸酶有助于炎症细胞的浸润和伤口的修复。因此，透明质酸酶在生物体内的作用是复杂且多样的，它不仅参与了细胞迁移和肿瘤扩散等过程，还在其他许多方面发挥着关键作用。

在医学领域，透明质酸酶常常被用于治疗一些疾病，如癌症、关节炎等。通过分解细胞间质的透明质酸，透明质酸酶能够增加药物在组织中的扩散，从而提高治疗效果。除此之外，透明质酸酶还被用于美容领域。通过分解透明质酸来减少皮肤中的透明质酸含量，从而改善皮肤的弹性和光泽。在一些美容产品中，透明质酸酶被作为一种重要的成分用于改善皮肤的质量。透明质酸酶作为一种重要的生物酶，在医学和美容领域都有着广泛的应用。通过对其作用机制的深入了解，可以更好地利用它来治疗和改善一些疾病和皮肤问题。

三、链激酶 (streptokinase, SK)

链激酶也被称为链球菌溶纤维蛋白酶。当血液中的纤维蛋白酶原遇到链激酶时，链激酶会激活纤维蛋白酶原，使其转化为纤维蛋白酶。纤维蛋白酶是一种强大的蛋白质降解酶，能够分解纤维蛋白，这是血液中一种主要的凝血因子。通过分解纤维蛋白，链激酶帮助溶解血块，阻止血浆凝固，使得血液流动性增加。在过去的几十年中，它已经成为治疗急性心肌梗死、深静脉血栓等病症的重要药物。国内研究的重组链激酶，用于治疗急性心肌梗死患者十分有效。

除了对纤维蛋白的分解作用，链激酶还具有促进细菌在组织中扩散的作用。这是因为当链激酶激活纤维蛋白酶原时，会产生一种能够促进细菌运动的物质。这种物质能够吸引细菌，使得细菌更容易在组织中扩散。

链激酶的生理作用在许多生理和病理过程中都发挥着重要的作用。例如，在伤口愈合过程中，链激酶可以帮助清除纤维蛋白沉积，从而促进伤口的愈合。但是，链激酶的过度激活可能导致纤维蛋白降解过度，从而引

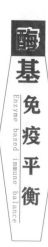
发出血或血栓形成等不良症状。

四、链道酶（streptodomase, SD）

链道酶也称链球菌 DNA 酶，是一种具有多种功能的生物酶，能够降解脓液中的黏稠 DNA，使脓液变得稀薄，从而有利于细菌的扩散。在生物学的角度上，这种酶的作用是调节脓液的黏稠度，帮助链球菌在脓液中更好地生存和繁殖。

这种酶还能促进链球菌与其他细菌之间的基因交换。当链球菌与其他细菌接触时，链球菌 DNA 酶能够降解它们的 DNA，使得这些细菌的基因能够更容易地相互交换。这种基因交换的过程被称为 horizontal gene transfer（HGT），是细菌适应新环境、获取新能力的重要方式之一。

此外，通过抑制链球菌 DNA 酶的作用，可以减少链球菌的繁殖，从而减轻感染的症状。同时，链球菌 DNA 酶还可以被用来制备新型的抗菌药物，以对抗日益严重的抗菌药物耐药性问题。

由于 SD 和 SK 能致敏 T 淋巴细胞，故可通过迟发型超敏反应原理测定受试者的细胞免疫功能，这项试验称为 SK-SD 皮试。此外，现已将 SD、SK 制成酶制剂，临床上用于液化脓性渗出液。例如，应用于肺炎链球菌所致的脓胸等疾患，使脓液变稀，以利抗菌药物的治疗。

五、胶原酶（collagenase）

胶原酶是一种生物酶，具有强大的生物活性，能够分解胶原纤维，使得细菌能够更容易地在组织中扩散。在人体中，胶原纤维是重要的结缔组织成分，起着支撑和保护器官的作用。然而，部分细菌入侵人体时会分泌胶原酶，以破坏胶原纤维的结构，从而更容易地扩散到其他组织。

胶原酶作用不仅限于感染过程。在医学和生物技术领域，胶原酶也被广泛用于研究和治疗。例如，在眼科手术中，胶原酶被用于溶解角膜胶原纤维，以便于进行角膜移植手术。此外，胶原酶还被用于研究和治疗皮肤、骨骼和神经系统的疾病。在皮肤方面，胶原酶被用于治疗皮肤创伤和疤痕，以及促进皮肤再生和修复。通过降解胶原蛋白，胶原酶可以帮助皮肤细胞重新生长，从而改善皮肤质量和外观。此外，胶原酶还可以用于治疗一些皮肤疾病，如硬皮病、红斑狼疮等，帮助缓解症状和提高患者的生活质量。在骨骼方面，胶原酶被用于研究和治疗骨质疏松症、骨关节炎等骨骼疾病。这些疾病通常与骨骼中胶原蛋白的分解和吸收有关。通过降解胶原蛋白，胶原酶可以帮助骨骼细胞重新生长和修复，从而改善骨骼健康和减轻疼痛。在神经系统方面，胶原酶也被用于研究和治疗一些神经系统疾病，如多发性硬化症、神经肌肉疾病等。这些疾病通常与神经系统中胶原蛋白的分解和吸收有关。通过降解胶原蛋白，胶原酶可以帮助神经细胞重新生长和修复，从而改善神经系统的功能和减轻疼痛。

六、烯醇化酶

多种病原微生物在其表面或分泌物中都存在烯醇化酶，这一特定的定位特征赋予了该蛋白与外界环境相互作用的能力。现有的大量证据表明烯醇化酶在病原微生物入侵人体组织的过程中发挥了关键作用，尤其是在人类病原体入侵的过程中。

以肺炎链球菌为例，该菌进入人体后会结合在呼吸道黏膜上，之后继续侵染上皮细胞，在人体组织内扩散，引发菌血病和脑膜炎。肺炎链球菌表面存在烯醇化酶，并且该蛋白能够激活寄主纤溶系统，表现出与组织侵染相关的特性，在这一过程中协助细菌突破组织屏障。有研究中将肺炎链球菌的烯醇化酶基因突变后侵染小鼠，发现突变后的菌株侵袭力急剧下降，毒力消失，表明了烯醇化酶在肺炎链球菌入侵过程中的重要作用。许多感染人类的病原体表面都有烯醇化酶的存在，如引起化脓性、毒素性疾病和变态反应性疾病的 A 型链球菌，引起食物中毒、败血症和脑膜炎的嗜水气单胞菌，引起人体局部或全身性真菌感染的白色念珠菌等，这些烯醇化酶也能与人的纤溶系统相作用，从而协助细菌入侵人体。除了影响人的纤溶系统，细菌来源的烯醇化酶也可以通过免疫抑制的方式促进侵染的发生。例如引起龋齿的链球菌，近期有研究表明，龋病的发生与变异链球菌有密切联系，变异链球菌数量增加会使患龋风险大大提高。变异链球菌产生的烯醇化酶能够抑制人体针对 T 细胞依赖性抗原的免疫反应，从而使得龋齿链球菌能够更加顺利地入侵人体。同时，这种微生物还能够诱导宿主细胞产生白细胞介素 10，进一步协助其侵袭过程。

第四节　与细菌耐药性有关的酶

灭活酶是一种由耐药基因编码产生的酶，能够破坏抗菌药物或使之失去抗菌活性。这种机制在细菌产生耐药性中扮演着重要的角色。在自然界中，细菌容易产生耐药性，这使得它们能够在各种不同的环境条件下生存和繁殖。当细菌接触到抗菌药物时，它们可能会产生灭活酶来破坏药物的活性，从而使药物失去对细菌的杀伤作用。

一、β- 内酰胺酶

β- 内酰胺酶（β-lactamase）是常见的一种灭活酶，目前已有超过1000 种不同的 β- 内酰胺酶被发现。β- 内酰胺酶通过破坏 β- 内酰胺类抗生素（如青霉素类和头孢菌素类）的 β- 内酰胺环而使其失去抗菌活性，是细菌对此类抗生素耐药的主要机制。根据氨基酸序列可以将 β- 内酰胺酶分为四类：① A 类酶：在催化位点具有丝氨酸残基的 β- 内酰胺酶，包含广谱酶 TEM-1/2、ESBLs、头孢菌素、青霉素及碳青霉烯酶等；② B 类酶：利用金属离子作为辅因子的 β- 内酰胺酶，受到离子螯合剂的抑制，包含多数 β- 内酰胺类和碳青霉烯酶；③ C 类酶：对青霉素和头孢菌素具有耐药性的 β- 内酰胺酶，通常是在染色体上编码的头孢菌素酶 AmpC；④ D 类酶：此类 β- 内酰胺酶与 A 类酶不同的地方在于它们能水解奥沙西林，并且对克拉维酸具有较弱的抑制作用，包含青霉素类及邻氯西林酶。

β- 内酰胺酶是一种由细菌染色体或质粒或 Tn 编码产生的酶，能够催化 β- 内酰胺类抗生素的裂解，从而产生抗性。葡萄球菌是 G+ 菌中主要产生 β- 内酰胺酶的病原菌，而肺炎链球菌和肠球菌等 G- 菌通过合成此酶来产生对 β- 内酰胺类抗生素的抗性。与 G+ 菌相比，G- 菌产生的 β- 内酰胺酶更多且广，主要水解头孢菌素类抗生素。其中，肠杆菌科细菌的大肠埃希菌、肺炎克雷伯菌及假单胞菌属中的铜绿假单胞菌等尤为突出。在医院感染中，

这些产 β-内酰胺酶的肠杆菌科细菌已经对碳青霉烯类抗生素（如亚胺培南、美罗培南等）产生了耐药性。

二、氨基糖苷类钝化酶

氨基糖苷类钝化酶（aminoglycoside modifying enzyme）是由细菌质粒或 Tn 编码的重要酶类。这种酶具有改变氨基糖苷类抗菌药物分子结构的能力，使其不再或难以与细菌核糖体结合，从而失去抗菌活性。氨基糖苷类钝化酶的产生是病原菌对氨基糖苷类抗生素产生耐药性的最重要机制之一。根据作用方式的不同，氨基糖苷类钝化酶主要分为三类：使游离氨基乙酰化的乙酰转移酶（AAC），使游离羟基磷酸化的磷酸转移酶（APH）。使游离羟基腺苷化的腺苷转移酶（AAD）。这些酶通过不同的化学反应方式，将氨基糖苷类抗菌药物进行钝化处理，使其失去抗菌活性。

其中，乙酰转移酶（AAC）主要通过将氨基乙酰化的方式来改变氨基糖苷类抗菌药物的分子结构。这种乙酰化作用使得药物分子不再与细菌核糖体结合，从而失去抗菌活性。磷酸转移酶（APH）主要通过将羟基磷酸化的方式来改变氨基糖苷类抗菌药物的分子结构。这种磷酸化作用使得药物分子结构发生变化，从而不再与细菌核糖体结合，失去抗菌活性。腺苷转移酶（AAD）主要通过将羟基腺苷化的方式来改变氨基糖苷类抗菌药物的分子结构。这种腺苷化作用使得药物分子结构发生变化，从而不再与细菌核糖体结合，失去抗菌活性。同时，这三种酶的活性也是衡量病原菌对氨基糖苷类抗生素耐药程度的重要指标。

每种钝化酶根据其独特的作用部位和所能够破坏的抗生素种类，可以被进一步细分为多种不同的异构酶。由于不同种类的抗菌药可能具有相同的酶作用部位，或者一种抗菌药可能存在多个酶的结合部位，因此，同一种酶可以钝化多种氨基糖苷类抗菌药，而一种氨基糖苷类抗菌药又可能被多种酶所钝化。能产生钝化酶的细菌包括 G- 杆菌、金黄色葡萄球菌、淋病奈瑟菌及肠球菌等。

钝化酶是一种具有高度特异性的酶，能够识别并结合特定的抗菌药物分子，使其失去活性或降低活性。这种酶的作用不仅限于一种抗菌药，而是可以作用于多种结构相似的药物分子。这种交叉钝化作用可能是由于这些抗菌药的分子结构具有一定的相似性，使得钝化酶可以识别并作用于这些药物。对于氨基糖苷类抗菌药来说，由于其分子结构相似，不同种类的药物之间可能会出现交叉耐药现象。这意味着，如果一种细菌对一种氨基糖苷类抗菌药产生了耐药性，它可能也对其他结构相似的药物产生耐药性。这种现象给临床治疗带来了挑战，因为医生可能需要考虑使用不同的抗菌药物来治疗感染，以避免细菌的耐药性。

三、氯霉素乙酰转移酶

氯霉素乙酰转移酶（chloramphenicol acetyl transferase），是一种由细菌染色体或质粒基因编码产生的蛋白质，其作用是将氯霉素乙酰化，从而使氯霉素失去抗菌活性。这种酶的产生主要与一些特定的细菌有关，包括革兰阴性杆菌（主要为肠杆菌科细菌）、葡萄球菌及 D 组链球菌等。这些细菌广泛存在于自然环境中，如土壤、水源等，因此氯霉素乙酰转移酶的存在也较为普遍。

四、红霉素酯酶

红霉素酯酶（Erythromycin esterase）是一种重要的酶，能够水解大环内酯类抗菌药物中的内酯环，使其失去抗菌活性。这是细菌对大环内酯类抗菌药物产生耐药性的机制之一。例如，对红霉素高度耐药的大肠埃希菌临床分离株会产生红霉素酯酶，从而使其对红霉素失去抗菌作用。此外，溶血性链球菌和金黄色葡萄球菌也会产生类似的灭活酶，这些酶可以核苷化、乙酰化或水解大环内酯类、林可霉素及链阳霉素类抗生素，使其失去抗菌作用。

五、甲基化酶

某些细菌的耐药性基因编码产生了甲基化酶，这种酶能够将细菌核糖体 50S 亚基的 23S rRNA 上的腺嘌呤残基进行甲基化修饰。这种甲基化修饰改变了核糖体的构象，导致大环内酯类抗生素无法与其结合，从而产生了耐药性。由于大环内酯类（macrolides）、林可霉素类（lincosamids）及链阳霉素类（streptogramins）抗菌药的作用靶位相似，因此，一旦这个靶位结构发生改变，细菌就可能对这三种药物都产生耐药性，这种耐药表型被称作MLS。这三种抗菌药在临床上的应用非常广泛，因此，MLS是一种严重的耐药表型，MLS的产生对临床抗感染治疗带来了很大的挑战。

六、青霉素结合蛋白（PBP）

青霉素结合蛋白是一种重要的酶，包括转肽酶、羧肽酶和内肽酶，它们在细菌细胞壁的末端阶段参与组装，并在生长和分裂过程中重塑细胞壁。这些酶是β-内酰胺类抗菌药的作用靶位，然而，细菌可以通过产生新的低亲和力的青霉素结合蛋白来产生耐药性。这种青霉素结合蛋白介导的耐药性在葡萄球菌、肺炎链球菌、流感嗜血杆菌、脑膜炎奈瑟菌及淋病奈瑟菌等细菌中存在，其中最常见的是耐甲氧西林金黄色葡萄球菌（methicillin-resistant staphylococcus aureus, MRSA）。

MRSA菌株是一种非常特殊的细菌，除了正常产生的5种PBPs（PBP1～3、3′、4）外，还产生一种新的PBP，称为PBP2a。PBP2a的特性与其他的PBPs截然不同，它与β-内酰胺类抗生素的亲和力极低，几乎不与该类抗生素结合。这意味着，当高浓度抗生素存在时，PBP2a可以替代被抑制的正常PBP，参与细菌细胞壁肽聚糖的合成，使细菌继续生长和繁殖，从而对β-内酰胺类抗生素产生耐药。

MRSA菌株不仅对甲氧西林和其他β-内酰胺类抗生素产生耐药，而且对氨基糖苷类、红霉素等抗生素产生耐药，因此是一种多重耐药的细菌，给治疗带来很大的困难。常用的治疗药物是万古霉素，但近年来，临床上出现了万古霉素敏感性下降的金黄色葡萄球菌，即万古霉素中介的金黄色葡萄球菌（vancomycin-intermediate staphylococcus aureus, VISA），甚至万古霉素耐药的金黄色葡萄球菌（vancomycin-resistant staphylococcus aureus, VRSA）。这些新的耐药菌株的出现，使得治疗MRSA感染变得更加困难。

七、多种酶类在抗感染治疗中的作用

在抗感染治疗中，抑制或阻断细菌等病原微生物体内重要代谢途径中相关酶的活性是杀菌或抑菌的关键。这些代谢途径中的酶是微生物生长、繁殖和生存所必需的。通过抑制或阻断这些酶的活性，可以破坏微生物的代谢平衡，从而抑制其生长和繁殖，甚至导致其死亡。磺胺类药物可通过竞争性抑制细菌体内二氢叶酸合成酶活性使细菌核酸代谢受阻，从而抑制其生长繁殖。此外，抗真菌药如氟康唑、伏立康唑等，也能抑制真菌细胞膜中麦角固醇合成酶，从而破坏真菌胞质膜的完整性，导致真菌生长受阻和死亡。不同的抗菌药物通过不同的作用机制发挥抗感染作用，医生需要根据感染的具体情况和病原微生物的种类选择合适的抗菌药物进行治疗。

（孙颖 王舰）

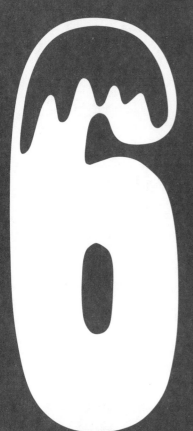

第六章
酶与人体细胞

　　酶不仅在病原微生物的基本生理功能中起作用，还在其感染、毒力和与宿主的相互作用中发挥重要作用。同时，酶也成为抗微生物药物开发和病原微生物诊断的重要靶点和工具。酶在人体中的多样性和功能复杂性使其成为生物化学和医学研究的核心。它们不仅在维持正常生理功能中至关重要，还在疾病的发生、诊断和治疗中发挥关键作用。了解酶的功能和调控机制，有助于揭示生命的本质，开发新的治疗方法和诊断技术。

人体细胞内的酶是是由活细胞产生的，对其特异性底物具有高度催化作用和高度特异性的蛋白质。酶能够参与多种生物化学反应，降低化学反应的活化能，加速化学反应的速率，使得细胞内的代谢过程高效进行，并且能够维持细胞的正常功能。酶参与的酶促化学反应具有的特点是：特异性、高效性、可逆性、可调节性。

酶的化学本质主要为蛋白质或 RNA，因此它具有一级、二级、三级乃至四级结构。酶具有特定的三维结构，这个结构决定了其催化活性和底物特异性。酶的结构包括活性中心、结合位点和调节部位等部分。所有的酶都有活性中心，酶活性中心是指酶蛋白中与底物结合并参与催化反应的特殊区域。

根据其功能和结构特点，酶可以分为单纯酶和结合酶。单纯酶仅由氨基酸残基构成，例如胰脂肪酶、核糖核酸酶、胃蛋白酶等。结合酶由蛋白质（酶蛋白）和非蛋白质（辅助因子）组成，即结合酶（全酶）＝酶蛋白＋辅助因子。酶蛋白决定酶促反应的特异性，辅助因子决定酶促反应的种类和性质，同一种酶可以有多种辅助因子。这里的辅助因子可分为辅基和辅酶两大类别，辅基主要包括一些金属离子如 K^+、Na^+、Ca^{2+}、Mg^{2+}、Cu^{2+} 等，这些金属离子与酶蛋白结合紧密，不能用透析或超滤的方法将其除去。辅基的作用主要是稳定酶的结构、促进底物的结合和反应的进行等。辅基是酶蛋白中的一部分，它与酶蛋白紧密结合，在酶的催化过程中发挥着重要的作用。辅酶主要是一些小分子有机化合物，例如 NAD^+（烟酰胺腺嘌呤二核苷酸）、FAD（黄素腺嘌呤二核苷酸）、CoA（辅酶 A）、ATP（三磷酸腺苷）、B 族维生素等。虽然辅酶与酶蛋白结合迅速，但是它们之间的结合不专一且结合很松散，用透析和其他方法很容易将它们与酶分开，辅酶能够影响酶的活性、选择性和稳定性等特性。

辅助因子在酶的催化过程中起着重要的作用，主要有以下几个方面：①提供电子或质子：辅酶可以作为电子或质子的供体或受体，参与氧化还原反应或酸碱反应。例如，NAD^+ 和 FAD 作为脱氢酶和氧化还原酶的辅酶，能够接受电子并转移质子。②稳定酶的结构：辅基可以稳定酶的结构，促进底物的结合和反应的进行。例如，Mg^{2+} 作为许多酶的辅助因子，可以稳定酶的结构，促进底物的结合和反应的进行。③促进底物的转化：辅基可以将底物转化为更易于反应的形式。例如，CoA 作为酰基转移酶的辅基，能够将酰基从底物转移到其他分子上。④提供能量：辅基可以提供生物化学反应所需的能量。例如，ATP 作为能量转移剂，能够通过水解释放出能量，使反应发生。

在人体细胞中，酶参与了许多关键的生物化学反应，包括代谢、消化、免疫等各个方面。例如，消化系统中的消化酶能够分解食物中的大分子，如蛋白质、碳水化合物和脂肪，使其能够被吸收和利用。另外，酶还参与了细胞呼吸过程中的能量产生和利用，例如，与糖酵解阶段相关的己糖激酶、磷酸果糖激酶、丙酮酸激酶；与三羧酸循环（又称 Krebs 循环）相关的柠檬酸合酶、异柠檬酸脱氢酶、α - 酮戊二酸脱氢酶复合体；与氧化磷酸化阶段相关的 NADH 脱氢酶、琥珀酸脱氢酶、CoQ10 等。

细胞内还存在着一系列酶的调控机制，以保持生物体内部的平衡和适应外界环境的变化。人体内的酶主要受到以下三种调节机制的控制：①共价修饰：是一种常见的酶调节机制，通过改变酶的氨基酸残基来调节其活性和稳定性。常见的共价修饰包括磷酸化、乙酰化、甲基化和腺苷化等。②配体结合：一些酶可以通过与配体的结合来调节其活性。配体可以是小分子化合物、蛋白质或其他生物大分子。配体的结合可以增强或抑制酶的催化活性。③蛋白质相互作用：一些酶通过与其他蛋白质的相互作用来调节其活性。这种相互作用可以是直接的物理接触，也可以是通过其他蛋白质介导的信号传导途径。常见的酶的合成和降解、酶的激活和抑制等调控，是通过酶调控以确保酶的活性能够适应细胞内的需求。

细胞器、细胞膜和细胞核上都存在多种酶，它们各自在细胞的生理过程中发挥着特定的功能。不同类型的细胞和组织中的酶组成也可能有所差异。然而，当这些酶出现异常时，就会导致疾病的发生。人体内的酶异常与许多疾病的发生和发展密切相关。一些遗传性疾病是由于基因突变导致酶的功能丧失或降低引起的，如先天性肌无力综合征和苯丙酮尿症等。此外，一些代谢性疾病也与酶的异常有关，如糖尿病。因此，研究人体内的酶对疾病的诊断和治疗具有重要意义。

第一节　细胞器酶

细胞器是细胞内具有特定结构和功能的亚细胞结构，在细胞内执行特定的生物学功能，并与其他细胞器和细胞质进行相互作用（图 6-1）。人体常见的细胞器包含线粒体、溶酶体、内质网、核糖体、高尔基体等。这些细胞器中酶属于细胞酶，因为它们主要存在于细胞内，在细胞内的代谢反应、能量产生、蛋白质合成和降解等方面发挥特定的生物学功能，维持着细胞的正常功能和代谢活动。细胞器上的酶种类繁多，在特定的细胞器中发挥催化作用。细胞器内的酶具有高度特异性、协同作用、可调节性和组织分布不均等特点，这些特点使得细胞器内的酶能够高效地完成其特定的生物学功能。

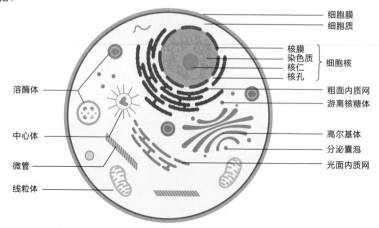

图 6-1　真核细胞结构示意图

一、线粒体

线粒体是细胞中能量产生的主要场所，负责将葡萄糖等有机物分解成能量（ATP），其中的酶参与细胞呼吸过程，以供细胞进行各种生命活动。线粒体具有自己的基因组和蛋白质合成系统，可以独立进行代谢活动。

（一）线粒体酶

线粒体酶是三羧酸循环的关键酶，三羧酸循环是细胞内产生能量的重要途径之一。线粒体酶还参与脂肪酸氧化、电子传递链等代谢过程，对维持细胞内的正常代谢状态具有重要作用。线粒体酶的正常功能对维持细胞能量供应至关重要。如三羧酸循环（TAC）酶和细胞色素氧化酶（COX），参与细胞内的能量产生。一些线粒体酶的缺陷或突变可能导致能量代谢紊乱，引发一系列线粒体相关疾病，如线粒体疾病和代谢性疾病。线粒体疾病是由于线粒体酶功能异常引起的一类遗传性疾病。常见的线粒体疾病包括肌萎缩性侧索硬化症（ALS）、糖尿病、帕金森病等。这些疾病通常表现为肌肉无力、运动障碍和神经系统损伤等症状。此外，单胺氧化酶存在于线粒体外膜上，能够催化单胺类神经递质的脱氨基氧化过程，生成过氧化氢（H_2O_2），MAOs 是衰老过程中线粒体氧化应激和随后的细胞器改变的关键角色。

1. 三羧酸循环（TAC）酶

TAC 酶包括多个酶，如柠檬酸合酶、异柠檬酸脱氢酶（IDH）、α-酮戊二酸脱氢酶复合体和苹果酸脱氢酶（MDH）等，参与细胞内能量代谢过程，将葡萄糖和脂肪酸等有机物质分解为二氧化碳和水，并同时合成 ATP 分子（图6-2）。与三羧酸循环相关的酶的突变，包括琥珀酸脱氢酶（SDHx）、富马酸水合酶（FH）、异柠檬酸脱氢酶（IDH）和苹果酸脱氢酶 2 型（MDH2），会导致关键致癌代谢中间体的积累。这些中间体中值得注意的是琥珀酸盐、富马酸盐和 2-羟基戊二酸盐（2-HG），它们通过各种机制诱导假性缺氧，促进肿瘤发生。SDHx 突变在副神经节瘤（PPGLs）中普遍存在，破坏线粒体功能并引起琥珀酸盐积累，竞争性地抑制 α-酮戊二酸依赖的双加氧酶，从而导致高甲基化、表观遗传变化和低氧诱导因子（HIF）的激活。在 FH 缺乏的细胞中，富马酸积累导致蛋白质琥珀化，影响细胞功能。FH 突变还会触发糖酵解和乳酸合成的代谢重编程。IDH1/2 突变产生 D-2HG，抑制 α-酮戊二酸依赖双加氧酶，稳定 HIF。同样，MDH2 突变与 HIF 稳定性和假性缺氧反应相关。

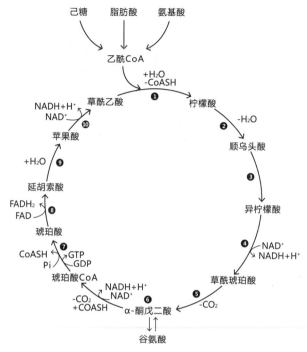

图 6-2　线粒体内进行的三羧酸循环过程及三羧酸循环酶

2. 细胞色素 C 氧化酶（COX）

COX 是真核细胞线粒体内膜上的一种酶类。它是呼吸链中的末端酶，也是电子传递链中最重要的酶之一。COX 在细胞呼吸过程中起着至关重要的作用，即它参与细胞呼吸过程中的电子传递链，将电子从 NADH 和 FADH2 传递到氧气，生成水和能量（ATP）。COX 由 1300 ～ 1400 个氨基酸残基组成，分子量约为 140 kDa，这些氨基酸以非共价键相互作用形成多聚体结构，包括 α、β、γ 和 δ 四个多肽链。每个多肽链都包含多个跨膜螺旋和亲水性结构域，它们共同构成了 COX 的活性位点和反应中心。COX 由多个亚基组成，其中包括细胞色素 a、b、c1 和 c 的多个异构体。COX 的活性受到多种因素的影响，包括氧气供应、pH、温度、离子浓度等。当 COX 的活性受到抑制时，会导致细胞呼吸过程受阻，从而影响 ATP 的产生和细胞正常的代谢活动。COX 的功能异常或缺陷会导致线粒体呼吸链的中断，进而影响细胞的能量代谢和生命活动，例如，一些遗传性疾病如肌萎缩性侧索硬化症（ALS）就与 COX 的功能异常有关。

（二）线粒体酶与疾病

1. 三羧酸循环酶与疾病

研究表明，三羧酸循环酶的异常表达或功能失调与代谢性疾病的发生和发展密切相关。2 型糖尿病患者骨骼肌肌肉组织中的异柠檬酸脱氢酶活性明显降低，肥胖症患者脂肪组织中的三羧酸循环酶活性也明显降低。

代谢失调是癌细胞的一个标志，而三羧酸循环酶在肿瘤细胞中表达异常或功能失调，可能参与了肿瘤的发生和发展过程。肿瘤性疾病表现出关键糖酵解酶的表达增加。例如，乳腺癌患者肿瘤组织中的三羧酸循环酶活性明显升高，肺癌患者肿瘤组织中的三羧酸循环酶活性也明显升高。

糖尿病相关性心功能障碍与线粒体功能障碍和氧化应激有关，这可能导致左心室功能障碍。在胰岛素抵抗过程中，线粒体三羧酸循环酶活性降低，影响线粒体内三羧酸循环途径的正常能量供应，胰岛素作用受损会导致心脏线粒体功能障碍。此外，冠心病在缺血发生后会导致三羧酸循环和呼吸链中相关酶被抑制。

2. 细胞色素氧化酶（COX）与疾病

细胞色素氧化酶缺乏症的各种表型形式已被确认，最常见的形式涉及脑干和基底神经节变性（Leigh 综合征）和乳酸血症，有致命的婴儿型、良性可逆型和心肌病型等多种表型。COX 缺陷导致 COX 活性降低 80% ～ 90%，似乎影响所有组织。COX 缺陷会导致心肌细胞能量代谢障碍，从而引起心肌缺血、心肌梗死、心律失常和心力衰竭。此外，COX 缺陷会导致血管内皮细胞功能异常，从而引起高血压以及动脉粥样硬化的发生和发展。COX 的活性降低会导致线粒体功能异常，因此，COX 的激活可能成为预防和治疗相关疾病的方向之一。

COX 的电子传递链受损导致线粒体功能障碍。线粒体功能障碍几乎与所有神经退行性疾病和神经退行性相关事件有关。帕金森病、阿尔茨海默病等常见的神经系统退行性疾病，其发病机制涉及多种因素，包括氧化应激、线粒体功能障碍和神经元凋亡等。研究表明，COX 在帕金森病、阿尔茨海默病的发生和发展中也扮演着重要角色。β - 淀粉样蛋白是 COX 减少的原因，COX 的活性降低会导致线粒体功能异常，进而影响神经元的能量代谢和凋亡。

二、溶酶体

溶酶体（lysosome）为细胞内由单层脂蛋白膜包绕的内含一系列酸性水解酶的小体，是细胞内具有单层膜囊状结构的细胞器。溶酶体内含有许多种水解酶类，能够分解很多种物质，溶酶体被比喻为细胞内的"酶仓库""消化系统"。

（一）溶酶体酶

溶酶体内的酶都是水解酶，而且一般最适 pH 为 5，所以都是酸性水解酶。溶酶体内酶一般不释放到内环境，主要进行细胞内消化。现已知各类细胞的溶酶体中约含 60 种酶，包括蛋白质、糖类、脂类等物质的水解酶类，如酸性磷酸酶、组织蛋白酶、核糖核酸酶以及芳香基硫酸酯酶 A 和 B 等。各类溶酶体所含水解酶有所不同，大多数溶酶体里的酶是糖蛋白，但也有例外，如鼠肝细胞和肾细胞溶酶体里的酶大部分是脂蛋白。溶酶体酶参与细胞内物质的降解和回收。溶酶体酶可以在酸性 pH 环境下将蛋白质、多糖、核酸和脂质降解为低分子量组分。新合成的酸性水解酶首先出现在粗面内质网中，然后转移到高尔基体，被认为是成熟的初级溶酶体。当溶酶体膜完好且酶与膜呈结合状态时，这些酶是无活性的，不能与底物接触。溶酶体酶的正常功能对于维持细胞内废物的清除和细胞内环境的稳定至关重要。溶酶体酶在生理上参与吞噬和分解代谢，病理上参与炎症、免疫反应和溶酶体贮积病。一些溶酶体酶的缺陷或突变可能导致某些物质在细胞内无法正常降解，引发先天溶酶体贮积病，如高尔基体病和脂质贮积病。

1. 酸性磷酸酶

酸性磷酸酶（ACP）是一种重要的溶酶体酶，广泛存在与生物体内，参与细胞凋亡和自噬过程。青春期后前列腺上皮细胞含有独特的高浓度酸性磷酸酶，骨、脾、肾、肝、肠和血液的细胞成分也含有这种酶。根据 ACP 对酒石酸盐的敏感性和来源，ACP 通常分为四种类型：红细胞 ACP、溶酶体 ACP、前列腺 ACP 和一种首次在毛细胞白血病（HCL）中发现的 ACP 酶。

抗酒石酸酸性磷酸酶（tartrate resistant acid phosphatase, TRAP）为最近发现的骨吸收和破骨细胞活性的良好标志物。TRAP 是酸性磷酸酶 6 种同工酶（0～5 型）中一种，即第 5 型。TRAP 主要存在于巨噬细胞、破骨细胞、Gaucher 细胞、红细胞、血小板、脾脏毛状细胞以及单核吞噬细胞中，但在肺泡巨噬细胞和破骨细胞中含量最丰富，而单核细胞的前体则不含 TRAP。在正常人血清中，TRAP 以两种不同的糖基化形式存在，即 TRAP-5a 和 TRAP-5b，其中 TRAP-5a 主要来源于炎性巨噬细胞，而 TRAP-5b 则主要来源于破骨细胞。TRAP-5a 可以在唾液酸酶作用下转变为 TRAP-5b。纯化的人破骨细胞的 TRAP 是 TRAP-5b，不含唾液酸残基，而 TRAP-5a 含有唾液酸残基。TRAP-5b 与总 TRAP 的活性有强烈的相关性，表明总 TRAP 活性大部分为破骨细胞来源的 TRACP-5b。

TRAP 缺乏和过度表达的大鼠模型分别表现为骨硬化和骨质疏松。骨细胞 TRAP 具有细胞特异性，分泌呈激素应答模式并有复杂的调节机制。甲状旁腺激素能刺激破骨细胞分泌 TRAP；降钙素可有效抑制其分泌；细胞外高浓度的钙离子可负反馈调节 TRAP 的分泌；TRAP 的有效非竞争性抑制剂钼酸盐可使 TRAP 导致的骨吸收面积减小。在破骨细胞内，环磷酸腺苷（cAMP）、细胞内钙和鸟苷酸结合蛋白（G 蛋白）也参与 TRAP 的调节。

2. β - 半乳糖苷酶

人溶酶体 β - 半乳糖苷酶是一种保留 GH 35 的外糖苷酶，它从神经节苷 G_{m1} 和 G_{A1} 中去除最外层的 β - 半乳糖苷基残基，从而提供 G_{m2} 和 G_{A2} 神经节苷作为下一步降解步骤中的己糖苷酶 A 和 B 的底物（图 6-3）。β - 半乳糖苷酶能够水解 β - 半乳糖苷键，将底物分解为葡萄糖和半乳糖。β - 半乳糖苷酶存在两种异构体（76 kDa，677 个氨基酸；60.5 kDa，546 个氨基酸），2 个 n- 糖基化位点（N464，N555）。β - 半乳糖苷酶可以降解细菌的细胞壁，从而杀死细菌。缺乏催化能力强的β-半乳糖苷酶会导致溶酶体贮积病，其中的一种罕见疾病为G_{m1}神经节苷脂贮积症，该疾病是由编码β-半乳糖苷酶的GLB1基因（3p21.3）突变引起的。酶活性不足会导致神经节苷脂在身体组织中积累毒性，特别是在中枢神经系统（CNS）中。β-半乳糖苷酶缺乏症也会导致免疫系统功能异常和神经系统疾病等。人溶酶体β半乳糖苷酶与α-神经氨酸酶缺陷会导致遗传性溶酶体酶病，这种缺陷会抑制细胞溶酶体的正常功能，导致体内有毒物质的积累，从而影响身体的各个部位。

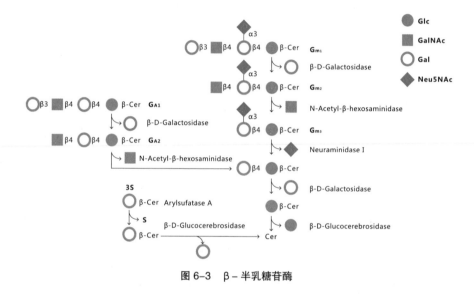

图6-3　β-半乳糖苷酶

（二）溶酶体酶与疾病

1. 溶酶体酶与肿瘤

研究发现，ACP在多种癌细胞中表达异常，如前列腺癌、肺癌、骨转移癌、毛细胞白血病、乳腺癌等。前列腺癌（PCa）优先转移到骨，导致严重疼痛、骨折、脊髓压迫、骨髓抑制等并发症，死亡率约为70%。前列腺酸性磷酸酶（PAP）是人类前列腺组织／分泌物中含量最多的磷酸酶。前列腺酸性磷酸酶一直被用作前列腺癌诊断和治疗控制的标志。因此，靶向前列腺酸性磷酸酶可能改善前列腺癌成骨细胞骨转移的发病率和死亡率。溶酶体还参与了肿瘤微环境的调控，如通过降解肿瘤细胞周围的基质来促进肿瘤的侵袭和转移。因此，针对溶酶体的药物可能成为癌症治疗的新方向。

2. 溶酶体贮积症

溶酶体内的酶活性不足（主要是酸性水解酶）、激活蛋白、转运蛋白或溶酶体蛋白加工校正酶的缺乏而引起溶酶体功能缺陷，造成次级溶酶体内相应底物不能被消化，底物积蓄，代谢障碍，形成贮积性疾病，称为溶酶体贮积症。溶酶体贮积症不仅影响机体某个器官的正常功能，往往也会影响到整个机体代谢活动的协调性，引起多种疾病。目前已知此类疾病有 40 种以上，大致可分为糖原累积病、脑苷脂沉积病、台－萨氏综合征和黏多糖沉积病等几大类。

（1）糖原累积病

糖原累积病（glycogen storage disease，GSD），发病原因是肝和肌细胞的溶酶体缺乏一种酸性 II－葡萄糖苷酶。正常时此酶分解糖原，而此酶缺乏时，溶酶体吞噬的过剩糖原无法降解，大量堆积在次级溶酶体内使其肿胀，最终导致溶酶体破裂，其他酶漏出，严重破坏组织细胞。此病属常染色体缺陷性遗传病，患者多为小孩，常在两周岁以前死亡。

（2）脑苷脂沉积病

脑苷脂沉积病（cerebrosidosis），又名 Gaucher 病（戈谢病），是巨噬细胞和脑神经细胞的溶酶体缺乏 β－葡萄糖苷酶（β-glucocerehrosidase）造成的。大量的葡萄糖脑苷脂沉积在这些细胞溶酶体内，巨噬细胞变成 Gaucher 细胞，患者发生肝、脾肿大，血小板减少，贫血，骨痛等症状，严重的发生眼球运动障碍，共济失调等中枢神经系统症状。此病多发生于各个年龄段，从婴幼儿到成人均可发病，症状轻重差异大，发病越早，症状越重，则预后越差。

（3）台－萨氏综合征

台－萨氏综合征（Tay-Sachs diesease），溶酶体缺少氨基己糖酯酶 A（β-N-hexosaminidase），后果是 G_{m2} 神经节苷脂不能水解而贮积在溶酶体中，从而使细胞发生功能损害。该病在德系犹太人中发病率最高，我国极少见。表现为家族性痴呆，大脑黄斑变性。本病以神经细胞受损较明显，因此，神经组织功能障碍很突出，表现为渐进性失明、痴呆和瘫痪。

（4）黏多糖沉积病

黏多糖沉积病（mucopolysaccharidosis）是一组黏多糖进行性代谢障碍的遗传病。病理是溶酶体内缺乏黏多糖降解酶，因而不能分解黏多糖类，使这些物质堆积在次级溶酶体内。患者面容粗犷，骨骼异常，智力发育不全，内脏功能普遍受损，角膜混浊。患儿体内有糖胺聚糖沉积，以脑、心、肝、脾较为显著，角膜、骨、肌腱次之，心脏受累以瓣膜、心肌为主。临床表现也有差异，目前共分为 7 型。

三、核糖体

核糖体是细胞内的一种细胞器，它是由核糖体蛋白和核糖体 RNA（rRNA）组成。每个核糖体含有大、小两个亚基。小亚基负责结合 mRNA 模板，而大亚基则结合 tRNA。在蛋白质合成过程中，将 mRNA 翻译成多肽链。

（一）核糖体酶

核糖体上的酶广泛存在于生物体内，根据其催化反应的类型和底物特异性的不同，核糖体酶可以分为多种不同的类别。例如，核糖核酸酶（RNase）可以催化 RNA 的水解反应，从而破坏 RNA 分子的结构。人体内的 RNase A 可以降解病毒 RNA 和宿主细胞 RNA 等。核糖基转移酶可以催化核苷酸之间的还原反应，从而合成脱氧核苷酸。还有一些核糖体酶可以催化多肽链的合成或降解等反应。

1. 肽基转移酶

肽基转移酶是翻译中使用的主要酶。在 mRNA 翻译为肽链的时候，肽键的形成是自动发生的，不需要额外的能量，这一反应是由肽基转移酶催化的，它催化核糖体 A 位 tRNA 上末端氨基酸的氨基与 P 位肽酰 -tRNA 上氨基酸的羧基间形成肽键。其结果，使 A 位的氨酰 -tRNA 上的多肽延长了一个氨基酸，而 P 位的氨酰 -tRNA 形成脱氨酰 -tRNA。该酶是核糖体 50S 大亚基的组成成分。肽基转移酶是构成核糖体的 RNA，是一种核酶。一般认为它是核糖体大亚基中的 rRNA。

2. 氨基酰 -tRNA 合成酶

氨基酰 -tRNA 合成酶（aminoacyl-tRN synthetases，aaRS）的经典功能是将氨基酸与对应的 tRNA 分子共价连接，保证蛋白质正常的生物合成。aaRS 作为经典酶催化的反应过程大致分为两步：第一步为氨基酸活化，由 ATP 提供能量生成活化的氨基酰 AMP；第二步为活化的氨基酸转移到相应的 tRNA 3'端羟基上，生成氨基酰 tRNA。低等单细胞生物的 aaRS 结构相对简单，含有氨基酰化结构域以及 tRNA 结合结构域。它们将氨基酸活化成氨基酰 AMP，以便进一步将氨基酸连接到其对应的 tRNA 作为蛋白质合成的原料供体。有趣的是，高等生物的 aaRS 进化出众多新结构域，如 WHEP、EMAPII、ELR 等，但这些结构域与氨基酰化活性无明显相关性。与此同时，人类中已经发现超过 200 种新型的 aaRS 家族剪接异构体，其中大部分已经丧失催化蛋白质合成功能。这些发现提示，aaRS 家族蛋白在具有催化形成氨基酰 tRNA 活性外，还具有其他功能，也就是具有广泛的非经典功能。aaRS 的功能异常和突变与包括神经、心血管、肿瘤、纤维化在内的多种人类疾病的发生密切相关，极大地激发了人们对 aaRS 非经典功能的研究。aaRS 功能失调与疾病发生的联系研究取得了很多新的发现。

（二）核糖体酶与疾病

aaRS 负责催化氨基酸与对应的 tRNA 生成氨基酰 -tRNA，参与蛋白质的生物合成。aaRS 除可以活化其对应的氨基酸外，也可误活化一些与对应氨基酸相似的非对应氨基酸。基于此，aaRS 进化出一种编校功能，可以水解误活化或误氨基酰化的氨基酸，保证翻译的正确进行。一旦某种特定的 aaRS 的编校功能受损，会导致非对应氨基酸误掺入蛋白质，引起蛋白质误折叠（图 6-4）。细胞通过上调热休克蛋白来帮助误折叠蛋白质重折叠。误折叠的蛋白质可能会聚集，引起 ER 应激，或通过泛素化 - 蛋白酶体途径降解。不同类型的细胞对误折叠蛋白质的敏感性不同，分裂后期细胞，如神经元细胞，对误折叠蛋白尤其敏感，可能因为这种误折叠蛋白质引起的毒性不能通过细胞分裂得到稀释，因此导致鼠小脑浦肯野细胞丢失和神经退行性疾病。同时，不同程度的编校功能缺陷或是细胞处于不同浓度的非对应氨基酸的生长条件下，误折叠蛋白质的量和种类也是不同的，从而引发的生理功能损伤的程度不一样。最终，细胞可能通过启动凋亡途径，引起更为严重的疾病，甚至死亡。最近在对一些患有神经退行性疾病的病人和小鼠模型的研究中发现，位于酪氨酰-tRNA合成酶、甘氨酰-tRNA合成酶和丙氨酰-tRNA合成酶上的突变，可分别导致DI腓骨肌萎缩症(Charcot-Marie-Tooth disease，CMT)C型，腓骨肌萎缩症2D型及小脑浦肯雅(Purkinje)细胞丢失。初步的致病机理研究表明，致病突变对这3种酶的影响各不相同：酪氨酰-tRNA合成酶的氨基酰化催化能力受到影响，甘氨酰-tRNA合成酶受影响的可能是一种未知的新功能，而丙氨酰-tRNA合成酶受影响的则是它的编校功能。

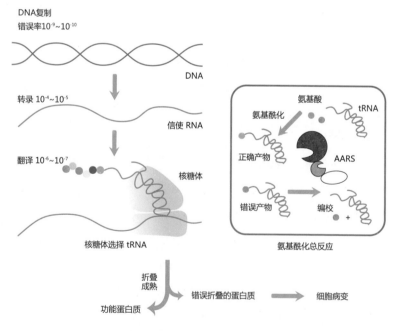

图 6-4　基因表达的精确性与错误折叠蛋白的产生

四、内质网酶、高尔基体酶与相关疾病

内质网是细胞内除核酸以外的一系列重要的生物大分子，如蛋白质、脂类（如甘油三酯）和糖类合成的基地。滑面内质网还具有解毒功能，如肝细胞中的滑面内质网中含有一些酶，用以清除脂溶性的废物和代谢产生的有害物质。p450 酶属于单加氧酶，主要分布在滑面内质网中，但也存在于质膜、线粒体、高尔基体、过氧化物酶体、核膜等细胞器的膜中，具有解毒作用，通常可将脂溶性有毒物质，代谢为水溶性物质，使有毒物质排出体外。有时也会将致癌物代谢为活性致癌物。p450 种类繁多，但都是与其他辅助成分组成一个呼吸链来实现其功能，呼吸链中的 p450 还原酶实际就是一种黄素蛋白。p450 催化 O_2 分子中的一个原子加到底物分子上使之羟化，另一个氧原子被 NADH 或 NADPH 提供的氢还原生成水，在此氧化过程中无高能磷酸化合物生成。内质网中的糖基转移酶和蛋白质修饰酶，参与蛋白质的合成和修饰过程。一些内质网酶的缺陷或突变可能导致内质网应激和蛋白质聚集。

高尔基体中的酶参与蛋白质的修饰和分拣过程。如糖基转移酶和糖酶，参与糖蛋白的合成和修饰过程。它们能够催化糖基化和糖脂合成等反应。高尔基体酶的异常功能可能导致糖蛋白病和糖脂代谢异常等疾病。

总的来说，不同细胞器上的酶在维持细胞功能和代谢平衡方面发挥着不同的作用。酶的缺陷或突变可能导致细胞功能紊乱，引发一系列与细胞器相关的疾病。因此，研究细胞器酶的功能和调控机制对于理解疾病的发生机制，并开发相关的治疗策略具有重要意义。

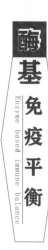

第二节　细胞膜酶

　　细胞膜是围绕在细胞表面的一层薄膜，是细胞与外界环境进行物质交换的屏障，维持细胞内环境的稳定，调节细胞正常生命活动。此外，细胞膜还行使着细胞识别、信号转导和细胞连接等多种复杂的功能。不同类型的细胞中，细胞膜的化学组成基本相同，主要由脂类、蛋白质和糖类组成。膜脂主要包括磷脂、胆固醇和糖脂。磷脂是最重要的脂质，磷脂分子具有一个亲水的极性头和两个非极性尾，在水溶液中能自动形成脂双分子层，构成膜的基本骨架。胆固醇分子较小，散布在磷脂分子之间，能调节膜的流动性和稳定性。细胞膜是由脂双分子层和以不同方式与其结合的蛋白质构成的生物大分子体系。膜的重要功能主要由膜蛋白完成，可分为内在膜蛋白、外在膜蛋白和脂锚定蛋白，不同细胞中其含量及类型有很大差异。膜糖类与脂分子和蛋白结合，分布于质膜的外侧面，参与细胞与环境的相互作用。细胞膜的主要特性是不对称性和流动性。膜脂、膜蛋白及膜糖的类型和数量在膜的两侧或同一侧的不对称分布保证了生命活动的高度有序性。膜的流动性包括膜脂的流动性和膜蛋白的运动性。膜脂及膜蛋白的分布影响膜的流动性。生物膜是一个动态的结构，膜的各种功能的完成均是在膜的流动状态下进行的。

一、细胞膜上常见的酶

（一）受体酪氨酸激酶 (receptor tyrosine kinase，RTKs)

　　RTKs 是最大的一类酶联受体，它既是受体，又是酶，能够同配体结合，并将靶蛋白的酪氨酸残基磷酸化。所有的 RTKs 都是由三个部分组成的：含有配体结合位点的细胞外结构域、单次跨膜的疏水 α 螺旋区、含有酪氨酸蛋白激酶 (PTK) 活性的细胞内结构域。受体酪氨酸激酶 (RTK) 是许多多肽生长因子，细胞因子和激素的高亲和性细胞表面受体。在人类基因组中鉴定的 90 种独特的酪氨酸激酶基因中，有 58 种编码受体酪氨酸激酶蛋白。

受体酪氨酸激酶不仅被证明是正常细胞过程的关键调节因子，而且还在许多类型的癌症的发展和恶化中起关键作用。受体酪氨酸激酶的突变会激活一系列信号级联反应，这些级联反应对蛋白质表达有很多影响。受体酪氨酸激酶为酪氨酸激酶中较大的一个蛋白质家族，此类蛋白的特点是具有疏水性的穿膜区，不具有跨膜结构域的为非受体酪氨酸激酶。

受体酪氨酸激酶在没有同信号分子结合时是以单体存在的，并且没有活性；一旦有信号分子与受体的细胞外结构域结合，两个单体受体分子在膜上形成二聚体，两个受体的细胞内结构域的尾部相互接触，激活它们的蛋白激酶的功能，继而出现尾部的酪氨酸残基磷酸化。磷酸化导致受体细胞内结构域的尾部装配成一个信号复合物（signaling complex）。刚刚磷酸化的酪氨酸部位立即成为细胞内信号蛋白（signaling protein）的结合位点，可能有 10～20 种不同的细胞内信号蛋白同受体尾部磷酸化部位结合后被激活。信号复合物通过几种不同的信号转导途径，扩大信息，激活细胞内一系列的生化反应；或者将不同的信息综合起来引起细胞的综合性应答（如细胞增殖）。

受体酪氨酸激酶（RTK）途径受各种正反馈回路的严格调节。因为 RTK 协调多种细胞功能，例如细胞增殖和分化，所以必须对它们进行调节以防止细胞功能发生严重异常，例如癌症和纤维化。蛋白质酪氨酸磷酸酶（PTP）能够以正向和负向改变受体酪氨酸激酶的活性。PTP 可以使 RTK 上活化的磷酸化酪氨酸残基去磷酸化，这实际上导致信号终止。有关 PTP1B（一种广为人知的参与细胞周期和细胞因子受体信号调节的 PTP）的研究表明，一方面，它可以使表皮生长因子受体和胰岛素受体去磷酸化。另一方面，一些 PTP 是在细胞信号增殖中起积极作用的细胞表面受体。细胞表面糖蛋白 Cd45 在抗原刺激的特异性磷酸酪氨酸的去磷酸化中发挥关键作用，从而抑制 Src 途径 。赫斯达汀（Herstatin）与 RTK 结合并阻断受体二聚化和酪氨酸磷酸化。活化的 RTK 可以进行内吞作用，导致受体数量下调，最终导致信号级联减弱。其分子机制涉及通过网格蛋白介导的内吞作用吞噬 RTK，使其在细胞内降解。

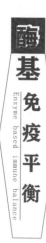
（二）Na$^+$-K$^+$-ATP 酶（Na$^+$-K$^+$泵）

在质膜上，作为泵的 ATP 酶都具有专一性，不同的 ATP 酶运输不同的离子。同时运输 Na$^+$、K$^+$ 的 ATP 酶，叫 Na$^+$-K$^+$-ATP 酶。

Na$^+$-K$^+$-ATP 酶镶嵌在质膜脂双层中，具有载体的功能和酶的活性。可用生化方法从多种细胞膜上分离和提纯。Na$^+$-K$^+$-ATP 酶是由 2 个 α 亚基和 2 个 β 亚基组成的四聚体。α 亚基为大亚基，分子量为 120 kD，是一个多次跨膜的膜整合蛋白，具有 ATP 酶活性。β 亚基为小亚基，分子量为 50 kD，是具有组织特异性的糖蛋白，并不直接参与离子的跨膜运动，但能帮助在内质网新合成的 α 亚基进行折叠，其他功能还不清楚。α 亚基在膜外表面有 2 个高亲和 K$^+$ 结合位点，也是乌本苷高亲和结合位点。α 亚基的胞质面有 3 个高亲和 Na$^+$ 结合位点，可以结合 3 个 Na$^+$。其作用过程可分为两个步骤：第一步，在细胞膜内侧，Na$^+$ 与 Na$^+$-K$^+$-ATP 酶结合后，激活了 ATP 酶活性，将 ATP 水解为 ADP 和高能磷酸根，磷酸根与 α 亚基上的一个天冬氨酸残基酶共价结合使其磷酸化，导致酶蛋白发生构象改变，与 Na$^+$ 结合的部位转向膜外侧，这种磷酸化的酶与 Na$^+$ 结合力降低，因而在膜外侧释放 Na$^+$。第二步，改变构象的 ATP 酶，在膜外有 K$^+$ 存在时，对 K$^+$ 的亲和力高并与之结合，K$^+$ 与磷酸化的酶结合后促使其去磷酸化，磷酸根很快解离，结果酶的构象又恢复原状，并失去对 K$^+$ 的亲和力，将 K$^+$ 释放到胞内，完成整个循环（图 6-5）。

水解一个 ATP 分子，可输出 3 个 Na$^+$，转入 2 个 K$^+$。Na$^+$ 依赖的磷酸化和 K$^+$ 依赖的去磷酸化如此有序地交替进行，每秒钟可发生约 1000 次构象变化。当 Na$^+$-K$^+$ 泵抑制剂乌本苷在膜外侧占据 K$^+$ 的结合位点后，Na$^+$-K$^+$-ATP 酶活性可被抑制；当抑制生物氧化作用的氰化物使 ATP 供应中断时，Na$^+$-K$^+$ 泵失去能量来源而停止工作。大多数动物细胞要消耗 1/3 的 ATP（神经细胞要消耗 2/3 的总 ATP）用于维持 Na$^+$-K$^+$ 泵的活动，从而维持细胞内低 Na$^+$ 高 K$^+$ 的离子环境。这种状态的维持有重要的生理意义，如维持渗透压、维持恒定的细胞体积、产生和维持膜电位、为某些物质的吸收提供驱动力和为蛋白质合成及代谢活动提供必要的离子浓度等。Na$^+$-K$^+$-ATP 酶功能影响细胞的黏附、运动和迁移，这在生理和病理状态下是不同的。所有酶亚基都参与细胞黏附过程，其中以 β 亚基研究最多。多种细胞内通路的激活可能引发细胞死亡、存活，甚至细胞增殖。Na$^+$-K$^+$-ATP 酶是所有细胞中维持离子稳态所必需的酶，细胞膜上 Na$^+$ 和 K$^+$ 梯度的维持是哺乳动物细胞存活的重要过程。

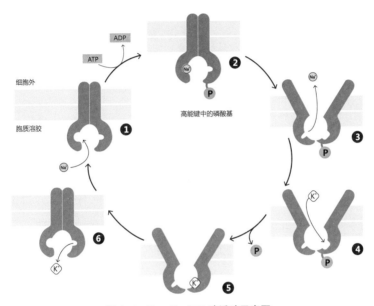

图 6-5 Na$^+$-K$^+$-ATP 酶活动示意图

1.Na$^+$ 结合到酶上；2. 酶磷酸化；3. 酶构象变化，Na$^+$ 释放到细胞外；4.K$^+$ 结合到外表面；5. 酶去磷酸化；6. 酶构象恢复原始状态，K$^+$ 释放到细胞内

（三）Ca^{2+}-ATP 酶（Ca^{2+} 泵）

真核细胞细胞质中含有极低浓度的 Ca^{2+}（$\leqslant 10^{-7}$mol/L），而细胞外 Ca^{2+} 浓度高得多（约 $10 \sim 3$mol/L）。细胞内外的 Ca^{2+} 浓度梯度部分是由膜上的 Ca^{2+} 泵维持的。像 Na$^+$-K$^+$ 泵一样，Ca^{2+} 泵也是 ATP 酶，在 Ca^{2+} 泵工作周期中，Ca^{2+}-ATP 酶也有磷酸化和去磷酸化过程，通过两种构象改变，结合与释放 Ca^{2+}。Ca^{2+} 的工作与 ATP 的水解相耦联，每水解一个 ATP 分子，能逆浓度梯度转运 2 个 Ca^{2+} 进入肌浆网或泵出细胞。维持细胞内外较大的 Ca^{2+} 浓度差对细胞的正常生命活动是非常重要的。细胞外信号只要引起少量 Ca^{2+} 进

入细胞，即可引起胞内游离 Ca^{2+} 显著升高，这能控制细胞的许多重要活动，如肌肉收缩、细胞分泌、神经递质释放、跨膜信号转导等。

目前了解较多的是肌细胞内肌浆网上的 Ca^{2+} 泵，它是肌细胞内储存 Ca^{2+} 的场所。当肌细胞膜去极化时，Ca^{2+} 由肌浆网释放到肌浆中，引起肌细胞收缩，然后通过 Ca^{2+} 泵又迅速将 Ca^{2+} 泵回肌浆网内储存，使肌肉弛缓。横纹肌的肌浆网膜上含有大量 Ca^{2+} 泵，占膜蛋白总量的 80%。目前对肌浆网膜上的 Ca^{2+} 泵三维结构已获得高分辨解析，它是 10 次跨膜的 α - 螺旋多肽链，大约由 1000 个氨基酸残基构成，与 Na^+-K^+-ATP 酶的 α 亚基同源，说明这两种离子泵在进化上有一定关系。

二、细胞膜酶与疾病

(一) 受体酪氨酸激酶与疾病

在正常细胞中，受体活性受到严格控制，RTKs 信号通路通过激活，丝裂原活化蛋白激酶 (Ras/MAPK) 和磷脂酰肌醇 3- 激酶 (PI3K/Akt/mTOR) 通路调控细胞生长、存活、分化和迁移等过程。而在胶质瘤中，RTKs 异常激活后，自身可过表达和（或）扩增，使其对低浓度的配体也具有较高的敏感性，也可刺激肿瘤细胞过度表达生长因子来促进肿瘤发生。

TAM(TYRO3、AXL、MER) RTKs(TAM-RTKs) 是 1991 年发现的 RTKs 亚家族，由 TYRO3 蛋白酪氨酸激酶 (TYRO3)、AXL 受体酪氨酸激酶 (AXL)、MER 原癌基因酪氨酸激酶 (MER) 三成员组成，在细胞增殖、生存、迁移、胞葬、炎症及免疫调控、血小板稳定等多方面发挥重要功能。动物模型研究发现，肾脏局部或全身的 TAM-RTKs 功能异常广泛参与 Thy1 肾小球肾炎、糖尿病肾病、抗肾小球基膜肾炎、单侧输尿管梗阻、肾毒性血清肾炎、急性肾损伤、高血压肾损伤等肾脏疾病的发病机制中。此外，肾脏 TAM-RTKs 及循环中分泌型 TAM-RTKs 的水平同狼疮性肾炎、糖尿病肾病、慢性肾脏病等疾病严重程度存在关联。

(二) Na^+-K^+- ATP 酶与疾病

Na^+-K^+-ATP 酶 （NKA）是血管张力和收缩性的重要介质，其异常调节与许多疾病有关，如肥胖、胰岛素抵抗、糖尿病和高血压。Na^+-K^+-ATP 酶丰度降低及其异构体表达改变可诱导心肌细胞死亡和心功能障碍，可能导致心肌扩张和心力衰竭的发生。因此，调节 Na^+-K^+-ATP 酶活性 / 表达可能在治疗和预防心脏代谢性疾病中具有重要意义。许多激素和环境因素调节 Na^+-K^+-ATP 酶的功能，以响应不断变化的细胞需求。NKA 活性降低导致细胞内 Na^+ 和 Ca^{2+} 超载，舒张功能障碍和心律失常。NKA 的活性在缺血性心脏病和心力衰竭中受损，这归因于 NKA 亚基的表达减少。另外，Na^+-K^+-ATP 酶依赖性细胞内信号通路在缺血性中风、家族性偏头痛和高血压等血管性疾病中存在潜在意义。

科学家推测 NKA 信号在与肥胖有关的氧化应激中起作用。一种旨在抑制 NKA 信号的肽可以改善肥胖。该领域最重要的进展之一是 NKA-Src 信号轴的特异性肽抑制剂 pNaktide 的开发。这项研究强调了 NKA 信号级联的作用，以放大参与脂肪形成的活性氧。NKA/ROS（活性氧）扩增回路在肥胖的发生和发展中起着重要作用，内脏脂肪细胞通过 NKA-Src-EGFR（Na^+/K^+-ATP 酶 -Src 激酶 - 表皮生长因子受体）信号的前馈氧化扩增回路产生全身氧化应激。除了在肥胖中起作用外，NKA/ROS 扩增环还与动脉粥样硬化和糖尿病等其他疾病的发病机制有关。

动脉粥样硬化是一种世界性的流行病，在发达国家是导致死亡的主要原因。NKA 参与动脉粥样硬化。动脉粥样硬化的特征是动脉壁内的炎症和斑块的形成。鉴于氧化应激在动脉粥样硬化病理生理中的重要性，以及已知的 NKA 作为 ROS 放大器的能力，一些研究已经调查了 NKA 信号在这种情况下的作用。pNaKtid 处理也显著降低了 ROS 水平和斑块大小。pNaKtide 不仅能显著改善动脉粥样硬化，还能改善脂肪性肝炎、血脂异常和胰岛素敏感性。炎症和氧化应激与糖尿病的发生和发展有关；尽管人们对 NKA 在这种情况下所扮演的角色知之甚少。然而，研究表明，使用 pNaKtide 抑制 NKA 信号可以改善 ApoE-/- 小鼠的葡萄糖耐量、胰岛素敏感性和 HOMA-IR 评分。另一项研究表明，慢病毒介导的脂肪细胞特异性递送 pNaKtide 后，小鼠的糖耐量得到改善。NKA/ROS 扩增环可能也参与了糖尿病表型的发展。在体内和体外模型中，NKA 氧化扩增环也可能参与促进衰老过程。事实上，饲喂西方饮食的小鼠表现出氧化损伤，功能和形态老化标志物加重，而用 pNaKtide 治疗可减轻这些变化。总的来说，NKA/ROS 扩增环在肥胖、动脉粥样硬化、糖尿病和衰老相关的炎症和氧化应激的发生和进展中发挥了重要作用。

CD36 是一种关键的清道夫受体，在包括单核细胞、巨噬细胞和近端小管细胞在内的多种细胞类型上表达，并在促动脉粥样硬化条件下介导炎症。CD36 在促动脉粥样硬化脂蛋白的摄取及氧化低密度脂蛋白中起重要作用。CD36 和 NKAa1 亚基在肾近端小管细胞和巨噬细胞中都有共定位。在高脂血症状态下产生的配体（如氧化 LDL 和 CTS）可以激活 CD36 和 NKAa1 亚基，从而触发肾近端小管细胞及其相关巨噬细胞之间的炎症信号循环。这导致慢性炎症、氧化应激和纤维化的放大，导致肾功能障碍。NKA 相关的 Lyn 激酶的激活导致泡沫细胞的形成，并通过抑制巨噬细胞迁移和将巨噬细胞困在新生内膜中来促进动脉粥样硬化的发展。巨噬细胞缺乏 NKAa1 亚基导致氧化 LDL 摄取、泡沫细胞形成和氧化 LDL 诱导的细胞迁移抑制显著减少。缺乏 NKA、CD36 或 TLR4 的巨噬细胞对 CTS（NKA 的配体强心类固醇，cardiotonic steroids, CTS）诱导的 NF-κB 活化具有抗性，表明这三种受体在促炎途径中起着至关重要的作用。研究表明，NKAa1 亚基的下调可导致 CD40 的表达降低，而 NKAa1 亚基的恢复可恢复肾上皮细胞中 CD40 的表达。NKA-Src 复合体的破坏也会中断 CD40 信号传导。鉴于 NKA-src 复合物在肾损伤和纤维化的发病机制中的作用，NKA 和 CD40 可能是肾脏纤维化信号通路的一部分，抑制这一途径可能有助于肾纤维化的治疗。NKA 倾向于与参与动脉粥样硬化、炎症和纤维化的多种蛋白质相互作用并促进信号传导，这使其成为治疗不同疾病的有价值靶点。

阿尔茨海默病（AD）是一种以进行性认知和记忆功能障碍为临床特征的神经退行性疾病，是最常见的痴呆形式。虽然阿尔茨海默病神经元损伤的发病机制尚不清楚，但是，一方面，Na^+-K^+-ATP 酶 α1、α2 和 α3 异构体基因的缺失导致了学习和记忆缺陷，并且在 AD 中有一个异构体发生了明显的改变，提示 $Na^+-K^+-ATP\alpha$ 异构体基因可能在 AD 中起重要作用。另一方面，β 淀粉样蛋白、胆碱能和氧化应激等因素可通过调节 Na^+-K^+-ATP 酶活性来调节 AD 的学习记忆。因此，Na^+-K^+-ATP 酶在阿尔茨海默病中起重要作用，可能是一种有效的抗阿尔茨海默病神经保护调节剂。

（三）$Ca^{2+}-ATP$ 酶与疾病

II 型糖尿病（DM）大鼠肾小球基底膜上 $Ca^{2+}-ATP$ 酶活性下降。II 型 DM 患者红细胞膜上 $Ca^{2+}-ATP$ 酶活性受损且合并肾病者比无肾病者受损更为严重。$Ca^{2+}-ATP$ 酶具有主动泵出细胞内钙，保持细胞内低钙状态，恢复其兴奋性的功能。Ca^{2+} 泵活性下降，使红细胞不能有效地泵出细胞内 Ca^{2+}，因而细胞内 Ca^{2+} 增多，随着细胞内 Ca^{2+} 的蓄积，其变形能力逐渐下降，导致微循环障碍。

血清瘦素水平与妊娠期高血压疾病的发生有关；妊娠期高血压疾病患者红细胞膜 $Ca^{2+}-ATP$ 酶活性降低引起细胞内游离 Ca^{2+} 浓度升高，导致妊娠期高血压疾病发生；妊娠期高血压疾病患者血清瘦素水平与红细胞膜 $Ca^{2+}-ATP$ 酶活性呈负相关，两者共同参与妊娠期高血压疾病的发病。

糖尿病肾病是糖尿病的严重并发症之一，预防及延缓糖尿病肾病的发生发展具有十分重要的意义。链脲佐菌素 STZ 诱导的糖尿病小鼠的肾脏 $Ca^{2+}-ATP$ 酶活性改变，糖尿病小鼠的肾脏 Ca^{2+} 水平明显高于对照组。高 Ca^{2+} 水平的出现导致 $Ca^{2+}-ATP$ 酶活性增加。研究发现维生素 E 在阻止或减缓糖尿病肾病发展有一定作用，维生素 E 可以降低血糖和脂质过氧化，阻止糖尿病小鼠 Ca^{2+} 代谢异常。

总的来说，细胞膜上的酶在人体健康和疾病中发挥着重要的作用。正常的酶功能对于维持细胞膜的完整性、细胞信号传导的正常调控和糖代谢的平衡至关重要。研究细胞膜酶的功能和调控机制对于理解疾病的发生机制，并开发相关的治疗策略具有重要意义。

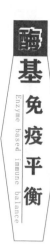
第三节　细胞核酶

细胞核是细胞内最重要的器官之一，是细胞的控制中心，其中包含有 DNA 和 RNA 等遗传物质。细胞核在细胞裂解和基因表达中起关键作用，控制着遗传物质的分配和蛋白质的合成。

一、细胞核内主要的酶

细胞核中的酶属于组织酶，因为它们主要存在于特定的组织中，参与特定组织的代谢活动如 DNA 复制、转录和修复等关键的生物化学过程，包括 DNA 聚合酶、DNA 修复酶、RNA 聚合酶、核酶等。

（一）DNA 聚合酶

DNA 聚合酶是参与 DNA 复制的关键酶类，它位于细胞核内，负责将 DNA 的双链拆解开并重新组合成新的双链，确保每个新生物体细胞都能够获得完整的基因组。在真核细胞中，DNA 聚合酶主要有三种亚型：DNA 聚合酶 α、β、γ。DNA 聚合酶 α：是最早发现的 DNA 聚合酶，主要参与 DNA 复制的起始和延长阶段。它具有 3'→5' 外切酶活性，可以去除错误配对的核苷酸，防止错误的复制。DNA 聚合酶 β：主要参与线粒体 DNA 的复制和修复。它具有 5'→3' 外切酶活性，可以去除线粒体 DNA 复制过程中产生的错误核苷酸。DNA 聚合酶 γ：是真核细胞中最丰富的 DNA 聚合酶，主要参与 DNA 复制的延长阶段。它具有 3'→5' 外切酶活性，可以去除错误配对的核苷酸，防止错误的复制。此外，DNA 聚合酶 γ 还具有 5'→3' 外切酶活性，可以去除 DNA 链上的单链断裂。DNA 损伤在许多疾病过程中起着因果作用。作为参与碱基切除修复的主要 DNA 聚合酶，DNA 聚合酶 β(Polβ) 参与多种细胞过程，包括基因组维持和端粒加工，并被认为在致癌转化、应激后的细胞活力以及细胞对辐射、化疗和环境基因毒物的反应中发挥作用。

（二）DNA 修复酶

DNA 修复酶能将受损伤的 DNA 修复，修复成与原来同样正常的 DNA。修复酶的作用虽因 DNA 损伤的种类不同而有不同，但代表性的修复酶有连接多聚核苷链缺口的 DNA 连接酶、可将多聚核苷链上的间隙填补的 DNA 聚合酶等。受放射线阻碍的 DNA 修复有能从 DNA 分子上将损伤部位除掉的核酸酶 (nuclease) 参与，这些均属于修复酶。

(三) RNA 聚合酶

RNA 聚合酶 (RNA polymerase) 是以一条 DNA 链或 RNA 为模板，三磷酸核糖核苷为底物、通过磷酸二酯键而聚合的合成 RNA 的酶，因为在细胞内与基因 DNA 的遗传信息转录为 RNA 有关，所以也称转录酶。该酶需要四种核糖核苷酸三磷酸 (NTP：ATP、GTP、CTP、UTP) 作为 RNA 聚合酶的底物，DNA 为模板，二价金属离子 Mg^{2+}、Mn^{2+} 是该酶的必需辅因子。其催化的反应表示为：(NMP)n+NTP → (NMP)n+1+PPi。RNA 链的合成方向也是 5'→3'，第一个核苷酸带有 3 个磷酸基。其后每加入一个核苷酸脱去一个焦磷酸，形成磷酸二酯键，焦磷酸迅速水解的能量驱动聚合反应。与 DNA 聚合酶不同，RNA 聚合酶无须引物，直接在模板上合成 RNA 链；RNA 聚合酶能够局部解开 DNA 的两条链，所以转录时无须将 DNA 双链完全解开，RNA 聚合酶无校对功能。

二、细胞核酶与疾病

(一) DNA 聚合酶与疾病

1. DNA 聚合酶与遗传性疾病

DNA 聚合酶的突变可能导致遗传性疾病的发生。DNA 聚合酶 η (DNA polymerase eta) 是 DNA 聚合酶 β 的一种亚型，也称为 pol η。它主要存在于细胞核中，参与 DNA 复制过程，具有高效的校对功能、快速的复制速度、抗紫外线损伤等。着色性干皮病 (XP) 是一种常见的遗传性疾病，患者缺乏 DNA 聚合酶的修复能力，容易受到紫外线辐射的损伤，导致皮肤癌等疾病。

2. DNA 聚合酶与自身免疫性疾病

DNA 聚合酶可以参与 B 细胞和 T 细胞的激活和增殖，从而调节免疫反应。系统性红斑狼疮 (SLE) 是一种慢性复发性自身免疫性疾病，其特征是存在针对核抗原的自身抗体和慢性炎症。虽然 SLE 的病因尚不清楚，但环境因素的影响通常被认为是 SLE 发病的主要因素，主要体现在表观遗传机制上，尤其是 DNA 甲基化的改变。双链（ds）DNA、DNA 或 RNA 相关核蛋白是 SLE 的主要自身免疫靶点，增殖细胞核抗原（PCNA）的自身抗体最常与系统性红斑狼疮（SLE）相关。临床研究发现，SLE 患者中免疫球蛋白 G（IgG）对 DNA 聚合酶（RDPase）活性有较强的抑制作用。

3. DNA 聚合酶与癌症

端粒酶为一种 RNA 依赖性 DNA 聚合酶。由于端粒酶活性见于绝大多数恶性肿瘤，而人正常体细胞中未见该酶活性，端粒酶活性为恶性肿瘤的诊断和治疗带来了希望。大约 20%～30% 乳腺癌不伴有腋窝淋巴结转移的病例未见有端粒酶活性，同时伴有腋窝淋巴结转移的乳腺癌病例其端粒酶活性的检出率超过 95%，表明端粒酶可作为独立的判断乳腺癌预后及复发的指标。术前对组织进行端粒酶分析可给外科医生提供更多的信息，敏感的端粒酶分析法可在术前判断病人预后。由于端粒酶活性是保持绝大多数恶性肿瘤细胞继续生长必须之酶，抗癌药物建立在抑制端粒酶活性的基础上可能会得到高效治疗效果和最低的副作用。端粒酶在生殖细胞和其他永久存活细胞内的功能是保持端粒长度，使细胞能不断地分裂。目前看来该酶是治疗癌症比较特异和明确的目标。虽然要考虑到抑制肿瘤细胞端粒酶活性的同时也抑制了生殖细胞和造血干细胞端粒酶活性，但是此治疗设想比现用治疗的毒性和副作用低，通常的化疗除了对干细胞有作用外，对所有增生的细胞均起作用。用端粒酶抑制剂会减轻或避免常规化疗所引起的恶心、脱发等副作用。

总的来说，细胞核上的酶参与了 DNA 修复、转录和 RNA 加工等关键的生物化学过程。正常的酶功能对于维持基因组的稳定性、基因表达的正常调控和蛋白质的合成至关重要。异常的酶功能可能导致遗传性疾病、癌症和其他疾病的发生。研究细胞核酶的功能和调控机制对于理解疾病的发生机制，并开发相关的治疗策略具有重要意义。

（二）DNA 修复酶与疾病

Bloom 综合征（Bs）是常染色体隐性遗传病，主要临床表现为出生低体重，生长发育迟缓，阳光敏感性红斑，免疫缺陷及容易反复感染。BS 病人细胞存在多种 DNA 修复酶的改变和多种细胞遗传学的异常表现，特别是 DNA 连接酶 I 的改变，直接与 DNA 链的转录、结合推迟、染色体高分子型 DNA、染色体断裂、姐妹染色单体交换增高等异常现象有因果关系。

（三）RNA 聚合酶与疾病

RNA 聚合酶 II（RNA polymerase II，Pol II）是真核生物基因表达中发挥关键作用的聚合酶，负责 mRNA 以及包括 miRNA，snRNA 及 lncRNA 在内的多种功能性非编码 RNA 的转录。POLR2A 作为 Pol II 的最大且具有催化功能的亚基，在生命活动过程中不可或缺。近年来，一系列研究表明，POLR2A 与肿瘤等多种疾病密切相关。POLR2A 的单核苷酸多态性（single nucleotide polymorphism，SNP）与多种肿瘤的患病风险以及药物治疗密切相关。研究发现，POLR2A 基因外显子 SNP rs2071504 可以降低胃癌的发生风险，还可以影响中国人胃癌的淋巴结转移和肿瘤的 TNM 分期。在研究紫杉醇 - 顺铂化疗的非小细胞肺癌晚期患者临床预后和遗传变异的关系中发现，携带 POLR2A SNP rs2071504 C>T 的患者化疗效果不佳且生存期缩短。在早期接受手术治疗的非小细胞肺癌患者中，POLR2A SNP rs2071504 C>T 变异与低生存率密切相关，提示可能影响早期患者预后。

第四节 人体细胞酶与免疫

细胞核是细胞内最重要的器官之一，是细胞的控制中心，其中包含有 DNA 和 RNA 等遗传物质。细胞核在细胞裂解和基因表达中起关键作用，控制着遗传物质的分配和蛋白质的合成。

一、参与三羧酸循环的酶与免疫

TCA 循环，也被称为柠檬酸或 Krebs 循环，是一种核心代谢途径，主要发生在线粒体基质中，旨在产生还原当量 NADH 和 FADH2，被线粒体电子传递链 (ETC) 氧化，用于 ATP 生物合成。它被认为是一种双代谢途径，因为它既是糖分解代谢的终点，又是脂质，氨基酸和合成细胞构件的中间体来源。

琥珀酸脱氢酶（Succinate dehydrogenase，SDH）是一种酶复合物，负责 TCA 循环中琥珀酸盐氧化为富马酸盐，同时在线粒体 ETC 中泛醌还原为泛醇。它由 SDHA、SDHB、SDHC 和 SDHD 四个亚基组成，锚定在线粒体内膜上，由两个组装因子 SDHAF1 和 SDHAF2 组装在一起，均由核基因组编码。它被认为是一种真正的肿瘤抑制蛋白复合物，因为任何人类 SDH 基因的杂合性种系功能丧失突变都易导致家族性癌症综合征。SDHB、SDHC 和 SDHD 基因突变最初是在遗传性嗜铬细胞瘤 (PHEO) 和副神经节瘤 (PGG) 患者中发现的，这两种罕见的神经内分泌肿瘤是嗜铬细胞瘤。在 SDH 相关的癌症综合征是由于该酶活性完全缺失，琥珀酸盐在组织中异常积累所致。

琥珀酸盐在免疫中的作用主要在先天免疫的巨噬细胞中进行研究，巨噬细胞在炎症的启动、维持和消退中发挥关键作用，以响应病原体或危险相关的分子模式识别。

脂多糖 (LPS) 连接 toll 样受体 4(TLR4)，这是革兰氏阴性菌外膜的一种成分，通过 NF-KB 依赖性的 Hif1a 基因转录调控和随后广泛的糖酵解基因的诱导，导致经典的（促炎的）巨噬细胞活化。特别是，LPS 诱导的 Hif1a 不仅促进糖酵解，从而确保经典活化的巨噬细胞获得强大的生物能量支持，而且维持其启动子中含有 HRE 序列的原炎性细胞因子的表达，如 IL-1β，炎症反应的主要调节剂。与这些观察结果一致，髓性缺失 Hif1a 基因导致促炎介质的产生减少，如 TNF-a、IL-1β 和 IL-1α 的产生，并对 LPS 诱导的小鼠死亡具有保护作用。重要的是，除了诱导其基因表达外，LPS 还可以通过增加巨噬细胞中的琥珀酸水平来促进 Hif1a 的稳定。

细胞中琥珀酸代谢改变的结果是诱导蛋白质中的赖氨酸琥珀酰化。这种翻译后修饰是由赖氨酸残基和琥珀酰辅酶 A 之间的直接反应引起的，其水平随着琥珀酸的积累而增加。虽然这种修饰可能是非酶促的，但逆反应是由 SIRT5 催化的，SIRT5 是 NAD$^+$ 依赖的去琥珀酰化酶。在 LPS 激活的巨噬细胞中，琥珀酰化蛋白水平升高，SIRT5 表达降低。巨噬细胞中赖氨酸琥珀酰化修饰的蛋白是丙酮酸激酶 M2 （PKM2），它是 SIRT5 的底物。在 LPS 刺激的巨噬细胞中，琥珀化 PKM2 具有较低的丙酮酸激酶活性，并进入细胞核，在 IL-1bβ 基因的启动子处与 Hif1a 形成复合物，维持其表达。与此一致的是，SIRT5 缺陷小鼠促进了 IL-1β 的产生，并且更容易发生结肠炎症。

琥珀酸盐的积累可能随后在细胞外环境中分泌，在那里它可以作为自分泌或旁分泌信号剂，进一步放大炎症反应。细胞外琥珀酸盐通过琥珀酸受体 1 （SUCNR1 或 GPR91），一种细胞表面 G 蛋白偶联受体感知。在 LPS 或 IL-1β 刺激的巨噬细胞中，该受体的表达上调。重要的是，与正常巨噬细胞相比，缺乏 SUCNR1 的巨噬细胞在 LPS 刺激后释放的 IL-1β 更少。总的来说，这些证据表明细胞外琥珀酸盐和 SUCNR1 参与了一个能够维持炎症细胞因子产生的正反馈循环机制。

二、细胞色素 c 氧化酶与免疫

细胞色素 c 氧化酶 （CcO），电子传递链的关键酶复合物。哺乳动物 CcO 有 13 个亚基，其中 3 个催化亚基由线粒体 DNA 编码 （mtDNA，mt-CcO） 和其余 10 个亚基是核 （nu） 编码的。CcOIVi1 亚基是一种跨膜蛋白，在复合物的组装和稳定性以及分子内 e$^-$ 转运功能中起着关键作用。CcO Vb 亚基是面向线粒体基质侧的外周亚基，这在 CcO 复合物的基质侧质子泵送中起关键作用。CcO 催化电子从还原的细胞色素 c 转移到分子氧。CcO 缺陷在人类疾病中已被广泛报道。例如，核 CcO (nu-CcO) 亚基突变导致一系列疾病，包括 Leigh 病和肌萎缩侧索硬化症样综合征，而 mt-CcO 亚基缺失和插入的突变导致线粒体肌病和复发性肌红蛋白尿等疾病。同样，病理生理刺激也会影响重现人类疾病的细胞和动物模型中的 CcO 表达和／或功能。例如，兔心脏长期缺氧和缺血再灌注损伤会导致 CcO 亚基 CcO1、CcOIVi1 和 CcOVb 的显著降低。在酒精的作用下，CcO 复合物在表达高水平线粒体细胞色素 P450 2E1 的细胞中被降解，从而加剧线粒体应激。

研究表明，CcO 缺陷诱导线粒体应激并激活 Ca^{2+} 钙调磷酸酶介导的线粒体到核逆行信号（mitochondria-to-nucleus retrograde signaling, MtRS）。在 C2C12 成肌细胞中，小发卡 RNA (shRNA) 介导的 CcOIVi1 亚基敲低激活 MtRS，并主要改变糖酵解代谢，导致致癌的非锚定生长。

研究证明，减少的 CcO 诱导巨噬细胞产生促炎细胞因子 IL-1β、IL-6、IL-10 和 TNF-α，并引发巨噬细胞向 M1 表型极化。此外，CcOIVi1 KD 巨噬细胞的炎症表型增强了 RANK-L 依赖性破骨细胞的形成，并加强了 FITC 偶联 IgG 凝集素的吞噬作用。线粒体功能障碍诱导的破骨细胞形成在 MPV17-/- 小鼠模型中得到进一步证实，MPV17-/- 小鼠模型是线粒体功能障碍的体内模型。该报告显示 mtDNA 缺失和 CcO 破坏影响巨噬细胞功能，从而影响免疫应答、吞噬和破骨细胞分化等多模态细胞通路。

三、碱性磷酸酶与免疫

碱性磷酸酶（APs）属于一个蛋白质超家族，其成员共享金属结合位点的保守性、活性所需的氨基酸和预测的折叠结构。APs 广泛用于生命科学领域，作为分子生物学研究的工具以及肝脏和骨骼健康的血清标志物。一般来说，APs 被锚定在质膜的外表面，在碱性环境中催化各种不同底物的磷酸基水解（去磷酸化），释放无机磷酸盐（P_i）。在人类中有四个基因编码 AP。其中三个基因，即 ALPI，ALPP 和 ALPPL2，表现出组织特异性表达（TSAP 蛋白），而第四个基因，即 ALPL 在表达上是非组织特异性的。

在人类 AP（hAP）蛋白中，大多数已知的是组织非特异性 AP（TNAP）和肠道 AP（IAP）。TNAP 在多个过程中发挥作用，包括骨矿化、维生素 B6 代谢和神经发生，是低磷酸酶的遗传原因，通过调节嘌呤能信号传导影响炎症，并与阿尔茨海默病有关。

肠道 AP（Intestinal AP，IAP）在绒毛相关的肠细胞中表达，通过管腔和底外侧表面的囊泡分泌调节脂肪酸吸收，调节碳酸氢盐分泌和十二指肠表面 pH，并与饮食诱导的肥胖调节和代谢综合征有关。IAP 最显著的功能集中在它与栖息或侵入我们肠道系统的细菌共生体的保护性相互作用上。IAP 已被证明对脂多糖（LPS）的脂质 A 部分（革兰氏阴性菌外膜的外脂质层）脱磷（解毒）。在脊椎动物中，这些磷酸盐对 LPS 与 toll 样受体 4/MD-2 先天免疫受体复合物的结合、NF-KB 信号传导的启动和免疫反应的诱导很重要。

IAP 缺乏与人类肠道炎症以及 AP 水平降低的脊椎动物模型肠道炎症有关。对直接或间接引起肠道炎症的动物（例如使用抗生素）补充 IAP 可减轻炎症。此外，IAP 在坏死性小肠结肠炎小鼠模型中具有保护作用。这种保护作用可能与 IAP 依赖的微生物群的形成和稳态维持有关。除了直接调节肠道稳态外，IAP 和 LPS 解毒还与其他免疫过程相关，包括通过内源性或药物给予的 IAPs 预防细菌易位，以及解决肠道炎症和组织再生等问题。除了脊椎动物的 IAP 外，TNAP 在大鼠肝脏和小鼠子宫的组织切片中可以使 LPS 去磷酸化。内源性和重组牛 APs 和重组 hAPs 目前正在探索其作为治疗 AP 相关疾病和减轻多种炎症的药物。

四、β- 半乳糖苷酶与免疫

β- 半乳糖苷酶（β-gal）是一种溶酶体糖苷水解酶，作为催化剂水解存在于糖脂、糖蛋白和糖胺聚糖的寡糖链中的末端半乳糖，其活性在含半乳糖的寡糖链的分解代谢中起重要作用。β-gal 作为体内肿瘤监测和细胞衰老的关键标记酶，近年来在生物医学领域受到越来越多的关注。此外，在卵巢癌、人胶质瘤、喉癌和腹膜转移瘤中也观察到高 β-gal 活性。

类风湿关节炎（Rheumatoid arthritis，RA）是一种以自身抗体分泌为特征的慢性自身免疫性疾病。研究表明，缺乏末端半乳糖的 IgG(IgG GO) 通过与免疫系统分泌的自身抗体形成免疫复合物参与 RA 炎症。异常的 IgG 半乳糖基化先于疾病发病，与疾病活动性相关，并且在自身抗体中普遍存在。RA 患者的 B 细胞中半乳糖转移酶 (GalT) 活性降低，滑膜组织和炎症细胞中有 GalT 含量升高的报道。血清中 GO/G1 和 GO/G2 水平可以作为 RA 诊断的预测性糖生物标志物。

研究表明，RA 患者 CD19$^+$B 细胞中 β-gal 的表达水平增加，β-gal 可能调节血清半乳糖基化程度，与 RA 炎症过程有关。β-gal 处理的大鼠血清中 IL-6、TNF-α 和 RF 水平明显高于未处理的大鼠。β-gal 对 IgG 糖基化谱存在影响，在 RA 的发生和进展有作用。此外，β-半乳糖苷酶通过调节衰老免疫标志物 p16、p53、层粘连蛋白 B1 和细胞周期蛋白 D1 的水平来调节细胞衰老。

五、受体酪氨酸激酶与免疫

受体酪氨酸激酶 TAM (Tyro3, AXL 和 Mer) 是重要的负性炎症介质，可抑制激活树突状细胞、自然杀伤细胞和巨噬细胞的某些信号通路，减弱其消除转移的能力。AXL 是 TAM 家族的一员，具有高亲和力配体生长阻滞特异性蛋白 6(growth arrest-specific protein 6，GAS6)。Gas6/AXL 信号通路与肿瘤细胞生长、转移、侵袭、上皮 - 间质转化 (epithelial-mesenchymal transition,EMT)、血管生成、耐药、免疫调节和干细胞维持有关。鉴于近年来对免疫检查点阻断的兴趣日益浓厚，AXL 在免疫监视中的作用引起了人们的广泛关注。AXL 激活通过上调 BCL-2 和 Twist，抑制 TLR 炎症信号和自然杀伤细胞，以及促炎细胞因子的有限表达参与免疫逃避，AXL 功能丧失可增强慢性炎症和自身免疫。AXL 和 MER 的联合缺失已被证明会增加结肠炎和结肠炎相关癌症的风险。AXL 在放射抵抗性和检查点免疫抵抗性肿瘤中的作用已被研究，其机制与 AXL 通过 MHC-1 抑制抗原呈递和增强骨髓支持细胞因子和趋化因子的能力有关，从而导致有限的初始免疫反应。最近，来自转移性黑色素瘤患者的基因组和转录组学数据进一步支持了这些发现，表明 AXL 过表达可能影响先天敏感性或导致抗 pd-1 治疗的耐药性。正常小鼠组织中 AXL 和 MER 信号的减弱可诱导炎性细胞因子的产生，从而促进恶性肿瘤的形成。因此，AXL 抑制剂调节免疫反应的机制对于破译抗癌治疗方法将是重要的。

六、Na^+/K^--ATPase 与免疫

Na^+/K^-- ATP 酶，又称钠泵，可将 3 个 Na^+ 转运出细胞，换取 2 个 K^+ 进入细胞。Na^+/K^- - ATP 酶异常表达与不同癌症的发生发展相关，具有多种功能的信号转导，在细胞黏附中起着至关重要的作用，被认为是开发抗癌药物的重要靶点。Na^+/K^- - ATP 酶抑制剂与 Na^+/K^- - ATP 酶结合后可影响其下游信号通路，从而抑制细胞增殖，诱导细胞凋亡和自噬介导的细胞死亡。

近年来，FXYD 蛋白被发现参与致癌作用。在这个家族中，编码 Na^+/K^--ATP 酶 γ 亚基的 FXYD2 基因在肾脏和胰腺中大量表达。在肾脏中，γ 亚基表达为 γa 和 γb 两个亚基，它们诱导 Na^+/K^- - ATP 酶对钠的亲和力降低。据报道，它还能增加细胞内钠结合的钾拮抗作用，揭示了 γ 亚基对细胞质位点钾的内在结合的额外作用。FXYD2 抑制 Na^+-K^+ 泵电流的 Na^+ 激活，同时降低 Na^+ 和 K^+ 的 Na^+/K^- - ATP 酶活性。在肾源性细胞中诱导 FXYD2 可降低 Na^+/K^- - ATP 酶活性和细胞分裂速率，提示 FXYD2 可能对基因毒性应激有反应。FXYD2 的异常表达被发现与卵巢透明细胞癌和眼内肿瘤的生长有关，这是一个潜在的治疗靶点。

在肾脏中，FXYD2 具有控制 Na^+/K^- - ATP 酶活性的功能，具有调节 T 细胞增殖激活的特性。研究发现 FXYD2 表达降低可显著增加调节性 T 细胞（regulatory T cells，Treg）、检查点、CCR 和 APC 共抑制的富集。Treg 是 T 淋巴细胞的一种亚型，在预后较差的可变癌症中，Treg 被发现是免疫耐受的关键参与者，并且能够抑制抗肿瘤免疫 FXYD2 的下调可能与 Treg 的激活和迁移增加有关。氧化石墨烯分析表明，FXYD2 表达与细胞外基质组织、调节细胞-基质黏附、调节细胞运动、细胞迁移和调节细胞增殖呈负相关。这些生物学功能与 FXYD2 在透明细胞肾细胞癌（clear cell renal cell carcinoma, ccRCC）中的免疫参与一致，提示 FXYD2 在 Treg 的募集和激活中起作用。在 ccRCC 的免疫微环境中，Treg 的浸润增加，与 ccRCC 患者生存不良有关。研究证实 Treg 可抑制 CD8$^+$T 细胞在 ccRCC 中的保护功能，阻止肿瘤细胞的免疫攻击。此外，在 ccRCC 中不受控制的 Treg 浸润可能导致临床治疗失败。相反，调节 Treg 的发育和分化的药物被证明对 ccRCC 的治疗有很大的影响，且被证明是安全的。研究 FXYD2 在 ccRCC 中的表达及其潜在功能，对于发现 ccRCC 诊断和预后的新生物标志物具有重要意义。

七、Ca^{2+}-ATP 酶与免疫

钙（Ca^{2+}）是磷脂酶 C 信号转导通路中重要的第二信使。细胞内由存储释放的 Ca^{2+} 与通过钙释放激活的钙通道进入的 Ca^{2+} 合作，通过多种抗原（包括 Toll 样受体配体、完整细菌和微生物毒素）调节膜电位。随后，Ca^{2+} 激活核因子 -kB(NF-kB) 及活化 T 细胞的核因子，调节 DC 活化、成熟和与 T 细胞形成免疫突触。趋化因子与受体的相互作用导致 Ca^{2+} 动员和肌动蛋白极化，最终诱导 DC 向损伤或感染部位释放的 ATP 迁移。Sarco/ 内质网 Ca^{2+} 转运 ATP 酶 2(SERCA2) 是一种独特的内质网 Ca^{2+} 通道，用于将 Ca^{2+} 从细胞质转运到 Sarco/ 内质网 (sER)，并参与调节细胞质内 Ca^{2+} 浓度。细胞质 Ca^{2+} 浓度的增加提高了 DC 的迁移能力。

Rho/Pyk2/cofilin 被认为是 DCs 迁移速度的调节因子，与趋化因子的存在无关。研究表明，暴露于次级淋巴器官趋化因子 (SLC/CCL21) 的 mDCs 通过 Th1 吸引趋化因子 IP-10 （CXCL-10）的表达显著增强了 CTL 反应中的细胞溶解活性，而细胞表面标记物的表达或细胞因子的产生没有明显改变。此外，研究表明 SERCA2 与 CCL21 预处理的单核细胞来源的 DC 的迁移能力直接相关，并且 DC 的迁移是由 SERCA2 表达和 Cofilin 磷酸化协调的。

SERCA2 表达的下调与 DCs 迁移能力的提高有关。由于 SERCA2 是位于 sER 中的细胞内泵，SERCA2 水平的降低减少了从细胞质向 sER 的 Ca^{2+} 泵送，导致细胞质 Ca^{2+} 水平升高。因此，细胞质钙离子水平的增加被认为提高了 DC 的迁移能力。此外，p-cofilin 的表达水平与 SERCA2 的表达水平呈负相

关。Cofilin 通过 Rho、p3 和 MAPK 信号调节 pyk2 和 SIRP-α，与 CCR7 依赖性 DC 迁移及其速率相关。

八、DNA 聚合酶与免疫

介导 DNA 损伤修复的 DNA 聚合酶 ε（POLE）与肿瘤预后显著相关。POLE 在 DNA 复制过程中维持遗传稳定性，并与肿瘤发生、患者总生存期（OS）有关。POLE 通过调节肿瘤启动子基因和 DNA 损伤修复（DNA damage repair DDR）影响肿瘤发生和疾病进展，从而指导靶向抗癌治疗。DDR 通路包括多个相互关联的细胞信号通路，它们协调一系列事件以响应 DNA 损伤。DDR 的主要途径包括碱基切除修复、错配修复、核苷酸切除修复、同源重组修复和非同源末端连接修复。DDR 调节 STING 通路，增加 CXCL10 和 CCL5 等趋化因子的水平，促进细胞毒性 T 淋巴细胞的激活，从而触发小细胞肺癌细胞对免疫治疗的反应。Rad50-MRE11-NBN 作为 DDR 通路 DNA 双链断裂修复功能所需的功能性结合复合体，在许多癌症中被鉴定为肿瘤启动子和药敏刺激剂。

研究表明，与多个独立队列的正常组织相比，透明细胞肾细胞癌（clear cell renal cell carcinoma, ccRCC）组织中的 POLE 表达显著升高。POLE 表达水平升高与 ccRCC 患者总生存期缩短显著相关。尽管 POLE 突变与 ccRCC 患者的生存获益没有显著相关，但 $CD4^+T$ 细胞调节的免疫微环境被显著激活。此外，POLE 在癌症中的表达与免疫抑制的肿瘤微环境、较高的肿瘤内异质性以及免疫检查点基因 PDCD1、CTLA4 和 CD86 的表达显著相关，可能通过 JAK/STAT 和 Notch 信号通路介导。POLE 可以作为一种生物标志物，指导晚期 ccRCC 患者的分子诊断和促进新的个体化治疗策略的发展。

九、DNA 修复酶与免疫

DNA 修复酶 Artemis 是 T 细胞和 B 细胞受体重排所必需的。Artemis 是参与 DNA 双链断裂修复的非同源末端连接（non-homologous end joining, NHEJ）途径的蛋白。NHEJ 途径是细胞用来修复 DNA 分子两条链断裂的机制之一。

Artemis 和相关的 DSB 修复酶在程序性 V(D)J 重组和非程序性 c-NHEJ DSB 修复中的关键作用，使它们成为治疗癌症的有吸引力的靶点，无论是单独使用还是与化疗或放疗联合使用。Artemis 核酸内切酶活性负责可变（多样性）连接 [V(D)J] 重组中的发夹开口，并参与典型非同源末端连接 (c-NHEJ)DNA 修复途径的末端加工。V(D)J 重组是由重组激活基因蛋白（RAG1 和 RAG2）识别并结合到 V、D 和 J 基因片段附近的重组信号序列 (recombination signal sequences, RSSs) 而引发的。结合后，RAG 蛋白诱导双链断裂 (double-strand breaks, DSBs)，并在编码端形成发夹。Ku 异二聚体识别 DNA 双链断裂并招募 DNA 依赖性蛋白激酶催化亚基 (DNA-dependent protein kinase catalytic subunit, DNA-pkcs) 和 Artemis 介导发夹打开。发夹打开后，含有 XRCC4/XLF(PAXX)/DNA- 连接酶 IV 复合物的 NHEJ 机制被召集来催化 DNA 末端的加工和连接反应。V(D)J 重组是抗体成熟的重要过程。

Artemis 基因突变导致发卡开口异常，导致严重的联合免疫缺陷 (RS-SCID)，由于哺乳动物细胞中主要的 DSB 修复途径 NHEJ 受损而对电离辐射敏感，另一种形式的免疫缺陷 （Omenn 综合征）也与 Artemis 突变有关。高度保守残基如 H35、D165 和 H228 的错义突变和框内缺失也会破坏 Artemis 的蛋白质功能。

十、RNA 聚合酶与免疫

RNA 聚合酶 III(Pol III) 是病毒和细菌 DNA 的细胞质传感器。这种聚合酶能够结合并转录不同病毒的富含 AT 的基因组，得到的 5-ppp RNA 转录产物被 RIG-I 识别并结合，将信号引导到 MAVS，TBK1 和 IRF3，下游诱导 IFN-α 和 IFN-β 基因在感染细胞中的表达。

Pol III 检测常见 DNA 病毒的基因组，如巨细胞病毒、牛痘病毒、单纯疱疹病毒 -1 和水痘带状疱疹病毒。牛痘病毒通过其 E3 蛋白抵抗聚合酶刺激的能力证明了 Pol III 在先天免疫中的重要性，揭示了宿主 - 病原体的深层共同进化。研究表明，Pol III 以不依赖于启动子的方式转录合成的 poly(dA-dT) 模板，由此产生的 poly(A - U) 转录产物在转染的细胞中触发

I 型 IFN 诱导。DNA 模板的高 AT 含量对 Pol III 的转录至关重要，这可能是由于富含 AT 的盒子倾向于作为 RNA 聚合的启动器。相比之下，非多聚（dA-dT）dsDNAs 诱导 I 型 IFN，但通过 Pol III 的非依赖途径。在培养的细胞系和提取物中，Pol III 也从合成的环状 DNA 寡核苷酸（称为 coligos）开始转录。大肠杆菌模板的转录始于单链区域，似乎发生在细胞质中。事实上，Pol III 启动 ssDNA 启动子转录的能力已经得到证实。

此外，在转染的人类细胞系中，线性化或圆形质粒的存在引发了 Pol III 在 tRNA 基因转录中的活性。但是这些质粒是否有功能丰富的 AT 序列作为转录的起始点仍然是未知的。总之，Pol III 的活性在不同程度上受到微量外来 DNA（病毒或其他）的刺激。

研究表明，Sindbis 病毒感染培养的细胞系可诱导表达的 POLR3E 是 Pol III 的亚基。这一发现提出了 Pol III 参与检测一种富含 AU 的阳性 ssRNA 包膜病毒的可能性，这种病毒已知在细胞质中复制。研究表明，Pol III 活性是细胞抵抗 Sindbis 病毒感染的核心。显然，Pol III 在 RNA 病毒感染的细胞中起抗病毒作用。人类 POLR3E 基因的隐性替代突变与系统的和并发的 DNA 和 RNA 病毒感染有关。

第五节　酶在人体组织、器官疾病诊断、治疗中的应用

在疾病的诊断中，通过检测患者体液或组织中的细胞酶活性或含量，可以判断疾病的类型和严重程度。因此，酶的检测在人体疾病诊断中具有重要的意义。例如，心肌梗死患者的心肌组织中存在肌酸激酶同工酶 MB(CK-MB) 的异常表达，肝癌患者的肝组织中存在丙氨酸氨基转移酶 (ALT) 的异常表达等。

一、酶作为生物标志物

酶是生物体内的重要分子，其活性和表达水平与疾病的发生和发展密切相关。因此，酶可以作为生物标志物用于疾病的诊断，帮助医生确定疾病的类型、严重程度和预后。近年来，人们发现多种酶在疾病诊断中具有重要的应用价值。以下是一些常见的酶生物标志物：①丙氨酸氨基转移酶 (ALT)、天冬氨酸氨基转移酶 (AST)、碱性磷酸酶 (ALP) 和 γ-谷氨酰转移酶 (GGT) 是肝脏疾病的常用生物标志物，其活性水平的升高可以提示肝脏疾病，如肝炎、脂肪肝和药物性肝损伤等。②肌酸激酶 (CK)、CK 同工酶 MB(CK-MB) 和心肌肌钙蛋白 (cTnI、cTnT) 和乳酸脱氢酶 (LDH) 等酶也可以作为心肌梗死、肌肉损伤等疾病的生物标志物。③胰蛋白酶、淀粉酶和脂肪酶的升高可以提示胰腺炎或胰腺癌等胰腺疾病。④前列腺特异性抗原 (PSA) 升高可以提示前列腺癌或其他前列腺疾病。需要注意的是，酶的升高并不能确定具体的疾病诊断，而是提示可能存在某种疾病或组织损伤。因此，在评估疾病时，医生通常会综合考虑多个生物标志物的结果以及其他临床和影像学检查结果。

二、酶与人体疾病

（一）酶与肝病

丙氨酸氨基转移酶 (ALT) 和天门冬氨酸氨基转移酶 (AST) 是肝细胞内

常见的两种酶，它们可以反映肝脏健康状况，其活性水平与肝细胞损伤程度密切相关。当肝细胞受损时，ALT 和 AST 会释放到血液中，导致其活性水平升高。因此，通过检测 ALT 和 AST 的活性水平可以判断肝细胞是否受损。另外，ALT 主要存在于肝脏细胞中，正常情况下，ALT 的参考范围为男性 10～40 U/L，女性 7～35 U/L。如果 ALT 水平升高，可能表示肝脏受到了损伤或疾病的影响，如肝炎、脂肪肝、药物性肝损伤等。AST 不仅存在于肝脏，还存在于心脏、肌肉、肾脏等组织中。因此，AST 的升高并不一定意味着肝脏受到了损伤，还可能与其他因素有关。正常情况下，AST 的参考范围为男性 10～40 U/L，女性 9～32 U/L。如果 AST 水平升高，可能表示肝脏、心脏、肌肉等组织受到了损伤或疾病的影响。肝炎、脂肪肝、药物性肝损伤等都可能导致 ALT 和 AST 升高。正常情况下，AST 和 ALT 的比值通常在 0.8～1.2 之间。AST 和 ALT 比值的升高可能提示一些肝脏疾病的存在，如酒精性肝病、肝炎、脂肪肝、肝癌等。在这些疾病中，AST 和 ALT 的比值通常会升高，尤其是在酒精性肝病中更为明显。此外，AST 和 ALT 比值的变化还可以用于评估肝细胞损伤的程度和预测肝病的进展情况。

碱性磷酸酶 (ALP) 和 γ-谷氨酰转移酶 (GGT) 是肝胆系统常见的两种酶，其活性水平与胆道梗阻和胆汁淤积有关。当胆道梗阻或胆汁淤积时，ALP 和 GGT 会释放到血液中，导致其活性水平升高。因此，通过检测 ALP 和 GGT 的活性水平可以判断胆道梗阻或胆汁淤积的程度。ALP 主要存在于肝脏、胆道、骨骼等组织中，它参与了多种代谢过程，如骨代谢促进钙质的沉积和骨骼的生长以及胆道代谢过程中催化胆固醇和胆红素等物质的水解反应，从而促进它们的排泄。当这些组织受到损伤或疾病的影响时，ALP 会释放到血液中，因此 ALP 的水平可以反映这些组织的损伤程度。正常情况下，ALP 的参考范围为 40～150 U/L。如果 ALP 水平升高，可能表示肝脏、胆道或骨骼等组织受到了损伤或疾病的影响，如肝炎、胆管阻塞、骨病等。GGT 主要存在于肝脏、胆道和肾脏等组织中，但它主要存在于肝细胞的微粒体内。GGT 可以参与到氨基酸代谢和胆汁酸合成等代谢过程中。当肝脏受到损伤或疾病的影响时，GGT 会释放到血液中，因此，GGT 的水平可以反映肝脏的健康状况。正常情况下，GGT 的参考范围为男性 10 ～ 71 U/L，女性 6 ～ 42 U/L。如果 GGT 水平升高，可能表示肝脏受到了损伤或疾病的影响，如酒精性肝病、药物性肝损伤、胆管阻塞等。

　　酶在肝脏疾病的治疗中有一定的作用，但并不是所有类型的肝脏疾病都适用于酶治疗。对于某些肝脏疾病，如肝性脑病，可以通过口服或静脉注射乳果糖来增加肠道中益生菌的数量，从而降低肠道内氨的产生和吸收。这是因为乳果糖被肠道菌群分解后会产生酸性物质，降低肠道 pH，从而抑制氨的产生和吸收。此外，在某些药物性肝损伤的治疗中，酶类药物也可以作为辅助治疗手段。例如，对于因乙酰氨基酚（APAP）过量引起的肝损伤，酶类药物可以促进有害代谢产物的清除，因而可以使用 N- 乙酰半胱氨酸（NAC）来促进谷胱甘肽（GSH）的合成，增加其在体内的浓度，从而减轻 N- 乙酰半胱氨酸引起的肝脏损伤。对于胆汁在肝内或胆道中无法正常排出胆汁淤积症患者，可以使用酶类药物来促进胆汁的分泌和排出。例如，对于原发性胆汁性肝硬化（PBC）患者，可以使用乌苏地酸（ursodeoxycholic acid，UDCA）来促进胆汁的分泌和排出，减轻肝脏炎症和纤维化。然而，需要注意的是，酶类药物并不是所有肝脏疾病的标准治疗方法，其使用需要根据具体情况进行评估和决策。在治疗肝脏疾病时，应该综合考虑患者的病情、病因、临床表现以及其他治疗手段的效果，制订个体化的治疗方案。

（二）酶与心血管疾病

　　肌酸激酶（CK）和肌红蛋白（Myo）是心肌细胞内常见的两种酶，其活性水平与心肌损伤有关。当心肌细胞受损时，CK 和 Myo 会释放到血液中，导致其活性水平升高。因此，通过检测 CK 和 Myo 的活性水平可以判断心肌是否受损。

　　肌酸激酶（CK）是一种存在于肌肉、心脏和脑组织中的酶，它参与了肌肉的能量代谢过程。CK 在细胞内主要分为三种同工酶：CK-MM、CK-MB 和 CK-BB。CK-MM 主要存在于骨骼肌和心肌中，是 CK 的主要形式。CK-MB 主要存在于心肌中，是心肌损伤的特异性标志物。当心肌细胞受到损伤时，CK-MB 会释放到血液中，导致血清 CK-MB 水平升高。CK-BB 主要存在于脑组织中，是脑损伤的特异性标志物。当脑组织受到损伤时，CK-BB 会释放到血液中，导致血清 CK-BB 水平升高。CK 会释放到血液中，因此 CK 的水平可以反映这些组织的损伤程度。在心肌梗死中，CK 通常在发病后 4 ～ 6 小时内开始升高，峰值出现在 12 ～ 24 小时，然后逐渐下降，持续时间约 48 ～ 72 小时。CK 的升高可以提示心肌梗死的发生。CK-MB 可应用于急性心肌梗死的早期诊断、估计梗死范围大小或再梗死以及溶栓后再灌注的判断。CK-MB 是诊断心肌损伤特异性最高的酶。肌酸激酶 (CK) 的检测可以用于诊断一些肌肉疾病和心肌损伤。例如，在肌肉疾病中，如肌营养不良、多发性肌炎等，CK 的水平可能会升高。在心肌损伤中，如心肌梗死、心肌炎等，CK 的水平也会升高。此外，CK 的检测还可以用于监测一些药物治疗的效果，如肌肉注射后的肌肉损伤程度等。

肌红蛋白 (Myo) 是一种存在于心肌和骨骼肌中的含铁蛋白质，它在肌肉细胞内参与肌肉的能量代谢过程。肌红蛋白的升高时间与损伤程度和个体差异有关。肌红蛋白的半衰期最短，一般来说，在胸痛发作后的 2 ～ 12 小时内开始升高，峰值出现在 6 ～ 9 小时内，然后逐渐下降，持续 24 ～ 36 小时。肌红蛋白是出现最早、灵敏度最高的急性心肌梗死的血清酶标志物。肌红蛋白可作为急性心肌梗死阴性预测指标：在胸痛发作后 2 ～ 12 小时内不升高，可排除急性心梗。当心肌或骨骼肌受到损伤或疾病的影响时，肌红蛋白会释放到血液中，导致血清肌红蛋白水平升高。例如，心肌梗死、心肌炎、重度肌肉挫伤、多发性肌炎等都可能导致血清肌红蛋白水平升高。此外，一些药物、毒素和放射性物质也可能引起血清肌红蛋白水平升高。需要注意的是，血清肌红蛋白水平的升高并不具有特异性，可能与其他因素有关，因此需要结合临床症状和其他检查结果进行综合分析和判断。

乳酸脱氢酶 (LDH) 和天冬氨酸氨基转移酶 (AST) 也是心肌细胞内常见的两种酶，其活性水平与心肌缺血有关。当心肌发生缺血时，LDH 和 AST 会

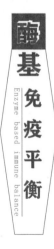

释放到血液中，导致其活性水平升高。因此，通过检测 LDH 和 AST 的活性水平可以判断心肌是否发生缺血。

乳酸脱氢酶（LDH）是一种存在于多种组织中的酶，包括心肌、肝脏、肾脏、肺、骨骼肌等。在正常情况下，LDH 以四聚体的形式存在于细胞内（图 6-6）。LDH 在细胞内主要参与糖酵解过程，当这些组织受到损伤或疾病的影响时，LDH 会释放到血液中，导致血清 LDH 水平升高。LDH 同工酶是指 LDH 的不同亚型，根据其电泳迁移率的不同，可以分为 5 种同工酶：LDH1、LDH2、LDH3、LDH4 和 LDH5。正常情况下，血清中 LDH 同工酶的比例分别为：LDH1：20% ～ 30%；LDH2：30% ～ 40%；LDH3：15% ～ 25%；LDH4：10% ～ 15%；LDH5：5% ～ 10%。不同组织中存在不同比例的 LDH 同工酶，因此可以通过检测血清中不同同工酶的比例来判断组织损伤的来源。当某个同工酶的比例明显升高时，可以提示该组织受到了损伤或疾病的影响。例如，LDH1 的升高可能与肝细胞损伤等有关；LDH2 的升高可能与心肌梗死等疾病有关；LDH3、LDH4 的升高可能与肺部疾病有关；LDH5 的升高可能与骨骼肌损伤有关。在心肌梗死中，LDH 通常在发病后 8 ～ 12 小时内开始升高，峰值出现在 2 ～ 3 天，然后逐渐下降，LDH 的持续时间最长，大约 7 ～ 12 天。LDH 是出现最晚，回顾性（晚期）判断心梗升高持续时间最长的酶指标。LDH 的升高可以提示心肌梗死的发生，但其升高并不特异，也可能与其他疾病有关。需要注意的是，LDH 同工酶的比例变化并不具有特异性，可能与其他因素有关。

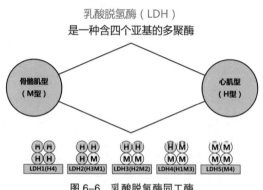

图 6-6　乳酸脱氢酶同工酶

心肌肌钙蛋白（cTnI、cTnT）是心肌细胞内的一种蛋白质酶，当心肌细胞受到损伤或死亡时，cTn 会释放到血液中。目前已经发现的 cTn 同工酶有三种：cTnI、cTnT 和 cTnC。cTnI 主要存在于心肌细胞中，是心肌损伤的特异性标志物。当心肌细胞受到损伤时，cTnI 会释放到血液中，导致血清 cTnI 水平升高。cTnT 主要存在于心肌细胞中，与 cTnI 类似，也是心肌损伤的特异性标志物。当心肌细胞受到损伤时，cTnT 会释放到血液中，导致血清 cTnT 水平升高。cTnC 主要存在于心肌细胞的胞质中，与 cTnI 和 cTnT 不同，cTnC 在心肌细胞受到损伤时不会释放到血液中。因此，血清 cTnC 水平的变化不能用于诊断心肌损伤。在心肌梗塞中，心肌肌钙蛋白同工酶通常在发病后 3～6 小时内开始升高，峰值出现在 12～48 小时，然后逐渐下降。心肌肌钙蛋白同工酶的升高可以高度提示心肌梗塞的发生，并且具有高度的特异性。cTnI 和 cTnT 是确定性诊断 AMI 标志物，具有最高特异性最高。同时，心肌肌钙蛋白可用于诊断有胸痛症状而心电图 /CK-MB 均正常的微小心肌损伤。此外，心肌肌钙蛋白也可作为无病理性 Q 波的心内膜下心肌梗死的诊断首选的血清酶指标。

酶类药物是一类能够促进或抑制体内特定酶活性的药物，一些特殊的酶可以通过其催化作用来促进心血管疾病的治疗。例如，血管紧张素转化酶抑制剂（ACEI）是一类能够抑制血管紧张素转化酶（ACE）活性的药物，从而降低血管紧张素 II 的生成来减轻心脏对血管的负担，从而降低血压。血管紧张素 II 是一种强烈的血管收缩剂，能够导致血压升高和心血管疾病的发生。此外，一些特殊的酶如脂肪酶可以通过催化脂肪的分解作用来降低血脂水平，从而减轻动脉粥样硬化的发生和发展。另外，一些特殊的酶如过氧化氢酶可以通过催化过氧化氢的分解作用来清除自由基并减轻氧化应激反应。纤溶酶原激活剂是一类能够促进纤溶酶原转化为纤溶酶的药物，从而促进血栓的溶解。纤溶酶是一种能够溶解血栓的酶，纤溶酶原激活剂能够增加纤溶酶的生成，从而促进血栓的溶解。常用的纤溶酶原激活剂包括尿激酶、重组组织型纤溶酶原激活剂等，常用于治疗急性心肌梗死、肺栓塞等血栓性疾病。

（三）酶与糖尿病

葡萄糖 -6- 磷酸脱氢酶（G-6-PD）和乳酸脱氢酶（LDH）是糖代谢过程中常见的两种酶，其活性水平与糖尿病的发生和发展有关。当糖代谢异常时，G6PD 和 LDH 会释放到血液中，导致其活性水平升高。因此，通过检测 G-6-PD 和 LDH 的活性水平可以判断糖代谢是否异常。

葡萄糖 -6- 磷酸脱氢酶（G-6-PD）是一种存在于红细胞中的酶，其主要功能是参与红细胞内的氧化还原反应，保护红细胞免受氧化损伤。G-6-PD 缺乏症是一种常见的遗传性疾病，缺乏 G-6-PD，红细胞容易受到氧化损伤，可能导致红细胞脆性增加，红细胞寿命缩短，容易发生溶血性贫血。糖尿病患者由于长期高血糖的影响，可能导致红细胞的寿命缩短，增加溶血性贫血的风险。蚕豆病是一种常见的 G-6-PD 缺乏引起的溶血性贫血。乳酸脱氢酶（LDH）是一种广泛存在于各种组织和细胞中的酶，参与乳酸的生成和氧化过程。在糖代谢过程中，LDH 主要参与乳酸的生成。当细胞缺氧或能量代谢紊乱时，LDH 活性会增加。因此，LDH 水平的升高可能与糖代谢紊乱、缺氧、组织损伤等因素有关。总之，葡萄糖 -6- 磷酸脱氢酶（G-6-PD）和乳酸脱氢酶（LDH）在糖代谢过程中确实发挥着重要作用。

α- 淀粉酶（AMY）和 α- 葡萄糖苷酶（AGL）是胰腺分泌的两种酶，其活性水平与胰岛素分泌有关。当胰岛素分泌不足或胰岛素抵抗时，AMY1 和 AGL 会释放到血液中，导致其活性水平升高。因此，通过检测 AMY1 和 AGL 的活性水平可以判断胰岛素分泌是否正常。α- 淀粉酶（AMY）与糖尿病诊断和治疗的关系密切。糖尿病是一种代谢性疾病，主要特征是血糖水平升高。在糖尿病患者中，由于胰岛素分泌不足或胰岛素作用不良，导致体内的葡萄糖无法被有效利用，从而引起一系列的代谢紊乱和并发症。α- 淀粉酶在糖尿病诊断中的作用主要是评估胰腺功能。胰腺是产生胰岛素的主要器官，而 α- 淀粉酶是胰腺分泌的消化酶之一。在糖尿病患者中，由于胰岛素分泌不足，胰腺功能内分泌功能受损，α- 淀粉酶的水平可能会降低，进而影响胰岛素和葡萄糖的代谢。因此，检测 α-淀粉酶的水平可以作为评估胰腺功能和糖尿病诊断的指标之一。此外，α-淀粉酶还与糖尿病治疗有关。一些研究表明，α-淀粉酶可能对糖尿病的治疗有一定的作用。例如，在动物实验中，通过注射 α-淀粉酶可以促进胰岛素的分泌和利用，从而改善糖尿病的症状。此外，一些中药制剂也被发现含有 α-淀粉酶，并被用于糖尿病的治疗中。而 α-葡萄糖苷酶（AGL）是一种双糖酶，由小肠上皮细胞分泌，主要作用于肠道中的多糖和双糖物质，将其分解为葡萄糖等单糖分子，从而促进食物的消化和吸收。α-葡萄糖苷酶与一些疾病的发生和发展有关。例如，在乳糖不耐受和先天性乳糖酶缺乏症等肠道疾病中，α-葡萄糖苷酶的水平可能会降低。在糖尿病患者中，由于胰岛素分泌不足或胰岛素作用不良，导致体内的葡萄糖无法被有效利用，从而引起一系列的代谢紊乱和并发症。因此，检测 α-葡萄糖苷酶的水平可以作为评估这些疾病的指标之一。

　　酶类药物在糖尿病治疗中并不是主要的治疗手段，但在某些特定情况下可能会被使用。一些特殊的酶可以通过其催化作用来促进糖尿病的治疗。以下是一些常见的酶类药物及其在糖尿病治疗中的应用：例如，脂肪酶可以通过催化脂肪的分解作用来降低血脂水平，从而减轻胰岛素抵抗的发生和发展。此外，一些特殊的酶如过氧化氢酶可以通过催化过氧化氢的分解作用来清除自由基并减轻氧化应激反应。另外，一些特殊的酶如乳酸脱氢酶（LDH）可以通过催化乳酸的代谢作用来改善糖尿病患者的酸碱平衡。此外，α-葡萄糖苷酶抑制剂是一种口服药物，能够抑制肠道中的 α-葡萄糖苷酶活性，减缓葡萄糖的吸收，从而降低血糖水平。

（四）酶与胰腺炎

　　脂肪酶（LPL）和淀粉酶（AMY）是胰腺常见的两种酶，其活性水平与胰腺炎有关。当胰腺发生炎症时，LPL 和 AMY 会释放到血液中，导致其活性水平升高。因此，通过检测 LPL 和 AMY 的活性水平可以判断胰腺是否发生炎症。

　　脂肪酶（LPL）是一种由胰腺分泌的酶，主要作用是将脂肪分解为脂肪酸和甘油，以便身体能够吸收和利用脂肪。脂肪酶主要存在于胰液中，并在小肠内发挥作用。当脂肪进入小肠时，脂肪酶会与其结合，使其与胆汁酸和胆固醇一起形成复合物，然后被小肠上皮细胞吸收。胰腺炎是指胰腺发生炎症的疾病，常见的原因包括胆石症、酗酒、高脂血症等。在胰腺炎发生时，由于胰腺组织受到损伤，会导致胰腺分泌的酶无法正常释放，从而影响脂肪的消化和吸收。此外，胰腺炎还可能导致胰腺内分泌功能的异常，进而影响胰岛素和葡萄糖的代谢。

α-淀粉酶（AMY）的分子量约为 55～65kDa，由两个相同的亚基组成，每个亚基含有 270 个氨基酸残基。它具有两个活性中心，分别位于亚基的 N 端和 C 端，能够同时作用于 α-1，4- 和 α-1，6- 糖苷键。α-淀粉酶（AMY）是一种消化酶，属于淀粉酶家族。它主要在胰腺中产生，并在小肠中发挥作用。可通过肾小球滤过，AMY 是唯一能在正常时出现在尿液中的血清酶。在胰腺中，α-淀粉酶以无活性的前体形式分泌出来，经过胰蛋白酶和其他消化酶的作用后转化为活性形式。在小肠中，α-淀粉酶主要由肠上皮细胞分泌，能够将食物中的淀粉质和糖类水解成较小的分子，以便被吸收和利用。α-淀粉酶能够将淀粉分解成较小的多糖和糖分子，如麦芽糖、葡萄糖等，从而促进食物的消化和吸收。α-淀粉酶（AMY）催化淀粉质的水解过程如下：首先，α-淀粉酶与淀粉质结合：α-淀粉酶通过其特定的结构域与淀粉质分子结合，形成酶-底物复合物。其次，底物分解：α-淀粉酶通过其活性中心的羧基和丝氨酸残基等催化基团，对淀粉质分子进行水解反应。具体来说，α-淀粉酶将淀粉质分子中的 α-1，4 糖苷键水解为 α-1，4 葡萄糖残基，并释放出麦芽糖、麦芽三糖等小分子产物。最后，产物转运：α-淀粉酶水解产物通过小泡囊系统转运到小肠上皮细胞中，并在肠道内进一步被吸收和利用。需要注意的是，α-淀粉酶的水解反应是高度特异性的，只能作用于 α-1，4 糖苷键，而不能作用于其他类型的糖苷键。研究表明，在急性胰腺炎患者中，α-淀粉酶的水平通常会升高。这是因为在急性胰腺炎发生时，胰腺内的消化酶被活化并释放到胰腺组织中，导致组织受损和炎症反应。急性胰腺炎时，血清 α-淀粉酶的水平会在起病后 2～12 小时开始升高，峰值出现在起病后 12 ～ 24 小时，持续时间约为 2 ～ 5 天。血清淀粉酶可见 3 倍至数千倍升高。尿淀粉酶水平会在起病后 12 ～ 24 小时开始升高，在起病后 48 小时出现峰值，但下降较慢，持续时间较长，一般约为 1 ～ 2 周。尿淀粉酶在胰腺炎后期测定更有价值。慢性胰腺炎时，α - 淀粉酶的水平会持续升高，可能与胰腺分泌功能的下降有关。同时，α - 淀粉酶的水平也可以作为评估胰腺炎严重程度和预后的重要指标之一。

总之，脂肪酶（LPL）和淀粉酶（AMY）与胰腺炎有一定的关系。它们在消化过程中发挥着不同的作用。脂肪酶主要负责将脂肪分解为脂肪酸和甘油，以便身体能够吸收和利用脂肪；淀粉酶主要负责将淀粉分解为麦芽糖和葡萄糖，以便身体能够吸收和利用淀粉。在胰腺炎发生时，由于胰腺组织受到损伤，可能会导致脂肪酶和淀粉酶的分泌受到影响，从而影响脂肪和淀粉的消化和吸收。

三、酶在疾病治疗中的应用

（一）酶作为药物靶点

许多疾病是由于特定的酶功能异常引起的，因此，针对这些异常的酶进行干预可以达到治疗的目的。肿瘤细胞具有高度异常的代谢活性，其中包括酶的异常表达和活性改变。例如，肿瘤细胞中的酪氨酸激酶（TK）是一种重要的药物靶点，许多抗肿瘤药物都是通过抑制 TK 的活性来发挥治疗作用的。此外，一些病毒感染也与特定的酶功能异常有关，因此，针对这些异常的酶进行干预也可以达到治疗的目的。例如，艾滋病病毒（HIV）就是一种利用逆转录酶进行复制的病毒，因此，抑制逆转录酶的活性可以达到治疗的目的。此外，肿瘤细胞中的血管内皮生长因子受体（VEGFR）也是一种重要的药物靶点，许多抗血管生成药物都是通过抑制 VEGFR 的活性来发挥治疗作用的。

（二）酶作为药物载体

为了提高药物的疗效和减少不良反应，人们将药物与特定的酶结合形

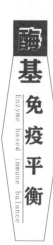

成复合物，然后将复合物注射到体内进行治疗。这种方法被称为酶作为药物载体的方法。例如，将阿司匹林与乙酰化酶结合形成复合物后注射到体内，可以使阿司匹林快速转化为活性代谢产物水杨酸，从而发挥抗炎和镇痛的作用。此外，将化疗药物与核酸内切酶结合形成复合物后注射到体内，可以使化疗药物靶向肿瘤细胞并发挥治疗作用。

（三）酶作为治疗剂

一些特殊的酶可以通过其催化作用来促进疾病的治疗。例如，胰蛋白酶可以通过催化蛋白质的水解作用来促进消化系统的正常功能以及肿瘤细胞的凋亡。此外，一些特殊的酶如血管紧张素转化酶抑制剂（ACEI）可以通过抑制血管紧张素转化酶的活性来降低血压，从而减轻肿瘤对血管的侵袭和转移。另外，一些特殊的酶如过氧化氢酶可以通过催化过氧化氢的分解作用来清除自由基并减轻氧化应激反应。

（邹 丹）

参考文献

[1]Santin Y, Resta J, Parini A, et al. Monoamine oxidases in age-associated diseases: New perspectives for old enzymes[J]. Ageing Res Rev. 2021，66：101256.

[2]Wang Y, Liu B, Li F, et al. The connection between tricarboxylic acid cycle enzyme mutations and pseudohypoxic signaling in pheochromocytoma and paraganglioma[J]. Front Endocrinol (Lausanne). 2023，14：1274239.

[3]Liu Z, Apontes P, Fomenko EV, et al. Mangiferin accelerates glycolysis and enhances mitochondrial bioenergetics[J]. Int J Mol Sci. 2018,19(1)：201.

[4]Chen E I, Hewel J, Krueger J S, et al. Adaptation of energy metabolism in breast cancer brain metastases[J]. Cancer Res. 2007, 67(4)：1472-1486.

[5]Conroy L R, Dougherty S, Kruer T, et al. Loss of Rb1 enhances glycolytic metabolism in kras-driven lung tumors in vivo[J]. Cancers (Basel)，2020, 12(1)：237.

[6]Boudina S, Bugger H, Sena S, et al. Contribution of impaired myocardial insulin signaling to mitochondrial dysfunction and oxidative stress in the heart [J]. Circulation.2009, 119 (9)：1272-1283.

[7]Jia G, Hill M A, Sowers J R. Diabetic cardiomyopathy: an update of mechanisms contributing to this clinical entity[J]. Circ Res. 2018，122(4)：624-638.

[8]Tanji K, Bonilla E. Neuropathologic aspects of cytochrome C oxidase deficiency[J]. Brain Pathol. 2000，10(3)：422-430.

[9]Robinson B H. Lactic acidemia and mitochondrial disease[J]. Mol Genet Metab.2006, 89(1-2)：3-13.

[10]Robinson B H. Human cytochrome oxidase deficiency[J]. Pediatr Res. 2000，48(5)：581-585.

[11]Mani S, Rao S N, Kumar M V K. G6036A substitution in mitochondrial

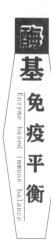

COX I gene compromises cytochrome c oxidase activity in thiamine responsive Leigh syndrome patients[J]. J Neurol Sci. 2020, 415: 116870.

[12]Pickrell A M, Fukui H, Moraes C T. The role of cytochrome c oxidase deficiency in ROS and amyloid plaque formation[J]. J Bioenerg Biomembr. 2009, 41(5): 453-456.

[13]Rak M, Bénit P, Chrétien D, et al. Mitochondrial cytochrome c oxidase deficiency[J]. Clin Sci (Lond). 2016, 130(6): 393-407.

[14]Stütz A E, Wrodnigg T M. Carbohydrate-processing enzymes of the lysosome: Diseases caused by misfolded mutants and sugar mimetics as correcting pharmacological chaperones[J]. Adv Carbohydr Chem Biochem. 2016, 73: 225-302.

[15]Taira A, Merrick G, Wallner K, et al. Reviving the acid phosphatase test for prostate cancer[J]. Oncology (Williston Park). 2007, 21(8): 1003-1010.

[16]Quiroz-Munoz M, Izadmehr S, Arumugam D, et al. Mechanisms of osteoblastic bone metastasis in prostate cancer: role of prostatic acid phosphatase[J]. J Endocr Soc. 2019, 3(3): 655 -664.

[17]Kreitman R J. Hairy cell leukemia: present and future directions. Leuk Lymphoma. 2019, 60 (12): 2869-2879.

[18]Chao T Y, Wu Y Y, Janckila A J. Tartrate-resistant acid phosphatase isoform 5b (TRACP 5b) as a serum maker for cancer with bone metastasis[J]. Clin Chim Acta, 2010, 411(21-22): 1553-1564.

[19]Nishida Y, Nishijima K, Yamada Y, et al. Whole-body insulin resistance and energy expenditure indices, serum lipids, and skeletal muscle metabolome in a state of lipoprotein lipase overexpression[J]. Metabolomics, 2021, 17(3): 26.

[20]Pshezhetsky A V, Ashmaria M. Lysosomal multienzyme complex: biochemistry, genetics, and molecular pathophysiology[J]. Prog Nucleic Acid Res Mol Biol, 2001, 69: 81 - 114.

[21]Tessitore A, del Martin P, Sano R, et al. GM1-ganglioside-mediated activation of the unfolded protein response causes neuronal death in a neurodegenerative gangliosidosis[J]. Mol Cell. 2004, 15(5): 753 - 766.

[22]Bejček J, Spiwok V, Kmoníčková E, et al. Na+/K+-ATPase revisited: on its mechanism of action, role in cancer, and activity modulation[J]. Molecules. 2021, 26(7): 1905.

[23]Obradovic M, Sudar-Milovanovic E, Gluvic Z, et al. The Na^+/K^--ATPase: a potential therapeutic target in cardiometabolic diseases[J]. Front Endocrinol (Lausanne), 2023, 14: 1150171.

[24]Baloglu E. Hypoxic stress-dependent regulation of Na-K-ATPase in ischemic heart disease[J]. Int J Mol Sci, 2023, 24(9): 7855.

[25]Liu J, Chaudhry M, Bai F, et al. Blockage of the Na-K-ATPase signaling-mediated oxidant amplification loop elongates red blood cell half-life and ameliorates uremic anemia induced by 5/6th PNx in C57BL/6 mice[J]. Am J Physiol Renal Physiol. 2022, 322(6): F655-F666.

[26]Zhang L N, Sun Y J, Pan S, et al. Na^+-K^+-ATPase, a potent neuroprotective modulator against Alzheimer disease[J]. Fundam Clin Pharmacol. 2013, 27(1): 96-103.

[27]Goellner E M, Svilar D, Almeida K H, et al. Targeting DNA polymerase ß for therapeutic intervention[J]. Curr Mol Pharmacol. 2012, 5(1): 68-87.

[28]Ahmed-Seghir S, Pouvelle C, Despras E, et al. Aberrant C-terminal domain of polymerase η targets the functional enzyme to the proteosomal degradation pathway[J]. DNA Repair (Amst). 2015, 29: 154-165.

[29]Chen Y W, Cleaver J E, Hatahet Z, et al. Human DNA polymerase eta activity and translocation is regulated by phosphorylation[J]. Proc Natl Acad Sci U S A. 2008, 105(43): 16578-16583.

[30]Xiao N, Yin M, Zhang L, et al. Tumor necrosis factor-alpha deficiency retards early fatty-streak lesion by influencing the expression of

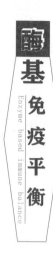

inflammatory factors in apoE-null mice. [J]Mol Genet Metab. 2009, 96(4): 239-244.

[31]Lenert P. Nucleic acid sensing receptors in systemic lupus erythematosus: development of novel DNA- and/or RNA-like analogues for treating lupus[J]. Clin Exp Immunol. 2010, 161 (2): 208-222.

[32]Mahler M, Miyachi K, Peebles C, et al. The clinical significance of autoantibodies to the proliferating cell nuclear antigen (PCNA)[J]. Autoimmun Rev. 2012, 11(10): 771-775.

[33]Jahantigh D, Salimi S, Mousavi M, et al. Association between functional polymorphisms of DNA double-strand breaks in repair Genes XRCC5, XRCC6 and XRCC7 with the risk of systemic lupus erythematosus in South East Iran[J]. DNA Cell Biol. 2015, 34(5): 360-366.

[34]Eggleton P, Harries L W, Alberigo G, et al. Changes in apoptotic gene expression in lymphocytes from rheumatoid arthritis and systemic lupus erythematosus patients compared with healthy lymphocytes[J]. J Clin Immunol. 2010, 30(5): 649-658.

[35]Nawrocki M J, Majewski D, Puszczewicz M, et al. Decreased mRNA expression levels of DNA methyltransferases type 1 and 3A in systemic lupus erythematosus[J]. Rheumatol Int. 2017, 37(5): 775-783.

[36]Fu J, Gao Y, Shi L. Combination therapy with rifaximin and lactulose in hepatic encephalopathy: a systematic review and meta-analysis[J]. PLoS One. 2022, 17(4): e0267647.

[37]Rahimi R S, Singal A G, Cuthbert J A, et al. Lactulose vs polyethylene glycol 3350--electrolyte solution for treatment of overt hepatic encephalopathy: the HELP randomized clinical trial[J]. JAMA Intern Med. 2014, 174(11): 1727-1733.

[38]Hudson M, Schuchmann M. Long-term management of hepatic encephalopathy with lactulose and/or rifaximin: a review of the evidence[J].

Eur J Gastroenterol Hepatol. 2019, 31(4): 434-450.

[39]Hoilat G J, Ayas M F, Hoilat J N, et al. Polyethylene glycol versus lactulose in the treatment of hepatic encephalopathy: a systematic review and meta-analysis[J]. BMJ Open Gastroenterol. 2021, 8(1): e000648.

[40]Jaeschke H, Akakpo J Y, Umbaugh D S, et al. Novel therapeutic approaches against acetaminophen-induced liver injury and acute liver failure[J]. Toxicol Sci. 2020, 174(2): 159-167.

[41]Ntamo Y, Ziqubu K, Chellan N, et al. Drug-induced liver injury: clinical evidence of N-Acetyl cysteine protective effects[J]. Oxid Med Cell Longev. 2021, 2021: 3320325.

[42]Jaeschke H, Adelusi O B, Akakpo J Y, et al. Recommendations for the use of the acetaminophen hepatotoxicity model for mechanistic studies and how to avoid common pitfalls[J]. Acta Pharm Sin B. 2021, 11(12): 3740-3755.

[43]Schattenberg J M, Pares A, Kowdley K V, et al. A randomized placebo-controlled trial of elafibranor in patients with primary biliary cholangitis and incomplete response to UDCA[J]. J Hepatol. 2021, 74(6): 1344-1354.

[44]Smith D K, Lennon R P, Carlsgaard P B. Managing hypertension using combination therapy[J]. Am Fam Physician. 2020, 101(6): 341-349.

[45]Huang J, Qian H Y, Li Z Z, et al. Role of endothelial lipase in atherosclerosis[J]. Transl Res. 2010, 156(1): 1-6.

[46]Kobayashi J, Mabuchi H. Lipoprotein lipase and atherosclerosis[J]. Ann Clin Biochem. 2015, 52(Pt 6): 632-627.

[47]Gargouri B, Mseddi M, Mnif F, et al. Oxidative stress enhances the immune response to oxidatively modified catalase enzyme in patients with Graves' disease[J]. J Clin Lab Anal. 2020, 34(2): e23051.

[48]Ali I, Khan S N, Chatzicharalampous C, et al. Catalase prevents myeloperoxidase self-destruction in response to oxidative stress[J]. J Inorg Biochem. 2019, 197: 110706.

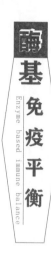

[49]Kumar SS, Sabu A. Fibrinolytic enzymes for thrombolytic therapy[J]. Adv Exp Med Biol. 2019, 1148: 345-381.

[50]Bilmen S, Aksu T A, Gümüslü S, et al. Antioxidant capacity of G-6-PD deficient erythrocytes[J]. Clin Chim Acta. 2001, 303(1-2): 83-86.

[51]Wu Y, Zhao Y, Yang H Z, et al. HMGB1 regulates ferroptosis through Nrf2 pathway in mesangial cells in response to high glucose[J]. Biosci Rep. 2021, 41(2): BSR20202924.

[52]Song S, Ding Y, Dai G L, et al. Sirtuin 3 deficiency exacerbates diabetic cardiomyopathy via necroptosis enhancement and NLRP3 activation[J]. Acta Pharmacol Sin. 2021, 42(2): 230-241.

[53]Du S, Shi H, Xiong L, et al. Canagliflozin mitigates ferroptosis and improves myocardial oxidative stress in mice with diabetic cardiomyopathy[J]. Front Endocrinol (Lausanne). 2022, 13: 1011669.

[54]Hossain U, Das A K, Ghosh S, et al. An overview on the role of bioactive α-glucosidase inhibitors in ameliorating diabetic complications[J]. Food Chem Toxicol. 2020, 145: 111738.

[55]Proença C, Ribeiro D, Freitas M, et al. Flavonoids as potential agents in the management of type 2 diabetes through the modulation of α-amylase and α-glucosidase activity: a review[J]. Crit Rev Food Sci Nutr. 2022, 62(12): 3137-3207.

[56]Spitler K M, Davies B S J. Aging and plasma triglyceride metabolism[J]. J Lipid Res. 2020, 61(8): 1161-1167.

[57]Gabr M T, El-Gohary N S, El-Bendary E R, et al. EGFR tyrosine kinase targeted compounds: in vitro antitumor activity and molecular modeling studies of new benzothiazole and pyrimido[2,1-b]benzothiazole derivatives[J]. EXCLI J. 2014, 13: 573-585.

[58]Climent N, Plana M. Immunomodulatory activity of tyrosine kinase inhibitors to elicit cytotoxicity against cancer and viral infection. Front

Pharmacol. 2019, 10: 1232.

[59]London R E. HIV-1 Reverse Transcriptase: A Metamorphic protein with three stable states[J]. Structure. 2019, 27(3): 420-426.

[60]Xavier Ruiz F, Arnold E. Evolving understanding of HIV-1 reverse transcriptase structure, function, inhibition, and resistance[J]. Curr Opin Struct Biol. 2020, 61: 113-123.

[61]Mabeta P, Steenkamp V. The VEGF/VEGFR axis revisited: implications for cancer therapy[J]. Int J Mol Sci. 2022, 23(24): 15585.

[62]Liu G, Chen T, Ding Z, et al. Inhibition of FGF-FGFR and VEGF-VEGFR signalling in cancer treatment[J]. Cell Prolif. 2021, 54(4): e13009.

[63]Yang J, Yan J, Liu B. Targeting VEGF/VEGFR to modulate antitumor immunity[J]. Front Immunol. 2018, 9: 978.

[64]Cheng K, Liu C F, Rao G W. Anti-angiogenic agents: A review on vascular endothelial growth factor receptor-2 (VEGFR-2) Inhibitors[J]. Curr Med Chem. 2021, 28(13): 2540-2564.

[65]Lazo M, Rubin J, Clark J M, et al. The association of liver enzymes with biomarkers of subclinical myocardial damage and structural heart disease[J]. J Hepatol. 2015, 62(4): 841-847.

[66]Pastori D, Pani A, Di Rocco A, et al. Statin liver safety in non-alcoholic fatty liver disease: A systematic review and metanalysis[J]. Br J Clin Pharmacol. 2022, 88(2): 441-451.

[67]Ma W, Hu W, Liu Y, et al. Association between ALT/AST and muscle mass in patients with type 2 diabetes mellitus[J]. Mediators Inflamm, 2022, 2022: 9480228.

[68]Xing W, Yan W, Fu F, et al. Insulin inhibits myocardial ischemia-induced apoptosis and alleviates chronic adverse changes in post-ischemic cardiac structure and function[J]. Apoptosis, 2009, 14(9): 1050-1060.

[69] 张之玲，徐 薇，赵世民. 氨基酰 tRNA 合成酶的经典与非经典酶活性 [J]. 生

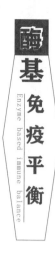

物化学与生物物理进展，2023，50(5)：1133-1143.

[70]纪泉泉，王恩多.氨基酰-tRNA合成酶编校功能缺陷引发的疾病[J].生命科学，2017，29(6)：521-526.

[71]Ségaliny A I, Tellez-Gabriel M, Heymann M F, et al. Receptor tyrosine kinases: characterisation, mechanism of action and therapeutic interests for bone cancers[J]. J Bone Oncol, 2015, 4(1): 1-12.

[72]Sodhi K, Nichols A, Mallick A, et al. The Na/K-ATPase oxidant amplification loop regulates aging[J]. Sci. Rep, 2018, 8: 9721-9736.

[79]侯率，赖楚童，付文，等.RNA聚合酶Ⅱ催化亚基POLR2A自身表达调控及其在肿瘤中作用研究进展[J].中国科学：生命科学，2021，51(12)：1710- 1720.

[80] Zhou Y, Du W D, Chen G, et al. Association analysis of genetic variants in microRNA networks and gastric cancer risk in a chinese han population[J]. J Cancer Res Clin Oncol, 2012, 138: 939-945.

[81] Yoo S S, Hong M J, Lee J H, et al. Association between polymorphisms in microRNA target sites and survival in early-stage non-small cell lung cancer[J]. Thorac Cancer, 2017, 8: 682‑686.

[82]Scagliola A, Mainini F, Cardaci S. The tricarboxylic acid cycle at the crossroad between cancer and immunity[J]. Antioxid Redox Signal. 2020, 32(12): 834-852.

[83]Angireddy R, Kazmi H R, Srinivasan S, et al. Cytochrome c oxidase dysfunction enhances phagocytic function and osteoclast formation in macrophages. FASEB J, 2019, 33(8): 9167-9181.

[84] Rader BA. Alkaline phosphatase, an unconventional immune protein[J]. Front Immunol. 2017, (8): 897.

[85] Su Z, Gao J, Xie Q, Wang Y, et al. Possible role of β-galactosidase in rheumatoid arthritis[J]. Mod Rheumatol, 2020, 30(4)：671-680.

[86] Rothlin C V, Ghosh S, Zuniga E I, et al. TAM receptors are pleiotropic inhibitors of the innate immune response[J]. Cell, 2007, 131(6): 1124‑1136.

[87] Rothlin C V, Lemke G. TAM receptor signaling and autoimmune disease[J]. Curr Opin Immunol，2010，22(6)：740－746.

[88] Hugo W, Zaretsky JM, Sun L, et al. Genomic and transcriptomic features of response to anti-PD-1 therapy in metastatic melanoma[J]. Cell，2016，165(1)：35-44.

[89] Kurowska-Stolarska M, Alivernini S, Melchor E G, et al. MicroRNA-34a dependent regulation of AXL controls the activation of dendritic cells in inflammatory arthritis[J]. Nat Commun, 2017，8：15877.

[90] Chan P Y, Carrera Silva E A, De Kouchkovsky D, et al. The TAM family receptor tyrosine kinase TYRO3 is a negative regulator of type 2 immunity [J]. Science, 2016，352(6281)：99－103.

[91] Paolino M, Choidas A, Wallner S, et al. The E3 ligase Cbl-b and TAM receptors regulate cancer metastasis via natural killer cells[J]. Nature, 2014，507(7493)：508-512.

[92] Nguyen K Q, Tsou W I, Kotenko S, et al. TAM receptors in apoptotic cellclearance, autoimmunity, and cancer[J]. Autoimmunity, 2013，46(5)：294-297.

[93] Weinger J G, Brosnan C F, Loudig O, et al. Loss of the receptor tyrosine kinaseAxl leads to enhanced inflammation in the CNS and delayed removal of myelin debris during experimental autoimmune encephalomyelitis[J]. JNeuroinflammation, 2011，8：49.

[94] Sharif MN, Sosic D, Rothlin C V, et al. Twistmediates suppression of inflammation by type I IFNs and Axl[J]. J Exp Med, 2006，203(8)：1891-1901.

[95] Bosurgi L, Bernink J H, Delgado Cuevas V, et al. Paradoxical role of the proto-oncogene Axland Mer receptor tyrosine kinases in colon cancer[J]. Proc Natl Acad Sci US A, 2013，110(32)：13091-13096.

[96] Uribe D J, Mandell E K, Watson A, et al. The receptor tyrosine kinase AXL promotes migration and invasion incolorectal cancer[J]. PLoS One. 2017，12(7)：e0179979.

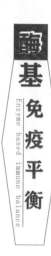

[97] Aguilera T A, Giaccia A J. Molecular Pathways: Oncologic pathways and theirRole in T-cell exclusion and immune evasion-a new role for the AXLreceptor tyrosine kinase[J]. Clin Cancer Res, 2017, 23(12): 2928-2933.

[98] Zhang Z, Tang Y, Li L, et al. Downregulation of FXYD2 is associated with poor prognosis and increased regulatory T cell infiltration in clear cell renal cell carcinoma[J]. J Immunol Res, 2022, 4946197.

[99]Wu X, Tang H, Xu W H. Protumorigenic role of elevated levels of DNA Polymerase Epsilon predicts an immune-suppressive microenvironment in clear cell renal cell carcinoma [J].Front Genet. 2021,12: 751977.

[100]Yosaatmadja Y, Baddock H T, Newman J A. Structural and mechanistic insights into the Artemis endonuclease and strategies for its inhibition[J]. Nucleic Acids Res, 2021, 49(16): 9310-9326.

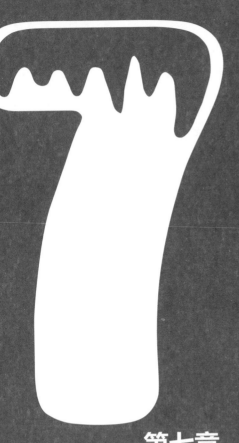

第七章

酶与免疫系统的功能

人体内的酶与免疫系统及免疫功能密切相关，免疫细胞在激活的过程中需要很多酶的辅助或协同作用；免疫细胞可以释放多种活性酶以杀伤和清除肿瘤细胞、各种感染细胞及病原体，以完整的三大功能维持机体健康；很多免疫分子就是酶类或具有酶活性的多肽，如免疫系统补体激活的过程中的 C3 转化酶和 C5 转化酶等都是酶；人体内的酶通过调节免疫细胞活性和功能起到刺激或抑制体内炎症的作用，促进细胞康复；通过调节各种细胞通路和代谢活动，激活应激系统，起到抗疲劳的作用，还可以防止身体免疫力下降，增强体质；通过与神经内分泌系统的相互作用，调节免疫系统功能。

第一节 免疫系统及其功能概述

免疫（immunity）源于拉丁语的 immunis，本意是免除赋税、徭役和兵役等，后引申为免除疾病。当时，人们发现机体感染某种传染性疾病后会获得对同种疾病的抵抗力。中国人在此种现象的启发下，于16世纪创建了"种人痘"预防天花的方法，该方法先后被传到俄国、朝鲜、日本、土耳其和英国等国家。人痘接种法预防天花是免疫学实践的最早开端。到18世纪末，英国医生 Edward Jenner 制备更安全可靠的牛痘苗预防天花，为传染病预防开辟了更广阔的道路。

经过漫长的感性认识阶段，从10世纪开始探索至20世纪初，人类对免疫现象的认识才逐渐上升至理性认识阶段，基本形成免疫系统与免疫及其功能的学科体系。

免疫系统（immune system）由免疫器官与组织、免疫细胞及免疫分子组成。免疫器官和组织可分为中枢免疫器官和外周免疫器官与组织：①中枢免疫器官是免疫细胞发生、分化、发育和成熟的主要场所，包括骨髓和胸腺；②外周免疫器官是成熟淋巴细胞定居的场所，也是发生免疫应答的主要场所，包括淋巴结、脾脏、皮肤相关淋巴组织和黏膜相关淋巴组织等（图7-1）。免疫细胞包括吞噬细胞（phagocyte）、自然杀伤（natural killer, NK）细胞、树突状细胞（dendritic cell, DC）、肥大细胞（mast cell）、嗜碱性粒细胞（basophil）、嗜酸性粒细胞（eosinophil）、T淋巴细胞（T lymphocyte）和B淋巴细胞（B lymphocyte）等。免疫分子包括抗体、补体、细胞因子等。

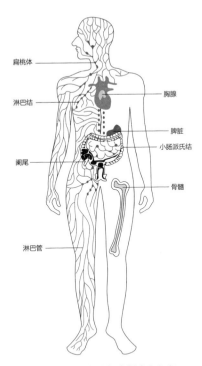

扁桃体

淋巴结

阑尾

淋巴管

胸腺

脾脏

小肠派氏结

骨髓

图 7-1 人体的免疫器官和组织

免疫功能主要表现为：①免疫防御（immunological defense），即抵抗并清除病原微生物及其他有害物质的能力。免疫防御功能低下甚至缺失，可发生重度感染或免疫缺陷病。若免疫防御功能过强或持续时间过长，则可引起机体组织、细胞的损伤或功能障碍。②免疫监视（immunological surveillance），即发现并清除体内突变细胞的能力。免疫监视功能低下，可导致肿瘤发生。③免疫稳定（immunological homeostasis），即通过自身免疫耐受和免疫调节等机制维持机体免疫微环境稳定的能力。机体免疫系统对自身抗原产生的特异性不应答现象，称为自身免疫耐受。如果免疫耐受被打破或免疫调节功能紊乱，将导致自身免疫性疾病和超敏反应性疾病的发生。

免疫功能的核心是免疫应答，是指机体免疫系统识别抗原等异物（如病原微生物）后将异物清除的过程。在此过程中，免疫系统既能识别"自己"

物质又能识别"非己"抗原物质，达到监视及排除"非己"抗原物质的目的。

根据应答特点及参与成分的差异，可以把免疫应答分为固有免疫（innate immunity）和适应性免疫（adaptive immunity）。固有免疫是指出生时就已经具有的针对各种病原微生物等抗原异物发挥清除作用的功能。适应性免疫是指出生后通过接触抗原异物后产生的针对某种特定抗原的免疫力。适应性免疫包括 T 细胞介导的细胞免疫与 B 细胞介导的体液免疫。

相应地，免疫系统也可以根据其主要参与的免疫应答类型分为固有免疫系统（innate immune system）和适应性免疫系统（adaptive immune system）：固有免疫系统包括皮肤和黏膜等免疫屏障、固有免疫细胞及固有免疫分子；适应性免疫系统主要由 T 淋巴细胞、B 淋巴细胞及其产生的免疫分子和表达的受体组成。

第二节　固有免疫应答

固有免疫应答是指在种系发生和进化过程中，机体逐渐形成的一种先天存在的天然免疫防御功能。固有免疫应答构成了机体抵御病原体入侵的第一道防线。

固有免疫应答的主要特征包括：先天固有，稳定遗传；免疫作用广泛，无特异性；初次接触抗原即能发挥效应，无免疫记忆性。

一、固有免疫系统的组成

（一）组织屏障

1. 皮肤黏膜屏障

覆盖机体的皮肤和黏膜构成了机体抗感染的第一道天然防线，包括物理屏障、化学屏障和微生物屏障。

（1）物理屏障

皮肤的上皮细胞排列紧密，可机械性阻挡外源性病原体及某些条件致病菌的入侵。黏膜组织的物理屏障作用较弱，但是呼吸道黏膜上皮纤毛的定向摆动、黏膜表面分泌液的冲刷作用、黏膜上皮细胞更新迅速等机制均有助于机械性阻挡病原体的定植或侵入，发挥屏障作用。

（2）化学屏障

皮肤和黏膜可以分泌溶菌酶、消化酶、不饱和脂肪酸、乳酸、胃酸、抗菌肽等多种具有抑菌、杀菌作用的化学物质，共同组成机体抵御病原体侵入的化学屏障。

（3）微生物屏障

寄居于皮肤和黏膜表面的正常菌群，可通过与病原体竞争受体、营养物质，或分泌杀菌、抑菌物质等方式抵御病原体的感染。例如，枯草芽孢杆菌在肠道产生的生物酶、抗菌肽等大量代谢产物，可以抑制或者杀死病原体。此外，正常菌群还参与免疫器官发育并调节其免疫应答，这既可以保证免疫系统保持适度的免疫耐受，又可抑制、杀伤病原体，维持肠道微生态的平衡稳定。

2. 体内屏障

体内某些器官、组织也能形成一些局部的屏障结构，可阻挡病原体的侵入，维持内环境的稳定。

（1）血-脑屏障

由软脑膜、脉络丛毛细血管壁和血管壁外的星形胶质细胞共同组成，其结构致密，可阻挡病原体及其有害产物和免疫细胞等其他大分子物质经血液进入脑组织或脑脊液，从而发挥保护中枢神经系统的作用。婴幼儿的血-脑屏障发育不完善，因而易发生中枢神经系统感染。

（2）胎盘屏障

由母体子宫内膜的基蜕膜和胎儿绒毛膜共同组成，能有效地防止母体内的病原体及其有害产物和免疫细胞、一些免疫分子进入胎儿体内。妊娠3个月内，胎盘屏障发育不完善，母体感染某些病原体后，可能导致胎儿感染，甚至发生胎儿畸形，流产、死产。

（3）其他屏障

人体的胸腺、睾丸、附睾及胃黏膜等部位也存在血-胸腺屏障、血-睾屏障等屏障结构，在防御病原体侵入和维持机体内环境稳定方面均发挥重要作用。

（二）固有免疫细胞

病原体突破皮肤黏膜屏障侵入宿主后，固有免疫细胞即可发挥免疫防御作用清除病原体。固有免疫细胞包括吞噬细胞（phagocyte）、自然杀伤（natural killer, NK）细胞、树突状细胞（dendritic cell, DC）、肥大细胞（mast cell）、嗜碱性粒细胞（basophil）、嗜酸性粒细胞（eosinophil）、NKT（natural killer T）细胞、γδT细胞和B1细胞等。

1. 吞噬细胞

主要包括外周血中的单核细胞、中性粒细胞及单核细胞在局部组织分化形成的巨噬细胞。

（1）单核－巨噬细胞

单核细胞约占外周血白细胞总数的 3% ～ 8%，可迁移至不同的组织器官分化为巨噬细胞。巨噬细胞通过细胞表面的模式识别受体与病原体及其产物、肿瘤细胞及宿主凋亡细胞表面的相应配体结合后，发挥各种生物学功能。

1）单核－巨噬细胞的表面分子

单核－巨噬细胞表面表达多种与其识别功能、效应功能等有关的膜分子。相关受体主要包括模式识别受体、调理性受体以及细胞因子受体。模式识别受体主要包括甘露糖受体、清道夫受体、Toll 样受体等，可介导对病原体的吞噬作用。调理性受体主要包括 Fcγ R 和 C3bR，可促进吞噬抗体结合的病原体或 C3b、C4b 黏附的病原体。单核－巨噬细胞表达单核细胞趋化蛋白 -1 受体（MCP-1R）、巨噬细胞炎症蛋白 -1 受体（MIP-1R）等多种趋化因子受体，以及 IFN-γ、M-CSF 等炎症相关细胞因子受体。在相应细胞因子作用下，单核－巨噬细胞可以被招募到感染或炎症部位并被活化，其吞噬杀菌和分泌功能显著增强，从而发挥抗感染免疫作用。另外，单核－巨噬细胞还可组成性表达 MHC Ⅱ类分子和共刺激分子，是发挥抗原提呈作用，进而诱导适应性免疫应答的重要细胞。

2）单核－巨噬细胞的功能

①对病原体和异常细胞的吞噬、杀伤效应：巨噬细胞可通过吞噬或吞饮方式摄入病原体并形成吞噬体，并与溶酶体融合成吞噬溶酶体，在多种水解酶的作用下降解、消化病原体（图 7-2）。巨噬细胞主要依靠溶酶体内的依氧杀菌系统和非依氧杀菌系统清除病原体。依氧杀菌系统包括反应性氧中间物（reactive oxygen intermediates, ROI）系统和反应性氮中间物（reactive nitrogen intermediates, RNI）系统。前者通过呼吸爆发，

产生多种具有很强的氧化作用和细胞毒作用的活性氧物质来杀伤病原体，后者产生一氧化氮（nitric oxide, NO）后发挥对病原体和肿瘤细胞的杀伤或细胞毒效应。非依氧杀菌系统主要由酸性环境、溶菌酶和杀菌性蛋白组成。被杀伤的病原体进一步被蛋白酶、核酸酶和脂酶等降解、消化。此外，巨噬细胞还可通过抗体依赖细胞介导的细胞毒作用（ADCC），发挥抗病毒和抗肿瘤的作用。

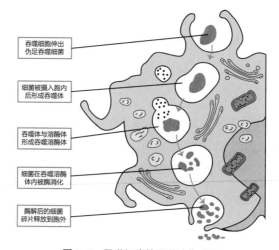

吞噬细胞伸出伪足吞噬细菌

细菌被摄入胞内后形成吞噬体

吞噬体与溶酶体形成吞噬溶酶体

细菌在吞噬溶酶体内被酶消化

酶解后的细菌碎片释放到胞外

图 7-2　巨噬细胞的吞噬杀菌过程

②抗原提呈作用：巨噬细胞是专职的抗原提呈细胞（antigen presenting cell, APC），可将摄取的抗原加工处理成小分子肽，并与 MHC 分子结合，形成抗原肽-MHC 分子复合物，并表达于细胞表面供 T 细胞识别，从而启动特异性免疫应答。

③免疫调节作用：巨噬细胞可分泌 IL-1、IL-3、IL-6、IL-8、IL-10、IL-12、TNF-α、IFN-α、IFN-γ 等多种细胞因子，参与免疫应答的调节。

（2）中性粒细胞

中性粒细胞是血液中数量最多的白细胞（约占白细胞总数的 60%～70%），寿命短（存活期约 2～3 天），更新快（每分钟产生约 1×10^7 个），具有较强的趋化作用和吞噬能力，是抗胞外寄生的细菌感染的主要效应细胞。病原体感染后，血液循环中贮备的大量中性粒细胞可立即穿过毛细血管壁首先到达感染部位，在机体早期抗感染免疫中发挥重要作用。中性粒细胞表面的 IL-8R、C5aR 等趋化因子受体在中性粒细胞趋化至感染部位过程中发挥重要作用。中性粒细胞对病原体的识别和吞噬杀伤过程与巨噬细胞相似，细胞质中产生的髓过氧化物酶（myeloperoxidase, MPO）、酸性磷酸酶和碱性磷酸酶、防御素、溶菌酶等杀菌物质具有强大的杀伤作用。中性粒细胞还表达C3b受体和IgG Fc受体，可通过补体或抗体介导的调理作用，进一步增强吞噬和杀伤活性。

2. NK 细胞

NK 细胞来源于骨髓的淋巴样干细胞，其识别抗原没有抗原特异性，可直接发挥杀伤功能，在抗肿瘤、抗病毒感染或抗胞内寄生菌的感染中发挥重要作用。

（1）NK 细胞的表面分子

人体 NK 细胞的表型为 TCR-、mIg-、CD56+、CD16+。小鼠的 NK 细胞的特征性表型为 NK1.1 和 Ly49。NK 细胞表面同时表达两种不同的受体：杀伤细胞活化受体（killer activatory receptor，KAR）和杀伤细胞抑制受体（killer inhibitory receptor，KIR）。生理条件下，机体自身组织细胞表面MHC Ⅰ类分子表达正常或在 IFN-γ、IL-2 和 TNF-α 等细胞因子刺激下表达增加时，KIR 可与 MHC Ⅰ类分子结合，向胞内转导抑制性信号，同时抑制活化性受体的功能，从而使NK 细胞丧失杀伤活性，阻止NK 细胞对正常自身组织细胞的杀伤作用。在某些情况下，某些细胞（如病毒感染细胞或肿瘤细胞）表面的 MHC Ⅰ类分子表达低下、缺失，或结构发生异常，从而影响了 KIR 与相应配体的结合，导致 KAR 的活化作用不受抑制，NK 细胞活化，发挥杀伤效应。

NK 细胞表面也表达 IgG Fc 受体（FcγRⅢ，CD16），可通过 ADCC 效应杀伤靶细胞。

（2）NK 细胞的功能

1）细胞毒作用

NK 细胞可直接杀伤某些肿瘤细胞和病毒感染细胞，而对正常细胞通常无杀伤作用。NK 细胞杀伤靶细胞不需要抗原预先致敏，无 MHC 限制性，可不依赖抗体，是机体抗感染和抗肿瘤的第一道防线。NK 细胞杀伤靶细胞的机制主要有如下 2 种（图 7-3）：

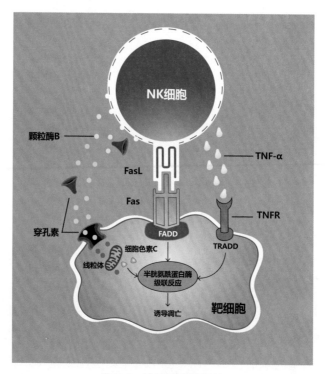

图 7-3　NK 细胞杀伤机制

①穿孔素／颗粒酶途径：穿孔素又称为溶细胞素，是 NK 细胞胞浆颗粒中的一种蛋白质，当 NK 细胞活化后，在钙离子存在的条件下，产生多聚穿孔素，在靶细胞上形成"孔样"通道，其作用类似于补体活化后在靶细胞上形成的攻膜复合物（MAC），大量水和电解质经受损处进入细胞内，可导致靶细胞的破裂溶解。颗粒酶是一种丝氨酸蛋白酶，储存在 NK 细胞胞浆

颗粒中，颗粒酶特别是颗粒酶 B 可经穿孔素在靶细胞膜上形成的"孔样"通道进入靶细胞内并激活凋亡传导途径胱天蛋白酶 10（caspase-10），发挥毒性作用，诱导靶细胞凋亡或直接破坏靶细胞膜，从而溶解靶细胞。

② Fas/FasL 途径与 TNF-α/TNFR-Ⅰ途径：Fas（CD95）分子表达在靶细胞膜表面，是细胞凋亡的重要信号分子。活化的 NK 细胞表面可表达 FasL，当靶细胞上的 Fas 分子与 FasL 结合后，靶细胞膜上形成 Fas 三聚体，活化的 Fas 三聚体可使胞质内死亡结构域（death domain, DD）相聚成簇，招募并结合 Fas 相关死亡结构域蛋白（Fas-associated death domain protein, FADD），FADD 通过其死亡效应结构域（death effector domain, DED）募集并结合胱天蛋白酶 8（caspase-8），活化的 caspase-8 可通过胱天蛋白酶级联反应，可向靶细胞内传导凋亡信号，最终诱导细胞凋亡。活化的 NK 细胞产生的 TNF-α 可与靶细胞表面表达的Ⅰ型 TNF 受体（TNFR-Ⅰ）结合，形成 TNF 受体三聚体，活化后可使其胞质内 DD 相聚成簇，最终募集并结合 FADD，进而激活 caspase-8，经胱天蛋白酶的级联反应，最终诱导细胞凋亡。

2）免疫调节作用

NK 细胞活化后可分泌 IFN-γ、TNF-β 和 IL-2 等细胞因子，可促进 Th1 细胞的分化和活化，抑制 B 细胞介导的体液免疫应答，增强 T 细胞介导的细胞免疫应答。

3. 树突状细胞

树突状细胞（dendritic cell, DC），约占人体外周血单个核细胞的 1%，因其成熟时具有许多树突样突起而得名，是最重要的抗原提呈细胞（antigen presenting cell, APC）。

抗原提呈细胞是指在免疫应答过程中，能捕获并摄取抗原，在细胞内加工处理抗原，并以抗原肽-MHC 分子复合物的形式将抗原提呈给 T 细胞的一类细胞，在机体的免疫识别、免疫应答与免疫调节中发挥重要作用。APC 可分为专职 APC 和非专职 APC 两大类。专职 APC 组成性表达 MHCⅡ类分子和 T 细胞活化所需的共刺激分子及黏附分子，具有直接摄取、加工和提呈抗原的功能，包括树突状细胞、单核 / 巨噬细胞和 B 细胞。非专职 APC 在正常情况下不表达或低表达 MHC Ⅱ类分子，但在炎症过程中或某些外界因素的刺激下，可被诱导表达 MHC Ⅱ类分子、共刺激分子及黏附分子，其加工和提呈抗原的能力较弱，包括内皮细胞、上皮细胞、成纤维细胞等。

DC 是一种高度特化的抗原提呈细胞，能够识别、摄取和加工外源性抗原，能提呈抗原给初始 T 细胞（naïve T cell），并诱导 T 细胞活化增殖。DC 是抗原提呈功能最强的 APC，是适应性免疫应答的始动者。

（1）DC 的分类

DC 是一群异质性细胞，可根据其起源及分布分为经典 DC（conventional dendritic cell, cDC）、浆细胞样 DC（plasmacytoid dendritic cell, pDC）、滤泡 DC（follicular dendrite cell, FDC）等。也可以根据其不同的分化成熟过程，将其分为未成熟 DC、迁移期 DC、成熟 DC：①未成熟 DC 表达模式识别受体，识别、摄取外源性抗原及抗原加工能力强，低水平表达 MHC Ⅱ类分子和共刺激分子、黏附分子，抗原提呈能力较弱；②迁移期 DC：在外周血中主要是迁移形式的 DC，未成熟的 DC 在迁移过程中逐渐发育成熟；③成熟 DC：DC 迁移到外周免疫器官与组织后分化为成熟 DC，共低水平表达模式识别受体，识别、摄取外源性抗原的能力弱，加工抗原的能力弱，高水平表达 MHC Ⅱ类分子和共刺激分子、黏附分子，提呈抗原并激活 T 细胞的能力强。

（2）DC 的功能

①识别和清除抗原，参与固有免疫：DC 能识别病原微生物或抗原 - 抗体复合物，通过胞饮、吞噬作用以及受体介导的内吞作用摄取、降解抗原，行使固有免疫应答功能。淋巴样 DC 活化后可快速产生大量的 Ⅰ 型干扰素，可参与抗病毒固有免疫应答。

②抗原提呈作用：这是 DC 最重要的功能。DC 能摄取、加工抗原后，

将抗原肽提呈给 T 细胞，提供初始 T 细胞活化的第一信号；通过高表达 CD80、CD86 等共刺激分子，为 T 细胞活化提供第二信号；通过分泌细胞因子进一步诱导 T 细胞的活化、增殖和分化，启动适应性免疫应答。

③参与 T 细胞和 B 细胞的发育：DC 参与了机体免疫耐受的诱导和维持，胸腺 DC 在 T 细胞的阳性选择和阴性选择中起重要作用，可诱导自身反应性 T 细胞克隆的清除或诱导 T 细胞无能，从而使 T 细胞获得自身免疫耐受性；外周免疫器官 B 细胞区的 FDC 参与 B 细胞的发育、分化、激活以及记忆 B 细胞的形成和维持。

④免疫调节作用：DC 能够分泌多种细胞因子，调节免疫功能。

4. 其他细胞

（1）肥大细胞和嗜碱性粒细胞

二者表面均高表达 IgE Fc 受体和补体受体（如 C3a 和 C5a 受体），是参与 I、III 型超敏反应的主要效应细胞。肥大细胞还可提呈抗原，并参与免疫调节；嗜碱性粒细胞还可参与机体抗寄生虫、抗肿瘤免疫应答。

（2）嗜酸性粒细胞

具有吞噬杀菌功能，是抗蠕虫感染的主要效应细胞。在 IgG 和 C3b 的作用下，嗜酸性粒细胞可黏附于蠕虫，并释放碱性蛋白、嗜酸性阳离子蛋白、过氧化物酶、氧自由基等，进而发挥杀虫效应。嗜酸性粒细胞还参与 I 型超敏反应。

（3）B1 细胞

B1 细胞是分泌天然 IgM 的主要免疫细胞，在接受多糖抗原刺激后可迅速产生以 IgM 为主的低亲和力抗体。

（4）NKT 细胞和 γδT 细胞

对靶细胞的识别无 MHC 限制性，其杀伤机制与 NK 细胞基本相同，能分泌 IFN-γ、TNF-α、IL-2、IL-4、IL-5、IL-6 和 GM-CSF 等细胞因子，参与介导炎症反应和发挥免疫调节作用。

（三）固有免疫分子

1. 补体（complement, C）

补体是存在于人类或脊椎动物血清、组织液中或细胞膜表面的一组激活后具有酶活性的球蛋白。补体是由 30 多种可溶性蛋白、膜结合性蛋白和补体受体组成的多分子系统，称为补体系统（complement system）。补体系统是机体重要的免疫效应系统。在补体激活过程中，可产生多种生物活性物质，引起一系列生物学效应，广泛参与机体的抗感染免疫，调节免疫应答。同时，也可介导炎症反应和某些病理性反应，导致组织损伤。

（1）补体系统的组成

根据补体系统中各成分功能的不同，可将补体系统分为三类：①补体固有成分：指存在于体液中，参与补体激活过程的补体成分，包括：C1（C1q、C1r 和 C1s）、C2 和 C4；B 因子、D 因子和 P 因子（properdin，备解素）；甘露糖结合凝集素（mannan-binding lectin, MBL）和 MASP（MBL-associated serine protease, MBL 相关的丝氨酸蛋白酶）；C3、C5、C6、C7、C8 和 C9 等。②补体调节蛋白：指以可溶性或膜结合形式存在的补体调节分子，包括 C1 抑制物、I 因子、H 因子、C4 结合蛋白、S 蛋白，衰变加速因子（decay-accelerating factor, DAF）、膜辅助蛋白（membrane co-factor protein, MCP）、同源限制因子（homologous restriction factor, HRF）和膜反应性溶解抑制物（membrane inhibitor of reactive lysis, MIRL）等。③补体受体（complement receptor, CR）：存在于不同细胞表面，可与相应的补体活性片段或调节蛋白结合，介导补体生物学效应。有 C1qR、CR1 ～ CR5、H 因子受体（HFR）、C3a 受体（C3aR）和 C5a 受体（C5aR）等。

（2）补体系统的理化性质

补体成分均为糖蛋白，多数为 β 球蛋白，少数为 α 或 γ 球蛋白。人类胚胎发育早期即可合成补体的各种组分，出生后 3 ～ 6 个月达到成人水平。补体主要由肝细胞和巨噬细胞合成。

在生理状态下，大多数补体成分以非活化形式存在。血清补体的总含量相对稳定，约为 4 mg/mL，约占血清球蛋白总量的 10%，其中 C3 含量最多，约为 1.3 mg/mL；D 因子的含量最低，仅有 2 μg/mL。补体成分极不稳定，易受各种理化因素的影响，56℃加热 30 分钟即可灭活，室温下也会很快灭活，故补体应保存在 -20℃以下，冷冻干燥后能较长时间保存。许多理化因素如紫外线照射、机械振荡、强酸强碱、乙醇及蛋白酶等均可使补体灭活。

在组织损伤急性期或炎症状态下，局部单核－巨噬细胞可合成大量补体，从而导致血清补体水平迅速升高，故补体也属于急性期蛋白。某些疾病时总补体或单一成分含量可发生变化，因而对体液中补体水平的测定，或对组织内补体定位观察，对一些疾病的诊断具有辅助意义。

（3）补体的激活

生理情况下，大部分补体固有成分多以非活化的酶原形式存在于血清之中。补体系统的激活是指补体系统从酶原状态转化为具有酶活性状态的过程。在某些物质作用下，或在特定的固相表面上，补体各成分可按一定顺序依次被激活，由此形成一系列放大的补体级联反应（complement cascade），最终导致细胞毒效应。同时，激活过程中产生的多种补体片段，也广泛参与机体的免疫调节与炎症反应。启动补体激活过程的物质称为补体激活剂。依照补体激活过程的不同，补体系统的激活主要有三种途径：①经典途径（classical pathway）：由抗原抗体复合物结合 C1q 启动的途径。②替代途径（alternative pathway）：由微生物提供表面，从 C3 开始激活的途径。③凝集素途径（lectin pathway）：由 MBL 结合细菌而启动的途径。经典途径是首先发现的补体激活途径，替代途径和 MBL 途径启动比较迅速，在抗感染早期发挥重要作用，经典途径通常在疾病的持续过程中发挥重要作用（图 7-4）。

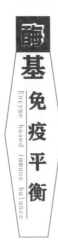

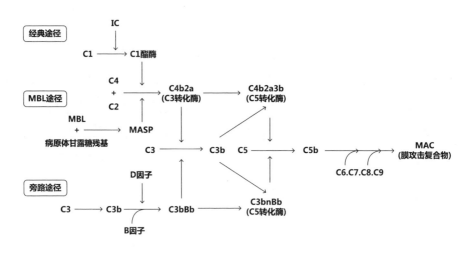

图 7-4 补体三条激活途径及它们共同的末端通路全过程示意图

1）经典途径

经典激活途径最重要的激活剂为抗原抗体复合物，其中抗体主要为 IgG1、Ig G2、IgG3 和 IgM。一个 IgM 和两个以上的 IgG 与 C1 结合可有效启动经典激活途径。经典激活途径可分为三个阶段。

①识别阶段：C1 是经典激活途径中的起始成分，它是由 1 个 C1q 分子、2 个 C1r 分子和 2 个 C1s 分子借 Ca^{2+} 连接而成的大分子复合物，分子量约 750 kDa。其中 C1q 是起识别作用的亚单位，C1r 和 C1s 是发挥催化作用的亚单位。C1q 分子的头部由 6 个相同的花蕾状亚单位组成，其羧基端为球形结构，呈辐射状排列，是 C1q 与 Ig Fc 段结合的部位。C1q 与两个以上 Fc 段结合后可活化 C1r，活化的 C1r 激活 C1s 的丝氨酸蛋白酶活性，活化的 C1s 具有酯酶活性，又称 C1 酯酶，其底物为 C4 和 C2，此酶活性可被 C1INH 灭活。在经典激活途径中，一旦形成活化的 C1s，即完成识别阶段，并进入活化阶段。

②活化阶段：在 Mg^{2+} 存在的情况下，活化的 C1s 使 C4 裂解为 C4a 和 C4b，小片段 C4a 游离于液相，少数大片段 C4b 与邻近细胞表面的蛋白质或糖共价结合，形成固相 C4b，可稳定存在。而多数未能与膜结合的 C4b 在液相中则很快被灭活。C1s 与 C4 作用后更好地显露出作用于 C2 的酶活性部位，

从而明显增强对 C2 的裂解作用。在 Mg^{2+} 存在的情况下，C2 被 C1s 裂解为 C2a 和 C2b，C2b 游离于液相中，C4b 与 C2a 结合成 C4b2a，即为经典激活途径的 C3 转化酶。在补体激活过程中，C3 起中心和枢纽作用。C3 被 C3 转化酶裂解为 C3a 和 C3b 两个片段，10% 左右的 C3b 与细胞膜表面的 C4b2a 结合，形成 C4b2a3b 三分子复合物，此即经典激活途径的 C5 转化酶。至此完成活化阶段。

③膜攻击阶段：C5 转化酶裂解 C5 产生 C5a 和 C5b，C5a 游离于液相，C5b 可结合于邻近的细胞表面，其活性极不稳定，易于衰变成 iC5b。C5b 依次与 C6、C7 结合形成的 C5b67 三分子复合物较稳定，C5b67 与细胞膜结合后，插入靶细胞膜脂质双层中，可与 C8 高亲和力结合，形成 C5b678，C5b678 可与 12～16 个 C9 分子结合成 C5b6789 大分子复合体，即补体的膜攻击复合物（membrane attack complex，MAC），使细胞膜穿孔受损。

2）旁路途径

旁路途径（alternative pathway）又称替代途径（alternative pathway），是由病原微生物等提供接触表面，直接从 C3 活化开始，继而完成 C5 至 C9 各成分的连锁反应，其激活物质并非是抗原抗体复合物，而是某些细菌、脂多糖（内毒素）、酵母多糖、葡聚糖、凝聚的 IgA 和 IgG4 等物质。在细菌性感染早期，尚未产生特异性抗体时，旁路途径即可发挥重要的抗感染作用。

在正常生理情况下，C3 在蛋白酶的作用下，缓慢地自发裂解，持续产生少量的 C3b。释入液相中的 C3b 迅速被 I 因子灭活。在 Mg^{2+} 存在的情况下，C3b 可与 B 因子结合产生 C3bB，D 因子作用于 C3bB，形成 C3bBb（旁路激活途径的 C3 转化酶）。C3bBb 可使 C3 裂解为 C3a 和 C3b，但 C3b 和 C3bBb 极不稳定，体液中存在的 H 因子可置换 C3bBb 中 Bb，使 C3b 与 Bb 解离，游离的 C3b 立即被 I 因子灭活。因此，在生理情况下，I 因子和 H 因子调控体液中 C3bBb 的产量，使之保持在很低水平，避免 C3 大量裂解及后续补体成分的激活。这种 C3 的低速裂解和低浓度 C3bBb 的形成，对旁路途径的激活具有重要意义。C3bBb 的半衰期非常短，当其与 P 因子结合成为 C3bBbP 时，半衰期可延长。激活物质（例如细菌脂多糖、肽聚糖、病毒感染细胞、肿瘤细胞、痢疾阿米巴原虫等）的存在可为 C3b 或 C3bBb 提供不易受 H 因子置换 Bb，不受 I 因子灭活 C3b 的一种保护性微环境，使旁路激活途径从和缓进行的准备阶段过渡到正式激活阶段。C3bBb 与其裂解 C3 所产生的 C3b 可进一步形成 C3bBb3b。C3bBb3b 与经典途径中的 C5 转化酶 C4b2a3b 一样，也裂解 C5 产生 C5a 和 C5b。之后的 C6 ～ C9 各成分与其相互作用的情况与经典激活途经相同。

C3 被激活后，其裂解产物 C3b 可在 B 因子和 D 因子的参与下合成新的 C3bBb。后者又进一步使 C3 裂解。由于血浆中有足够的 C3、B 因子和 Mg^{2+}，因此这一过程一旦触发，即可产生显著的扩大效应，这称为 C3b 的正反馈途径。

3）凝集素途径

凝集素途径又称甘露糖结合凝集素途径（mannan-binding lectin pathway, MBL pathway），是指血浆中 MBL、纤维胶原素（focolin, FCN）与病原体表面的甘露糖、岩藻糖和 N- 乙酰半乳糖胺等结合后，激活与之相连的 MBL 相关的丝氨酸蛋白酶（MBL-associated serine protease, MASP）所启动的补体激活途径。MBL/FCN 是感染早期由病人肝细胞合成分泌的一种急性期蛋白，其结构类似 C1q。病原体进入机体后，MBL/FCN 可直接与病原体表面的甘露糖、岩藻糖和 N- 乙酰半乳糖胺结合，MBL/FCN 构象发生改变，使与之相连的 MASP1/2 相继活化。活化的 MASP2 类似于 C1s，可以裂解 C4 和 C2，形成 C3 转化酶，其后的反应过程与经典途径相同，但其激活起始于炎症期产生的蛋白与病原体结合之后，而非依赖于抗原抗体复合物。其过程为：MBL 直接识别多种病原微生物表面的糖结构，进而依次活化 MASP2、C4、C2、C3，形成和经典途径相同的 C3 转化酶与 C5 转化酶，从而进入共同的末端通路。另外，活化的 MASP1 可直接裂解 C3 产生 C3b，在 D 因子和 P 因子的参与下，激活补体旁路途径。由此可见，凝集素途径对经典途径和旁路途径的活化具有交叉促进作用。

（4）补体激活过程的调节

补体系统的激活是高度有序的级联反应，该反应是在生物反馈调节机制下进行的，受到多种调节分子的严格控制，进而限制了补体活化的扩大以维持体内平衡。

1）自身衰变的调节

某些激活的补体成分极不稳定，成为级联反应的重要的自限因素。

2）调节因子的作用

存在于血浆中和细胞表面的补体调节因子可通过与不同补体成分的相互作用，使补体的激活与抑制处于动态平衡中，从而防止对自身组织的损害，同时又能有效地清除外来微生物。

①血浆中的可溶性调节分子：包括 C1 抑制物（C1 inhibitor, C1INH）：能与活化的 C1r 和 C1s 结合，使之失去裂解 C4 和 C2 的能力，不能形成 C3 转化酶，从而阻断后续补体成分的活化；C4 结合蛋白（C4 binding protein, C4bp）：能与 C4 结合，竞争性抑制 C2 与 C4b 结合，阻止经典途径 C3 转化酶的形成；I 因子：能使 C4b 和 C3b 裂解失活，从而抑制经典和旁路途径 C3 转化酶的形成；H 因子：能与 C3b 结合，辅助 I 因子裂解液相中 C3b，竞争性抑制 B 因子与 C3b 结合，阻止旁路途径 C3 转化酶形成，还可从 C3bBb 中解离并置换 Bb，促进旁路途径 C3 转化酶衰变失活；过敏毒素灭活剂（anaphylatoxin inactivator, AI）：可通过去除 C3a、C4a 和 C5a 分子羧基末端的精氨酸残基而使之失活。

②存在于细胞膜上的调节分子：包括膜辅助蛋白（MCP）：能与结合于某些自身细胞表面的 C4b / C3b 作用，协助 I 因子将自身组织细胞表面结合的 C4b / C3b 裂解失活，从而保护正常自身组织细胞免遭补体激活介导的损伤；衰变加速因子（DAF）：竞争性抑制 B 因子与 C3b 结合，阻止旁路途径 C3 转化酶形成，能从 C4b2a 和 C3bBb 复合物中快速解离 C2a 和 Bb，使瞬间形成的 C3 转化酶立即自发衰变，保护正常组织细胞不致因补体激活而

被溶解破坏；同源性限制因子（HRF），又称 C8 结合蛋白（C8bp）：能与 C8 结合，进而抑制 C9 分子与 C8 结合、聚合，阻止 MAC 形成，以保证补体激活时，周围正常自身组织细胞不被溶解破坏；膜反应性溶解抑制物（MIRL，CD59）：可阻碍 C7、C8 与 C5b6 复合物结合，从而抑制 MAC 形成。

（5）补体的生物学效应

1）膜攻击复合物（MAC）介导的生物学作用

补体激活后形成的 MAC，在细菌或细胞表面形成跨膜亲水孔道，可使靶细胞（如细菌、病毒感染细胞、寄生原虫等）溶解破坏，这种补体介导的细胞溶解作用是机体抗微生物感染的重要防御机制。在某些病理情况下，补体系统亦可引起宿主正常组织细胞的溶解，并导致组织损伤与疾病。

2）补体活化片段介导的生物学作用

在补体激活过程中，产生了一系列的活性片段，它们可与表达在不同细胞表面的相应受体结合，发挥多种生物学作用。

①调理作用：补体激活过程中产生的裂解片段 C3b、C4b、iC3b 是一种重要的非特异性调理素（opsonin）。它们与细菌或其他颗粒性抗原物质结合后，可被具有相应补体受体的吞噬细胞识别和结合，发挥调理作用，从而有效促进吞噬细胞对病原体等颗粒性抗原的吞噬杀伤或清除作用。这种依赖于 C3b 的吞噬作用可能是机体抵抗全身性细菌感染或真菌感染的主要防御机制。

②免疫复合物清除作用：体内抗原与抗体结合形成循环免疫复合物（immun complex，IC）后可激活补体，并与补体裂解片段 C3b 共价结合形成 Ag-Ab-C3b 复合物。红细胞和血小板表面具有 C3b 受体，其能与 Ag-Ab-C3b 复合物中的 C3b 结合，即通过免疫黏附作用（immune adherence）使红细胞或 / 和血小板与循环免疫复合物结合在一起，通过血液循环，由红细胞或 / 和血小板将 Ag-Ab-C3b 复合物携带至肝脏、脾脏，与肝脏、脾脏中表达 C3bR 的巨噬细胞结合并吞噬清除。由于红细胞数量大，其表面受体虽很多，故成为清除 IC 的主要参与者，由 C3b 介导的免疫黏附作用是体内清

除 IC 的主要途径之一。

③炎症介质作用：补体是机体重要的炎症介质，可通过多种途径引起不同的炎症反应，包括过敏毒素作用：C3a 和 C5a 可与肥大细胞和嗜碱性粒细胞的细胞膜结合，使细胞脱颗粒，释放组胺等生物活性介质，引发过敏性炎症反应，所以将 C3a 和 C5a 称为过敏毒素（anaphylatoxin），C4a 亦有较弱的过敏毒素作用；趋化作用：C5a、C4a、C3a 和 C5b67 是中性粒细胞和单核 - 巨噬细胞的趋化因子（chemotaxin），它们可使吞噬细胞向炎症部位聚集，增强对病原体的吞噬和消除，同时引起炎症反应；激肽样作用：C2b、C4a 等具有激肽样活性，能增强血管通透性，引起炎性充血，故称其为补体激肽，C1 抑制物先天缺乏时，血液中 C2b 增高，可引起遗传性血管神经性水肿症。

2. 细胞因子（cytokine，CK）

细胞因子是由多种细胞特别是免疫细胞产生的一类具有多种生物学功能的低分子蛋白。细胞因子是细胞间的信息传递分子，种类繁多，具有刺激造血，刺激细胞活化、增殖、分化，调节固有免疫和适应性免疫应答，介导炎症反应等多种生物学功能。细胞因子通常以可溶性形式分布于体液和细胞间质中，有些细胞因子以跨膜分子形式存在于细胞表面。

（1）细胞因子的共同特性

细胞因子是小分子可溶性蛋白质，分子量大多为 8 ～ 30 kDa。细胞因子是通过诱导产生的，其半衰期短。一种细胞因子可由多种细胞产生，一种细胞可以合成和分泌不同的细胞因子。细胞因子通过较高亲和力的方式结合细胞表面相应受体来发挥其生物学效应。细胞因子在较低的浓度下（10^{-15} ～ 10^{-9} mol/L）即可发挥其生物学作用，显示其作用的高效性。细胞因子作用范围小，绝大多数是近距离发挥作用。

细胞因子多以自分泌（autocrine）或旁分泌（paracrine）等作用方式发挥作用，少数可以内分泌（endocrine）方式发挥作用。自分泌效应是指细胞因子作用于产生这些细胞因子的细胞本身，如 T 细胞产生的白细胞

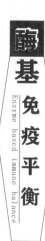

介素 2（IL-2）可刺激 T 细胞本身生长。旁分泌效应是指细胞因子作用于产生细胞的邻近细胞，如 DC 产生的白细胞介素 12（IL-12）刺激邻近的 T 细胞分化。内分泌效应是细胞因子通过血液循坏作用于远距离的靶细胞，如肿瘤坏死因子（TNF）在高浓度时通过血液循环作用于远处的靶细胞。

细胞因子表现出多效性（pleiotropism）、重叠性（redundancy）、协同性（synergy）、拮抗性（antagonism）和网络性（network）等多种功能特点。多效性是指一种细胞因子可对不同细胞发挥不同的作用，产生不同的生物学效应，如 IFN-γ 既可激活巨噬细胞，也可以抑制 Th2 细胞；IL-4 既可作用于 B 细胞使其增殖分化，又可作用于胸腺细胞和肥大细胞，促进其增殖。重叠性是指几种不同的细胞因子可作用于同一种靶细胞，产生相同或相似的生物学效应，如 IL-2、IL-4 和 IL-5 均可促进 B 细胞的增殖与分化。协同性是指两种或两种以上的细胞因子共同发挥作用，并且一种细胞因子对另一种细胞因子的生物学功能有加强作用，如 IL-3 和 IL-11 共同刺激造血干细胞的分化成熟。拮抗性是指一种细胞因子抑制了另一种细胞因子的生物学功能，如 IL-4 可以抑制 IFN-γ 刺激 Th 细胞向 Th1 细胞分化的功能。网络性是指在机体免疫应答过程中，众多细胞因子之间相互刺激、相互抑制，形成十分复杂而又有序的细胞因子网络，对免疫应答进行调节，维持机体免疫系统的稳态平衡。

（2）细胞因子的分类

根据细胞因子的结构和功能，可将其分为 6 大类。

1）白细胞介素（interleukin, IL）

最初是指白细胞产生又作用于白细胞的细胞因子，但后来发现白细胞介素也可由白细胞以外的其他细胞产生。现已报道白细胞介素有 40 种（IL-1 ～ IL-40），广泛参与免疫细胞的成熟、活化、增殖和免疫调节等一系列效应，也介导免疫病理损伤。

2）干扰素（interferon, IFN）

是由病毒和干扰素诱生剂诱导细胞产生的具有广泛的抗病毒、抗肿瘤和免疫调节作用的可溶性糖蛋白，是最先被发现的细胞因子。根据来源和理化性质分为Ⅰ型、Ⅱ型和Ⅲ型干扰素。

Ⅰ型干扰素又称为抗病毒干扰素，其生物学活性以抗病毒为主，包括IFN-α和IFN-β两种，主要由病毒感染细胞、单核/巨噬细胞、成纤维细胞、浆细胞样树突状细胞（pDC）等细胞产生。Ⅰ型干扰素具有广谱的抗病毒活性，对多种病毒均有抑制作用，同时具有免疫调节作用，可促进MHC Ⅰ类分子的表达。

Ⅱ型干扰素又称为免疫干扰素或IFN-γ，主要由活化的T细胞和NK细胞产生。IFN-γ具有较强的免疫调节作用，可增强固有免疫应答：IFN-γ能增强中性粒细胞和巨噬细胞的吞噬能力，可增加巨噬细胞表面MHC Ⅱ类分子的表达，并增强其抗原提呈能力，可活化NK细胞，增强其细胞毒作用。同时，IFN-γ也可调节适应性免疫应答：IFN-γ能增强Th1细胞活性，从而增强细胞免疫功能；然而，IFN-γ对Th2细胞增殖有抑制作用，从而抑制体液免疫功能。

Ⅲ型干扰素即IFN-λ，于2003年被发现，包括IFN-λ1、IFN-λ2、IFN-λ3和IFN-λ4，主要由DC细胞产生，以抗病毒感染作用为主。

3）肿瘤坏死因子（tumor necrosis factor，TNF）

因最初发现其能导致肿瘤组织坏死而得名。分为TNF-α和TNF-β两种。TNF-α主要由活化的单核/巨噬细胞产生；TNF-β又称为淋巴毒素（lymphotoxin，LT），主要由活化的T细胞产生。TNF也参与某些炎症反应的过程，还具有免疫调节作用，可促进T细胞和B细胞增殖。TNF家族目前发现CD40L、FasL和TRAIL（TNF related apoptosis-inducing ligand）等30余种细胞因子，在调节免疫应答、杀伤靶细胞和诱导细胞凋亡等过程中发挥重要作用。

4）集落刺激因子（colony stimulating factor，CSF）

是指能够刺激多能造血干细胞和不同发育分化阶段的造血祖细胞增殖、分化并形成某一特定谱系细胞的细胞因子。这些细胞因子因可刺激不同造血细胞系或不同分化阶段的细胞在半固体培养基中形成相应细胞集落而得名。CSF主要包括干细胞因子（stem cell fator, SCF）、粒细胞CSF（granulocyte-CSF, G-CSF）、巨噬细胞CSF（macrophage-CSF, M-CSF）、粒细胞－巨噬细胞CSF（GM-CSF）、多重集落刺激因子（multi-CSF，又称IL-3）、红细胞生成素（erythropoietin, EPO）、血小板生成素（thrombopoietin, TPO）和IL-11等，它们分别诱导造血干细胞或祖细胞分化、增殖成为相应的细胞。IL-3诱导早期造血祖细胞分化、增殖为多种血细胞。

5）趋化因子（chemokine）

是指由多种细胞分泌对不同细胞具有趋化作用的细胞因子的统称。现已发现有40多种趋化因子，属于细胞因子中最大的家族。趋化因子的主要功能是招募血液中的单核细胞、中性粒细胞、淋巴细胞等移行到感染部位，在病原体感染过程中发挥趋化作用。除此之外，趋化因子还能活化免疫细胞，参与调节血细胞的发育、血管生成、细胞凋亡等，并在肿瘤发生、发展、转移及移植排斥反应等病理过程中发挥作用。趋化因子根据其分子近氨基端半胱氨酸（C）的位置、数量和间隔的差异可分为4个亚家族：① CXC亚家族（α亚家族）；② CC亚家族（β亚家族）；③ C亚家族（γ亚家族）；④ CX3C亚家族（δ亚家族）。目前一般在趋化因子亚家族名称后缀以L（ligand），后面再加上数字序号来表示趋化因子。

6）生长因子（growth factor, GF）

是指具有刺激细胞生长作用的细胞因子，包括转化生长因子-β（transforming growth factor-β, TGF-β）、表皮细胞生长因子epithelial growth factor, EGF）、血管内皮细胞生长因子（vascular endothelial cell growth factor, VEGF）、成纤维细胞生长因子（fibroblast growth factor, FGF）、神经生长因子（nerve growth factor, NGF）和血小板源性生长因子（platelet-derived growth factor, PDGF）等。其中，TGF-β是具有调节免疫细胞生长和分化功能的细胞因子，主要由活化的T细胞和B细胞产生，一些肿瘤细胞也可产生TGF-β。

TGF-β 具有抑制免疫活性细胞的增殖、抑制淋巴细胞的分化、抑制细胞因子产生的免疫调节作用，TGF-β 还具有其他一些调节作用，如促进成纤维细胞、成骨细胞和施万细胞（Schwann cell）的生长，趋化单核细胞和成纤维细胞等。

（3）细胞因子的生物学作用

1）调控造血细胞的增殖、分化与活性，调节免疫细胞的发育与分化

SCF 和 IL-3 主要作用于多能造血干细胞及多种定向的祖细胞。SCF 可刺激干细胞分化为不同谱系的血细胞。G-CSF 主要诱导中性粒细胞生成，促进其吞噬和 ADCC 功能；M-CSF 能诱导单核 - 巨噬细胞的活化与分化；GM-CSF 可作用于髓样细胞前体及多种髓样谱系细胞。红细胞生成素（EPO）能促进红细胞前体细胞分化成熟；血小板生成素（TPO）和 IL-1 能刺激骨髓巨核细胞分化、成熟和血小板的生成。

2）调控固有免疫应答

急性炎症反应时，炎症局部产生的 IL-1β、IL-8 和 TNF-α 等细胞因子诱导血管内皮细胞表达黏附分子，促进中性粒细胞渗出到炎症所在部位发挥效应。IFN-γ 能上调单核 - 巨噬细胞表面的 MHC Ⅰ 类和 MHC Ⅱ 类分子的表达，促进其抗原提呈作用。IL-10 则可减少其表面的 MHC Ⅱ 类分子和 CD80/CD86 等分子的表达，抑制其抗原提呈。MCP-1 等趋化因子可趋化单核细胞到达炎症发生的部位。此外，IL-2、M-CSF 和 GM-CSF 均可活化巨噬细胞。GM-CSF 是 DC 的分化因子。IFN-γ 能上调成熟的 DC 表达 MHC Ⅰ 类和 Ⅱ 类分子。lymphotactin 可诱导 DC 的迁移与归巢。IL-2、IL-12、IL-15、IFN-γ 能促进 NK 细胞的 ADCC 效应，有利于其杀伤病毒感染细胞和肿瘤细胞。IL-5 还能刺激 NK 细胞的增殖。来源于巨噬细胞或肠道上皮细胞的 IL-1、IL-7、IL-12 和 IL-15 对 γδ T 细胞均有较强的激活作用。

3）调控适应性免疫应答

IL-2、IL-7、IL-18 等可激活 T 细胞且促进其增殖。IL-2、IL-12、IFN-γ 能诱导 Th0 向 Th1 亚群分化，促进细胞免疫。IL-4、IL-10、IL-13

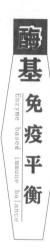

等可诱导 Th0 向 Th2 亚群分化，促进体液免疫。在鼠类，IL-6 和 TGF-β 能促进 Th0 向 Th17 亚群分化，IL-23 可诱导 Th17 细胞的扩增，对免疫性炎症起促进作用。IL 2、IL-6 和 TGF-β 亦能促进 CTL 分化并提高其杀伤作用。IL-4、IL-5、IL-6、IL-10 和 IL-13 等可促进 B 细胞活化、增殖并分化为浆细胞。有些细胞因子能够调控 B 细胞分泌 Ig 的类别转换，如 IL-4 可诱导 IgG1 和 IgE 的产生；IFN-γ 能诱导 Ig 转换成 IgG2a 和 IgG3；TGF-β 则诱导转换成 IgG2b 和 IgA。

4）促进创伤修复

TGF-β 可诱导成纤维细胞和成骨细胞分泌基质等促进创伤组织的修复。VEGF 能促进血管和淋巴管生成。EGF 能诱导内皮细胞、上皮细胞和成纤维细胞的增殖，促进皮肤伤口的愈合。

5）其他作用

细菌感染后，IL-1 可激活血管内皮细胞，促进免疫细胞进入感染部位；IL-8 可趋化中性粒细胞和 T 细胞进入感染区域；IL-1、IL-6 和 TNF-α 等能够引起机体的发热反应。病毒感染后，IFN-α、IFN-β 能激活 NK 细胞杀伤病毒感染的靶细胞；IFN-γ 则能促进 CTL 和 NK 细胞杀伤病毒感染的靶细胞。罹患肿瘤时，TNF-α 能直接杀伤肿瘤细胞；IL-4、IFN 可抑制多种肿瘤细胞的生长；IL-2、IL-1 和 IFN 等能促进 CTL、NK 等细胞的杀伤活性；IFN 可诱导肿瘤细胞表达 MHC Ⅰ 类分子，增强机体抗肿瘤的免疫应答。IL-1、IL-6 和 TNF-α 和一些趋化因子是启动抗菌炎症反应的关键性细胞因子，又称为促炎症细胞因子。在炎症反应早期，IL-1、IL-6 和 TNF-α 可诱导肝细胞分泌急性期蛋白，抵御病原体的入侵。TNF-α 可激活中性粒细胞杀灭致病微生物，同时还能促进胞内菌感染灶肉芽肿的形成，限制细菌的扩散。

3. 其他固有免疫分子

（1）MHC 分子

机体参与移植排斥反应的抗原系统多达 20 个以上，其中引起迅速而强烈移植排斥反应的抗原称为主要组织相容性抗原（major histocompatibility antigen，MHA）。在哺乳动物，编码主要组织相容性抗原的基因是一组紧密连锁的基因群，称为主要组织相容性复合体（major histocompatibility complex，MHC），其编码产物亦称为 MHC 分子。人的 MHC 又称为 HLA 复合体，其编码产物为人白细胞抗原（human leucocyte antigen，HLA），称为 HLA 分子或 HLA 抗原。

1）HLA 分子的结构和分布

① HLA Ⅰ类分子：HLA Ⅰ类分子由 2 条异源的多肽组成，一条重链称 α链，分子量为 44 kDa，由经典的 HLA Ⅰ类基因（HLA-A、B、C）编码；另一条轻链称 β 链，也称为 β₂ 微球蛋白（β_2m），分子量为 12 kDa，由第 15 号染色体上的非 HLA 基因编码。HLA Ⅰ类分子包括胞外区、跨膜区和胞内区 3 部分。重链的胞外区又分为 α1、α2 和 α3 等 3 个结构域（domain），其中 α1 和 α2 组成抗原结合槽，是 HLA Ⅰ类分子和抗原肽的结合部位，称为肽结合区，又称多态区。重链的 α3 区又称为免疫球蛋白样区，其序列高度保守，与 Ig 的 C 区具有同源性，又称非多态区，是 HLA Ⅰ类分子与 T 细胞表面 CD8 分子的结合部位。HLA Ⅰ类分子 β 链并不插入胞膜，以非共价键与重链的胞外部分相互作用，对于维持Ⅰ类分子天然构型的稳定性及其分子表达有重要意义。跨膜区由 25 个氨基酸残基组成，呈螺旋状，穿过胞膜的脂质双层，并将 HLA Ⅰ类分子锚定在膜上。胞内区由 α 链的羧基末端部分（大约 30 个氨基酸残基）组成，位于胞浆中，其序列高度保守。该区可能参与调节 HLA Ⅰ类分子与其他膜蛋白或细胞骨架成分间的相互作用，也与细胞内外的信号传递有关。HLA Ⅰ类分子广泛分布于各种有核细胞、血小板的表面。其中，淋巴细胞表面表达的 HLA Ⅰ类分子密度最大，其次是肾脏、肝脏及心脏。神经组织和成熟的滋养层细胞很少表达 HLA Ⅰ类分子。HLA Ⅰ类分子也以可溶性形式出现在血清、初乳和尿液等体液中（表 7-1）。

② HLA Ⅱ类分子：HLA Ⅱ类分子是由 α 链（35 kDa）和 β 链（28 kDa）组成的异源二聚体。2 条多肽链的基本结构相似，HLA Ⅱ类分子亦包括胞外区、跨膜区和胞内区 3 部分。α 链与 β 链的胞外区均有 2 个各含 90 个氨基

酸残基的结构域，从氨基端开始，分别称为α1、α2和β1、β2。α1和β1，称为肽结合区，又称多态区，二者构成了抗原结合槽；α2和β2组成了免疫球蛋白样区，又称非多态区，属于Ig基因超家族。在抗原提呈过程中，Th细胞表面的CD4分子与HLA II类分子结合的部位是β2区。跨膜区含有25个氨基酸残基，所形成的二肽链呈螺旋样，借助一个很短的疏水区与胞外区相连，并将整条多肽链固定在胞膜上。HLA II类分子的羧基端游离于胞浆中，含有10～15个氨基酸残基，组成了胞内区，胞内区可能参与跨膜信号的传递（图7-5）。

表7-1　HLA I类和II类分子的结构、组织分布及表达和功能特点比较

HLA 类别	分子结构	抗原槽肽链组成	组织分布	表达特点	功能特点
I 类分子 A，B，C	α 链 +β₂m	α1 + α2	所有有核细胞表面	共显性	识别和提呈内源性抗原肽，与辅助受体 CD8 结合，对 CTL 的识别起限制作用
II 类分子 DP，DQ，DR	α 链 +β 链	α1 + β1	APC、活化的 T 细胞等	共显性	识别和提呈外源性抗原肽，与辅助受体 CD4 结合，对 Th 的识别起限制作用

HLA II类分子主要分布于APC及活化T细胞的表面。

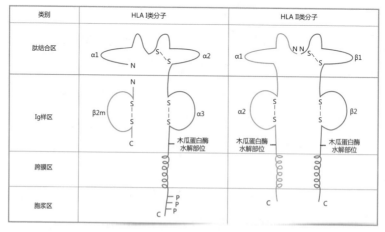

图 7-5　HLA { = 1 * ROMAN I}类、HLA { = 2 * ROMAN III}类分子结构示意图

2）HLA 分子的生物学功能

①参与适应性免疫应答：HLA 分子最主要的功能之一是作为抗原提呈分子，参与适应性免疫应答；TCR 在识别 APC 或靶细胞表面抗原肽的同时，还须识别与抗原肽结合成复合物的 MHC 分子，这一现象称为 MHC 限制性（MHC restriction）；参与免疫应答的遗传控制，体内控制免疫应答的基因称为 Ir 基因，一般认为在 MHC 内；HLA 分子参与早期未成熟 T 细胞在胸腺的分化。HLA Ⅰ、Ⅱ类分子阳性细胞分别与 CD8+ 和 CD4+T 细胞分化发育有关，参与 T 细胞的阳性选择和阴性选择，并参与建立 T 细胞对自身抗原的中枢免疫耐受。

②参与固有免疫应答：非经典的 MHC Ⅰ类分子可作为配体分子，以不同的亲和力结合 NK 细胞抑制性受体和活化性受体，调节 NK 胞的杀伤活性。

（2）白细胞分化抗原

人白细胞分化抗原（human leukocyte differentiation antigen, HLDA）主要是指造血干细胞在分化成熟为不同谱系（lineage）、各细胞谱系分化的不同阶段，以及细胞活化过程中的不同功能状态下，出现或消失的细胞表面标志（surface marker）。1982 年以来，通过先后召开的人类白细胞分化抗原的国际协作组会议，决定以分化群（cluster of differentiation, CD）进行命名，人 CD 的编号已从 CD1 命名至 CD371，可大致划分为 14 个组。

白细胞分化抗原大多是跨膜蛋白或糖蛋白，含胞膜外区、跨膜区和胞质区；有些白细胞分化抗原是以糖基磷脂酰肌醇（glycosyl-phosphatidylinositol, GPI）连接方式锚定在细胞膜上；少数白细胞分化抗原是碳水化合物。白细胞分化抗原种类繁多，分布甚广，除表达在白细胞外，还表达于红系和巨核细胞 / 血小板谱系，以及血管内皮细胞、成纤维细胞、上皮细胞、神经内分泌细胞等非造血细胞。

人白细胞分化抗原根据其膜外区的结构特点，可分为不同的家族（family）或超家族（superfamily），有免疫球蛋白超家族（IgSF）、细胞因子受体家族、C 型凝集素超家族、整合素家族、肿瘤坏死因子超家族

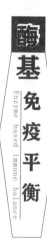

（TNFSF）和肿瘤坏死因子受体超家族（TNFRSF）等。

CD分子具有多种功能，参与T、B细胞识别和信号转导、免疫细胞活化和免疫效应等。与T、B细胞识别与信号转导有关的CD分子有CD2、CD3、CD4、CD8、CD19-CD21-CD81复合体、CD79a/CD79b（Igα/Igβ）等，与T、B细胞活化有关的CD分子有CD28、CD40、CD152（CTLA-4）、CD80（B7-1）/CD86（B7-2）、CD154（CD40L）、5（CD278）（诱导性共刺激分子，ICOS）等，与免疫效应有关的CD分子有CD64（FcγRⅠ）、CD32（FcγRⅡ）、CD16（FcγRⅢ）、CD89（FcαR）、FcεRⅠ、CD23（FcεRⅡ）等，与细胞凋亡相关的CD分子有CD95（Fas）、CD178（FasL）等。

（3）黏附分子（adhesion molecule）

黏附分子是一类介导细胞间或细胞与细胞外基质间相互接触和结合的跨膜糖蛋白分子。黏附分子表达于细胞表面，含胞膜外区、跨膜区和胞质区。胞膜外区与其他细胞或细胞外基质的黏附分子结合，胞质区则与细胞骨架结合。黏附分子通过与存在于其他细胞表面或细胞外基质的配体（ligand，L）结合发挥作用，黏附分子本身也可以是配体。

细胞黏附分子参与机体某些重要的生理和病理过程，如介导淋巴细胞归巢；作为T细胞活化的共刺激信号参与适应性免疫应答，黏附分子还参与胚胎发育、炎症、创伤修复和肿瘤等。

根据结构特点，黏附分子分为免疫球蛋白超家族、整合素家族、选择素家族、钙黏素家族和黏蛋白样家族，此外还有一些未分类的黏附分子。主要的黏附分子有淋巴细胞功能相关抗原-2/3（leukocyte function associated antigen-2/3，LFA-2/LFA-3）、细胞间黏附分子（intercellular adhesion molecule，ICAM）、CD44、血管细胞黏附分子1（vascular cell adhesion molecule-1，VCAM-1，又称CD106）、血小板内皮细胞黏附分子1（platelet-endothelial cell adhesion molecule-1，PE-CAM-1，CD31）、黏膜血管地址素细胞黏附分子1（mucosal vascular addressin cell adhesion molecule-1，MAdCAM-1）、E-选择素（CD62E）、L-选择素（CD62L）、

P- 选择素（CD62P）、钙黏素（cadherin）等。

黏附分子具有多种生物学功能，参与细胞的识别，细胞的活化和信号转导，细胞增殖与分化，细胞的伸展与移动，在免疫应答、炎症发生、凝血、肿瘤转移及创伤愈合等一系列重要生理和病理过程中发挥重要作用。在 T 细胞的活化过程中，CD28/B7、LFA-1/ICAM-1、CD2/LFA-3、CD4/MHC Ⅱ类分子或 CD8/MHC Ⅰ类分子等黏附分子对的相互作用，可提高 T 细胞对抗原刺激的敏感性，并提供共刺激信号，促进 T 细胞活化。活化 T 细胞也可借助 LFA-1/ICAM-1、CD40/CD40L、CD2/LFA-3 等黏附分子对与 B 细胞紧密结合，并向 B 细胞传递活化信号。在免疫应答的效应阶段，CD8/MHC Ⅰ类分子、LFA-1/ICAM-1、CD2/LFA-3 等黏附分子对可参与 CTL 对靶细胞的杀伤作用。LFA-1、ICAM-1 和某些 VLA 也参与巨噬细胞、NK 细胞等对靶细胞的非特异性杀伤作用。在炎症发生初期，中性粒细胞表面的 CD15s 可与血管内皮细胞表面的 E- 选择素结合而黏附于管壁，在血管内皮细胞表达的膜结合 IL-8 等细胞因子诱导下，中性粒细胞 LFA-1 和 Mac-1 等整合素分子表达上调，同内皮细胞上由促炎因子诱生的 ICAM-1 相互结合，对中性粒细胞与内皮细胞紧密黏附和穿越血管壁到炎症部位发挥关键作用。淋巴细胞可借助黏附分子从血液回归到淋巴组织，称为淋巴细胞归巢（lymphocyte homing）。介导淋巴细胞归巢的黏附分子称为淋巴细胞归巢受体（lymphocyte homing receptor, LHR），包括 L- 选择素、LFA-1、VLA-4、CD44 等。

（4）溶菌酶（lysozyme）

溶菌酶又称胞壁质酶（muramidase）或 N- 乙酰胞壁质聚糖水解酶（N-acetylmuramide glycanohydrlase），是一种不耐热的碱性蛋白质，能水解细菌中的黏多糖。溶菌酶在人体多种组织中广泛存在，主要存在于吞噬细胞溶酶体。

溶菌酶主要通过破坏细胞壁中的 N- 乙酰胞壁酸和 N- 乙酰氨基葡萄糖之间的 β-1,4 糖苷键，使细胞壁不溶性黏多糖分解成可溶性糖肽，导致细胞壁破裂内容物逸出而使细菌溶解。溶菌酶能够裂解革兰氏阳性菌细胞壁的肽聚糖结构，在相应抗体或补体存在的条件下，也可以溶解破坏革兰氏阴性菌。溶菌酶还可与带负电荷的病毒蛋白直接结合，与 DNA、RNA、脱辅基蛋白形成复合体，使病毒失活。

（5）其他固有免疫分子

1）防御素

防御素（defensin）主要存在于中性粒细胞，是一种富含精氨酸的小分子多肽，其主要作用是杀伤胞外寄生菌。

2）抗菌肽

抗菌肽（antimicrobial peptides）是一类可被诱导产生的具有抗菌活性的短肽的总称，其生物学活性主要为：①广谱杀菌作用；②广谱抗病毒作用；③抗真菌活性。此外，抗菌肽对一些原虫和线虫也具有杀伤活性。

另外，还有乙型溶素、吞噬细胞杀菌素和组蛋白等。

二、固有免疫应答的特点与作用时相

（一）固有免疫应答的特点

1. 固有免疫的识别特点

固有免疫细胞通过识别"危险信号"启动固有免疫应答。外源性危险信号主要为病原体相关分子模式（pathogen associated molecular patterns，PAMPs），是指某些病原体或其产物共有的且在进化上高度保守的特定分子结构；内源性危险信号主要指损伤相关分子模式（damage associated molecular patterns，DAMPs），是机体自身受损、坏死细胞，或某些活化免疫细胞释放的内源性分子。固有免疫细胞可通过模式识别受体（pattern recognition receptors，PRRs）识别上述危险信号。此外，吞噬细胞可通过调理性受体识别与 IgG 或 C3b 结合的病原体，NK 细胞可通过杀伤活化受体和杀伤抑制受体分别识别病原体或发生改变的宿主细胞的相应配体，NKT 细胞、γδT 细胞和 B1 细胞可通过特异性有限的抗原识别受体识别抗原。

2. 固有免疫的应答特点

固有免疫应答是一种由多细胞、多分子协同参与的炎症反应过程。在趋化因子、炎症介质的作用下，固有免疫细胞被募集至炎症部位，可迅速发挥免疫效应，但不能产生保护性免疫记忆。

（二）固有免疫应答的作用时相

1. 瞬时固有免疫应答

发生于感染后 0 ～ 4 小时，大多数病原微生物感染终止于这一时相。机体的皮肤黏膜屏障及一些免疫效应分子（如防御素、溶菌酶、急性期蛋白、抗菌肽、补体和细胞因子等）发挥即刻免疫防御作用，抵御大部分病原体的侵入。少数病原体突破皮肤黏膜屏障侵入机体时，也可被局部的巨噬细胞吞噬或被旁路途径激活的补体溶解破坏。随后，中性粒细胞可趋化到感染部位，清除病原体。

2. 早期固有免疫应答

发生于感染后 4 ～ 96 小时。参与成分包括各种固有免疫细胞及一些细胞因子和炎性介质等。病原体的某些成分或感染的组织细胞产生的趋化因子募集吞噬细胞至炎症部位，而活化后的吞噬细胞可产生大量促炎性细胞因子和炎性介质，增强血管通透性，使血管内的吞噬细胞、补体和抗体等免疫效应分子进入感染部位清除病原体。TNF 等活化血小板后，导致血栓形成，能够防止菌血症的发生；某些炎性因子可直接作用于体温调节中枢引起发热，也可刺激肝细胞合成分泌急性期蛋白，并进一步活化补体，发挥调理作用和溶菌效应。此外，B1 细胞在识别抗原后，可产生以 IgM 为主的抗体，在补体的协同作用下发挥杀伤溶解作用。在趋化因子的作用下，NK 细胞可迁徙至感染部位直接杀伤病毒感染细胞，或释放 I 型 IFN 干扰病毒复制，同时激活巨噬细胞，增强机体的抗感染能力。此外，NK 细胞在抗真菌和抗胞内寄生虫感染中也具有重要作用。γδT 细胞、NKT 细胞、嗜酸性粒细胞、嗜碱性粒细胞等固有免疫细胞也能发挥相应免疫效应。

3. 适应性免疫应答

发生于感染 96 小时之后。APC 将抗原提呈给 T 细胞，诱导 T 细胞介导的细胞免疫应答；B 细胞直接识别抗原后诱导体液免疫应答。最终机体高效、特异地清除病原体。

固有免疫应答和适应性免疫应答的主要特点见表 7-2。

表 7-2　固有免疫应答和适应性免疫应答的特点比较

免疫应答类型	固有免疫应答	适应性免疫应答
主要参与细胞	单核巨噬细胞、NK 细胞、DC、粒细胞、肥大细胞、NKT 细胞、γδT 细胞和 B1 细胞等	αβT 细胞和 B2 细胞
主要参与分子	补体、细胞因子、急性期蛋白、溶菌酶、防御素、抗菌肽、乙型溶素等	特异性抗体、细胞因子、FasL 等
主要识别受体	模式识别受体和调理性识别受体	特异性抗原识别受体
识别和作用特点	直接识别病原体某些共有的高度保守的分子结构；可迅速产生免疫效应，但无免疫记忆性	T 细胞识别 APC 提呈的 MHC- 抗原肽复合物，B 细胞直接识别抗原表位；活化和分化为效应细胞后发挥免疫作用，有免疫记忆性
作用时相	0 ～ 96 小时	96 小时后

三、固有免疫应答与适应性免疫应答的关系

（一）启动适应性免疫应答

DC 和巨噬细胞作为专职 APC，可以摄取、加工和提呈抗原，启动细胞免疫应答。此外，巨噬细胞吞噬消化病原体后形成的含有 B 细胞表位的降解产物可通过胞吐方式排出胞外，进而激活 B 细胞，启动体液免疫应答。

（二）调控适应性免疫应答的类型和强度

固有免疫细胞通过 PRRs 接受不同 PAMPs 刺激后，可分泌不同的细胞因子，实现对适应性免疫应答的调控。例如活化的巨噬细胞分泌 IL-12 等细胞因子，可诱导 Th0 细胞分化为 Th1 细胞，进而介导细胞免疫应答。

　　此外，DC 和补体在诱导及维持适应性免疫应答的免疫记忆中也发挥重要作用。例如滤泡树突状细胞（FDC）借助其补体受体可以将抗原（以免疫复合物形式存在）长时间滞留于细胞表面，从而维持记忆性 B 细胞库的存在。

（三）参与适应性免疫应答的效应

　　在适应性免疫应答的效应阶段，固有免疫细胞和固有免疫分子同样发挥着重要作用。例如抗体在吞噬细胞、NK 细胞、补体参与下，通过调理作用、ADCC 和补体介导的溶菌效应，就能有效地清除病原体。

第三节 T 淋巴细胞介导的适应性免疫应答

在中枢免疫器官发育成熟的 T 细胞，在未接触抗原前，称为初始 T 细胞（naïve T cell）。初始 T 细胞归巢于外周免疫器官后，接受相应抗原刺激，并活化、增殖、分化为能清除靶细胞或分泌细胞因子的效应 T 细胞（致敏 T 细胞）。T 细胞介导的细胞免疫应答可分为三个阶段：T 细胞识别抗原，T 细胞的活化、增殖、分化，发挥细胞免疫效应（图 7-6）。

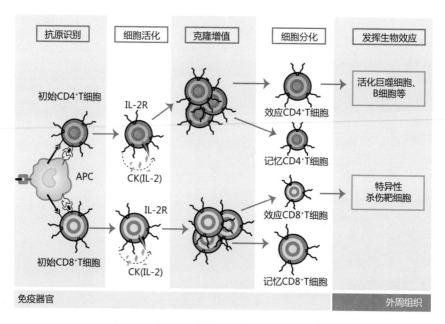

图 7-6 T 细胞介导的细胞免疫应答的各个时相

一、T 淋巴细胞

（一）T 淋巴细胞的分化发育

T 淋巴细胞（T lymphocyte），又称 T 细胞，在胸腺（thymus）里发育、分化、成熟。骨髓中淋巴样干细胞随血液进入胸腺后，经历了早期发育、阳性选择和阴性选择三个阶段。T 细胞在胸腺发育的不同阶段，可表达不同的细胞表面分子。这些表面分子不仅作为 T 细胞不同发育阶段的表面标志，同时也在一定程度上影响着 T 细胞的发育。依据 CD4 和 CD8 的表达情况，胸腺中的 T 细胞又可分为双阴性细胞（double negative cell, DN 细胞）、双阳性细胞（double positive cell, DP 细胞）和单阳性细胞（single positive cell, SP 细胞）三个阶段。

1. T 细胞在胸腺内早期发育阶段

淋巴样干细胞随血液进入胸腺，在胸腺微环境作用下，相继发育为祖 T 细胞（Pro-T cell）和前 T 细胞（pre-T cell）。前 T 细胞增殖分化，其中一部分表达具有抗原识别功能的完整 TCR（αβTCR）、低水平 CD3 分子和 CD4、CD8 分子，此种 T 细胞称为 DP 细胞。

2. T 细胞发育过程中的阳性选择

DP 细胞同胸腺上皮细胞表达的自身肽 -MHC Ⅰ类或Ⅱ类分子复合物以适当亲和力进行特异性结合后，可继续分化为 $CD8^+$ 或 $CD4^+SP$ 细胞：①若 DP 细胞的 TCRαβ 能与胸腺皮质的基质细胞表面 MHC Ⅰ类分子以中等亲和力结合，则 DP 细胞表面 CD8 分子表达水平增高，CD4 分子表达水平下降直至丢失，转变为 $CD4^-CD8^+SP$ 细胞；②若 DP 细胞的 TCRαβ 能与胸腺皮质的基质细胞表面 MHC Ⅱ类分子以中等亲和力结合，则 DP 细胞表面 CD4 分子表达水平增高，CD8 分子表达水平下降直至丢失，转变为 $CD4^+CD8^-SP$ 细胞；③若 DP 细胞以高亲和力与 MHC 分子结合（强识别）或不能结合（不识别），则在胸腺皮质中发生凋亡而被清除。约 5% 的 DP 细胞经选择而存活，此过程称为胸腺的阳性选择（positive selection）。这种选择过程赋予 $CD4^-CD8^+T$ 细胞和 $CD4^+CD8^-T$ 细胞分别具有 MHC Ⅰ类和 MHC Ⅱ类限制性识别能力。因此，T 细胞阳性选择的意义在于，获得 MHC 的限制性以及 DP 细胞分化为 SP 细胞。

3. T 细胞发育过程中的阴性选择

阴性选择（negative selection）主要发生于胸腺皮质与髓质交界处，位于该处的胸腺 DC 高表达自身抗原肽 -MHC Ⅰ类或Ⅱ类分子复合物。当经过阳性选择的 SP 未成熟 T 细胞（即自身反应性 T 细胞）通过表面 TCR-

CD3 复合物分子和 CD4/CD8 辅助受体分子，与胸腺 DC 表面相应自身抗原肽 -MHC Ⅱ / Ⅰ类分子复合物高亲和力结合相互作用后可发生凋亡或成为失能（anergy）细胞，少部分分化为调节性 T 细胞（Treg 细胞）；而那些以低亲和力或未能与 DC 表面自身抗原肽 -MHC Ⅱ / Ⅰ类分子复合物结合的 SP 未成熟 T 细胞则得以存活，并进一步分化发育为具有免疫活性的成熟 T 细胞，此即胸腺内的阴性选择过程。阴性选择的意义在于，清除体内高亲和力自身反应性 T 细胞，对自身抗原形成中枢免疫耐受，保留多样性的抗原反应性 T 细胞。

（二）T 细胞的表面分子

1. TCR-CD3 复合物

（1）T 细胞抗原受体（T cell receptor, TCR）

是 T 细胞表面特异性识别抗原的受体，以非共价键与 CD3 分子结合，形成 TCR-CD3 复合物。TCR 表达于所有 T 细胞，是 T 细胞特征性表面标志，可用于 T 细胞的鉴别。TCR 只能识别 APC 提呈的抗原肽 -MHC 分子复合物（pMHC），并具有 MHC 限制性。TCR 是由两条不同肽链经链间二硫键连接组成的异二聚体，由 α、β 两条肽链组成的 αβTCR，或由 γ、δ 两条肽链组成的 γδTCR，据此可将 T 细胞分为 αβT 细胞和 γδT 细胞。体内大多数 T 细胞为 αβT 细胞，介导适应性细胞免疫应答。构成 TCR αβ 的两条肽链均由胞外区、跨膜区和胞内区三个部分组成。每条肽链胞外区均有靠近氨基端的可变区（V区）和靠近细胞膜的恒定区（C 区）两个结构域。TCR 通过可变区特异性识别结合抗原，TCR αβ 肽链可变区与 Ig 可变区类似，各有三个超变区（HVR），是与相应 pMHC 特异性识别结合的部位，又称互补决定区（complementarity determining region, CDR）。TCR αβ 链胞内区短小，不具有传递信号的功能，TCRαβ 跨膜区带有正电荷的氨基酸残基与 CD3 分子跨膜区带负电荷氨基酸残基以非共价键结合，组成 TCR-CD3 复合物，TCR 识别抗原所产生的活化信号通过 CD3 分子向细胞内转导（图 7-7）。

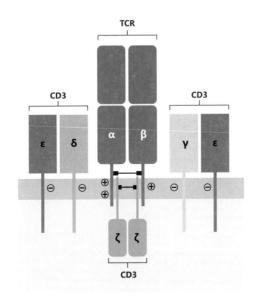

图 7-7 TCR-CD3 复合物

（2）CD3 分子

CD3 分子由五种肽链组成，分别命名为 γ、δ、ε、ζ、η，CD3 分子多以 γε、δε 和 ζζ 二聚体的形式存在。构成 CD3 分子的五种肽链均为跨膜蛋白，与 TCR αβ 在跨膜区非共价结合，组成 TCR αβ-CD3 复合物。组成 CD3 分子的五种肽链的共同特点是胞内区都比较长，均含有免疫受体酪氨酸活化基序（immunoreceptor tyrosine-based activating motif, ITAM），ITAM 参与 TCR 活化信号的转导。

2. TCR 辅助受体—CD4 分子或 CD8 分子

成熟 T 细胞表面一般只表达 CD4 分子或 CD8 分子，据此可将 T 细胞分为 CD4⁺T 细胞和 CD8⁺T 细胞。T 细胞通过 TCR 识别 pMHC，CD4 或 CD8 分子识别 MHC 分子非多态区。因此，将 CD4 分子和 CD8 分子称为 TCR 辅助受体。CD4 分子是单链跨膜蛋白（55 kD），属 Ig 超家族成员，除主要表达于 T 细胞外，还表达于胸腺细胞、单核 - 巨噬细胞和部分 DC。CD4 分子是识别结合 MHC Ⅱ 类分子的受体，能与 MHC Ⅱ 类分子 β 链的 β2 结构域结合，其胞浆区与蛋白酪氨酸激酶 p56^{Lck} 相连，参与胞内活化信号的转导。此外，CD4 分子也是人类免疫缺陷病毒（HIV）gp120 的受体，因此 HIV 可选择性感染 CD4$^+$T 细胞或 CD4$^+$ 巨噬细胞，引发获得性免疫缺陷综合征。CD8 分子是由 α 和 β 链组成的异二聚体双链跨膜蛋白，也属 Ig 超家族成员。CD8 分子是识别结合 MHC Ⅰ类分子的受体，能与 MHC Ⅰ类分子 α 链的 α3 结构域结合，其胞质区也与蛋白酪氨酸激酶 p56^{lck} 相连，参与胞内活化信号的转导。当 T 细胞表面 TCRαβ - CD3 复合物与 APC 表面相应抗原肽 -MHC Ⅱ类或Ⅰ类分子复合物结合时，使 T 细胞获得活化第一信号。此时，CD4/CD8 分子与 APC 表面相应 MHC Ⅱ / Ⅰ类分子结合，显著增强 T 细胞与 APC 之间的相互作用，使 CD4/CD8 分子聚集在 TCRαβ - CD3 复合物周围，导致与 CD4 或 CD8 分子胞内区相连的蛋白酪氨酸激酶 p56lck 活化并被携带至 CD3 分子周围，催化 CD3 分子中 ITAM 发生磷酸化，产生 T 细胞活化的第一信号。

3. 共刺激分子（costimulator）

也称协同刺激分子，是为 T 细胞或 B 细胞完全活化提供共刺激信号的细胞表面分子及其配体。T 细胞的共刺激分子大多是免疫球蛋白超家族（IgSF）成员，如 CD28 家族成员（CD28、CTLA-4、ICOS 和 PD-1）、CD2 及 ICAM 等。此外，还有肿瘤坏死因子超家族（TNFSF）成员（如 CD40L）和整合素家族成员（如 LFA-1）等。

（1）CD28 分子

为同源二聚体跨膜分子，表达于约 90%CD4$^+$T 细胞和约 50％ CD8$^+$T 细胞表面，其配体是 CD80 和 CD86 分子。CD28 分子是为 T 细胞活化提供第二信号的最重要共刺激分子。CD80 和 CD86 主要表达于 APC 表面，当 APC 受到病原微生物或细胞因子等刺激后，CD80 和 CD86 分子表达上调。初始 T 细胞活化对 CD28 信号的依赖程度高，而效应 T 细胞和记忆 T 细胞对 CD28 信号的依赖程度较低。所有 APC 中，成熟 DC（mature DC）表达 CD80 和 CD86 分子水平最高，因此刺激初始 T 细胞能力最强。

（2）CTLA-4（CD152）

即细胞毒性 T 淋巴细胞抗原 -4（cytotoxic T lymphocyte antigen-4,

CTLA-4），为同源二聚体。CTLA-4 表达于活化 T 细胞表面，其配体也是 CD80 和 CD86 分子，但其与 CD80 和 CD86 的亲和力显著高于 CD28 与 CD80 和 CD86 的亲和力。与 CD28 分子的活化功能相反，CTLA-4 与 CD80 和 CD86 结合后的功能是抑制 T 细胞活化。CTLA-4 胞内区含有免疫受体酪氨酸抑制基序（immunoreceptor tyrosine-based inhibitory motif, ITIM），其基本结构为 V/L/IxYxxL（V 代表缬氨酸，L 代表亮氨酸，I 代表异亮氨酸，x 代表任意氨基酸）。ITIM 磷酸化后，可募集蛋白质酪氨酸磷酸酶，通过去磷酸化作用而抑制 T 细胞活化信号的转导。通常 T 细胞活化并发挥效应后才表达 CTLA-4，所以其作用是下调或终止 T 细胞活化。因此，CTLA-4 是 T 细胞激活过程中的关键负反馈调节分子。

（3）ICOS（CD278）

即诱导性共刺激分子（inducible co-stimulator, ICOS），表达于活化 T 细胞表面，与 APC 表面相应配体 ICOSL（CD275）结合后，可诱导活化 T 细胞合成分泌细胞因子和促进 T 细胞增殖，促进 T 细胞的进一步活化。初始 T 细胞的活化主要依赖 CD28 分子提供的共刺激信号，而 ICOS 则在 CD28 之后起作用。因此，ICOS 是 T 细胞活化过程的重要正反馈调节分子。

（4）PD-1（programmed death 1）

表达于活化 T 细胞，可识别两个配体分子，即 PD-L1 和 PD-L2（主要表达于 APC 表面）。PD-1 胞内区含有 ITIM，与相应配体结合后，为 T 细胞传递抑制信号，终止 T 细胞的活化过程，是 T 细胞激活过程中的另一负反馈调节分子。PD-1 也抑制 B 细胞的增殖、分化和 Ig 的分泌。PD-1 还参与外周免疫耐受的形成。

（5）CD2 分子

即淋巴细胞功能相关抗原 -2（lymphocyte function associated antigen-2, LFA-2），为单链糖蛋白，属 Ig 超家族成员，表达于 95% 成熟 T 细胞、50%～70% 胸腺细胞以及部分 NK 细胞表面，因其能与绵羊红细胞（sheep red blood cell, SRBC）结合又称绵羊红细胞受体。人 CD2 分子与 APC 表面相应配体 CD58 分子（LFA-3）结合后，促进 T 细胞与 APC 之间的黏附，同时诱导 T 细胞产生活化的第二信号。

（6）SLAM（CD150）

即信号淋巴细胞活化分子（signaling lymphocytic activation molecule, SLAM），是单链跨膜蛋白质，属 Ig 超家族成员，表达于 T 细胞、NK 细胞、DC、巨噬细胞以及部分 B 细胞表面。SLAM 具有同型结合的特征，即 T 细胞表面 SLAM 与 DC 表面 SLAM 结合，诱导 T 细胞产生活化的第二信号。SLAM 与 CD2 分子具有同源性，与 CD2 分子不同之处是其胞内区有一个特殊的免疫受体酪氨酸转换基序（immunoreceptor tyrosine-based switch motif, ITSM），具有将抑制信号转换为活化信号的潜能。当胞内存在 SLAM 相关的接头分子 SAP（SLAM-associated protein）时，SLAM 断开与酪氨酸磷酸酶的结合（如 SHP-2），终止抑制信号，随之与 SAP 结合而启动 T 细胞活化信号。

（7）LFA-1（CD11a/CD18）

即淋巴细胞功能相关抗原 -1，为异二聚体跨膜蛋白，属于整合素家族成员，主要表达于 T 细胞表面。能够与 APC 表面相应配体细胞间黏附分子 -1，2 结合相互作用，促进 T 细胞产生活化的第二信号。

（8）CD40L（CD154）

即 CD40 配体（CD40 ligand），属 TNF 超家族成员，主要表达于活化 T 细胞表面，与相应受体 CD40 分子结合后产生的效应是双向的。一方面，T 细胞表面 CD40L 与 APC 表面 CD40 结合，促进 APC CD80/CD86 分子表达上调和细胞因子的合成分泌，导致 APC 对 T 细胞的激活作用增强，间接促进 T 细胞活化。另一方面，T 细胞表面 CD40L 与 B 细胞表面 CD40 结合，可诱导 B 细胞产生活化的第二信号，促进体液免疫应答。

4. 丝裂原受体

T 细胞表面具有丝裂原的受体，如植物血凝素（phytohemagglutinin, PHA）受体、刀豆蛋白 A（concanavalin, ConA）受体和美洲商陆（PWM）受体。丝裂原与相应受体结合后，可直接刺激静息 T 细胞发生有丝分裂。我们可以通过淋巴细胞转化试验，即在体外用丝裂原刺激外周血 T 细胞，通过检测细胞增殖分化程度来判断机体细胞免疫功能状态。

5. 其他表面分子

T 细胞表面表达多种细胞因子受体，如 IL-1R、IL-2R、IL-4R、IL-6R、IL-12R、INF-γR 和趋化因子受体等，与相应细胞因子结合后参与 T 细胞活化、增殖和分化过程。此外，活化 T 细胞还表达 FasL，与受体 Fas 分子结合后诱导表达 Fas 分子的细胞凋亡。

（三）T 细胞亚群及其功能

T 细胞具有高度异质性，按不同的分类方法，可将 T 细胞分成不同的亚群，各亚群 T 细胞的表型、生物学特性和功能及其在免疫应答中所起的作用各不相同。

1. αβ T 细胞和 γδ T 细胞

（1）αβ T 细胞

即通常所称的 T 细胞，是执行适应性免疫应答的 T 细胞，主要分布于外周淋巴组织和血液中，占脾脏、淋巴结和循环 T 细胞的 95% 以上。其 TCR 由 α 和 β 两条肽链组成，具有高度多样性和抗原识别特异性。αβ T 细胞只能识别 MHC 分子提呈的抗原肽，即表达在 APC 表面的 pMHC，并且具有自身 MHC 限制性，其主要功能是介导细胞免疫，辅助体液免疫和参与免疫调节。

（2）γδ T 细胞

是执行固有免疫应答的 T 细胞，主要分布于黏膜和皮下组织，其 TCR 由 γ 和 δ 两条肽链组成，缺乏多样性。γδ T 细胞可直接识别由 CD1 分子提呈的多种病原体表达的共同成分，包括糖脂、某些病毒的糖蛋白、分枝杆菌的磷酸糖和核苷酸衍生物、热休克蛋白（HSP）等，不具 MHC 限制性，其主要功能是识别杀伤某些病毒或胞内寄生菌感染的细胞和肿瘤靶细胞。活化的 γδ T 细胞通过分泌多种细胞因子发挥免疫调节作用和介导炎症反应。

2. 初始 T 细胞、效应 T 细胞和记忆 T 细胞

是根据 T 细胞活化或分化阶段来区分的。

（1）初始 T 细胞（naïve T cell）

是指从未接受过抗原刺激的成熟 T 细胞，处于细胞周期的 G0 期，存活期短。初始 T 细胞表达 CD45RA（CD45 分子的一种异构型）和高水平 L- 选择素（CD62L），参与淋巴细胞再循环。在未经免疫的机体内，抗原特异性初始 T 细胞的频率通常都很低，即某种抗原特异性初始 T 细胞占总 T 细胞的比例常只有 1/100 000 ～ 1/10 000，当受到特异性抗原刺激后，初始 T 细胞大量增殖，并最终分化为效应 T 细胞和记忆 T 细胞。

（2）效应 T 细胞（effector T cell）

是指初始 T 细胞接受抗原刺激后，经活化、增殖和分化后其功能发生改变，成为能够直接发挥免疫效应的 T 细胞。效应 T 细胞高表达 CD45RO（CD45 分子的另一异构型）、IL-2R（CD25），不表达 CD45RA 和 L- 选择素（CD62L），向外周炎症部位或某些组织器官迁移，执行免疫效应功能，而不参与淋巴细胞再循环。$CD4^+/CD8^+$ 效应性 T 细胞与 APC 或肿瘤和病毒感染细胞表面相应 pMHC 特异性结合后，通过释放 IL-2、IFN-γ、TNF-β 等细胞因子或分泌穿孔素、颗粒酶等细胞毒性物质，介导细胞免疫效应或细胞毒作用。

（3）记忆 T 细胞（memory T cell，Tm）

记忆 T 细胞是指接受抗原刺激后，在增殖分化过程中停止分化，成为静息状态的具有免疫记忆功能的长寿 T 细胞。Tm 与初始 T 细胞相似，处于细胞周期的 G_0 期，但其存活期很长，可达数年，甚至几十年。Tm 主要存在于血液和外周免疫器官，并能向炎症部位和某些组织迁移，介导再次免疫应答。它们能在接受抗原刺激后迅速活化，并分化成效应 T 细胞和新生 Tm，产生更强、更迅速的免疫应答。通常联合检测多个分子来鉴定 Tm。Tm 高表达 CD45RO、CD127（IL-7R）、CD27 和 CD44，低水平表达 CD25。根据功能与归巢特征不同，将 Tm 分为中央型 Tm（central memory T cell，T_{CM}）和效应型 Tm（effector memory T cell，T_{EM}）两个亚群。T_{CM} 表达 CCR7 和

CD62L，主要分布于淋巴结、脾脏和血液中，而不存在于非淋巴组织中，当受到抗原刺激后，其分化成的效应细胞及其产生的细胞因子对靶细胞的杀伤作用较慢。而 T_{EM} 不表达 CCR7 和 CD62L，主要分布于血液、脾脏和非淋巴组织中，受到抗原刺激后能迅速地分化为效应细胞，产生效应分子，发挥免疫效应功能。有证据表明 Tm 的形成机制至少存在两种产生模式，第一种是少部分效应 T 细胞长期存活而形成 Tm，另一种是初始 T 细胞受抗原刺激直接分化为 Tm。

3. CD4⁺T 细胞和 CD8⁺T 细胞

根据 T 细胞表面是否表达辅助受体 CD4 或 CD8 分子来区分的。成熟 αβT 细胞一般只能表达 CD4 分子或 CD8 分子，据此将 T 细胞分为 CD2⁺CD3⁺CD4⁺ CD8⁻T 细胞和 CD2⁺CD3⁺CD4⁻CD8⁺T 细胞，分别简称为 CD4⁺T 细胞和 CD8⁺T 细胞。在外周淋巴组织中，CD4⁺T 细胞约占 65%，CD8⁺T 细胞约占 35%。CD4⁺T 细胞 TCR 识别 APC 表面的外源性抗原肽 -MHC II 类分子复合物后，活化成 Th 细胞，产生多种细胞因子，趋化和激活其他免疫细胞来清除病原体。根据分泌产生的细胞因子的不同，可将 CD4⁺Th 细胞分成 CD4⁺Th1、CD4⁺Th2、CD4⁺Th3、CD4⁺Th17、CD4⁺Tfh 等多种不同细胞亚群（详见后述）。CD8⁺T 细胞的 TCR 识别肿瘤细胞或病毒感染细胞等靶细胞表面的内源性抗原肽 -MHC I 类分子复合物后，活化成 CTL 细胞，直接杀伤靶细胞。

4. 辅助性 T 细胞、细胞毒性 T 细胞和调节性 T 细胞

根据 T 细胞的功能特性不同来区分的。

（1）辅助性 T 细胞（T helper cell，Th 细胞）

Th 细胞是 CD4⁺T 细胞受抗原刺激后分化而来的效应 T 细胞，组成性表达 TCR αβ 和 CD4 分子。受抗原刺激后，CD4⁺ 初始 T 细胞接受抗原刺激后首先分化为 CD4⁺Th0 细胞。CD4⁺Th0 细胞可表达多种不同类型的细胞因子受体，在微环境中相关细胞因子的刺激下，继续分化为 CD4⁺Th1 细胞、CD4⁺Th2 细胞、CD4⁺Th3 细胞（CD4⁺ 诱导性调节 T 细胞）、CD4⁺Th17 细胞、CD4⁺Tfh 细胞等细胞亚群。

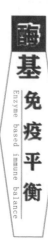

1）CD4⁺Th1 细胞

当机体感染结核杆菌等胞内菌时，病原体激活 DC 和 MΦ，主要产生细胞因子 IL-12 和 IFN-γ，激活转录因子 STAT4、STAT1 和 T-bet，促进 CD4⁺Th1 细胞的产生。其中 IL-12 在调节 CD4⁺Th1 细胞产生的过程中发挥关键作用。CD4⁺Th1 细胞主要分泌 IFN-γ、IL-2 和 TNF-β 等 Th1 型细胞因子，促进 T 细胞的活化、增殖和分化，参与细胞免疫应答。CD4⁺Th1 细胞也参与某些自身免疫性疾病，如类风湿性关节炎（RA）的发生发展和病理损伤过程。

2）CD4⁺Th2 细胞

当机体感染蠕虫等寄生虫或受变应原刺激时，DC 和 MΦ 被激活，产生少量 IL-4（也可能有部分 IL-4 由肥大细胞产生），激活转录因子 STAT6 和 GATA-3，促进 CD4⁺Th2 细胞的产生。其中，IL-4 在调节 CD4⁺Th2 细胞产生的过程中发挥关键作用。CD4⁺Th2 细胞主要分泌 IL-4、IL-5、IL-10、IL-13 等 Th2 型细胞因子，可诱导 B 细胞增殖分化产生抗体，参与体液免疫应答。CD4⁺Th2 细胞也参与哮喘等变态反应性疾病的发生发展和病理损伤过程。

3）CD4⁺Th3 细胞

CD4⁺Th0 细胞在 TGF-β 作用下，激活转录因子 FoxP3，促进 CD4⁺Th3 细胞的产生。CD4⁺Th3 细胞主要产生 TGF-β，具有免疫负向调节作用，可抑制细胞免疫和体液免疫应答。CD4⁺Th3 细胞功能过高或过低与自身免疫性疾病或肿瘤的发生发展有关。

4）CD4⁺Th17 细胞

当机体感染真菌或胞外细菌时，病原菌激活 DC 和 MΦ，主要产生 IL-1、IL-6 和 IL-23 等细胞因子。CD4⁺Th0 细胞在 IL-1、IL-6 作用下激活转录因子 STAT3，IL-1、IL-6 协同 TGF-β 激活转录因子 RORγt。STAT3 和 RORγt 共同促进 CD4⁺Th17 细胞产生。Th17 细胞主要分泌 IL-17、IL-21 和 IL-22 等促炎细胞因子，具有抗真菌和抗胞外菌感染的作用。CD4⁺Th17 细胞也参与炎症性肠炎、银屑病等炎症性疾病的发生发展和病理损伤过程。

5) CD4+Tfh 细胞

CD4+Tfh 细胞是一种被称为滤泡辅助性 T 细胞（T follicular helper cell, Tfh）的 CD4+Th 细胞亚群。CD4+Th0 细胞在 IL-6、IL-21 作用下激活转录因子 Bcl，促进 CD4+Tfh 细胞的产生。CD4+Tfh 细胞高表达趋化因子受体 CXCR5 以及共刺激分子 CD40 和 ICOS，当 CD4+Tfh 迁移至淋巴滤泡后，能与 B 细胞表面的相应配体 CD40L 和受体 ICOSL 结合相互作用有效激活 B 细胞。通过合成分泌 IL-21、IL-10 和 IL-4 等细胞因子，促进 B 细胞增殖分化为浆细胞，产生抗体和发生 Ig 的类别转换。CD4+Tfh 细胞是辅助 B 细胞的最主要细胞，其最主要功能是在生发中心辅助 B 细胞分化为效应细胞。CD4+Tfh 细胞的数量或功能异常会导致自身免疫性疾病和免疫缺陷病的发生。

此外，还有其他 Th 细胞亚群，如 Th9 细胞、Th22 细胞。Th9 细胞主要分泌 IL-9 和 IL-10，增强组织炎症反应；Th22 细胞主要分泌 IL-22、TNF、IL-13，参与皮肤疾病的发生。

（2）细胞毒性 T 细胞（cytotoxic T lymphocyte, CTL 或 Tc）

CTL 是 CD8+T 细胞受抗原刺激后分化而来的效应 T 细胞，组成性表达 TCRα β 和 CD8 分子。根据其分泌细胞因子的不同，可将 CTL 分为 Tc1 和 Tc2 两个亚群。Tc1 分泌类似 Th1 型的细胞因子，Tc2 分泌类似 Th2 型的细胞因子。CTL 的主要功能是特异性杀伤某些肿瘤细胞和病毒感染的靶细胞，同时也分泌细胞因子，参与免疫调节作用。CTL 识别 APC 或靶细胞表面 MHC Ⅰ 类分子提呈的抗原肽，通过特异性结合后，可通过以下杀伤机制产生细胞毒作用：① CTL 释放穿孔素和颗粒酶诱导靶细胞溶解和凋亡；②表达 FasL，与靶细胞表面 Fas 结合诱导其凋亡；③分泌大量 TNF-α/β，与相应受体结合诱导靶细胞凋亡。

（3）调节性 T 细胞（regulatory T cell, Treg）

Treg 是执行负向调节作用的一类特殊 CD4+T 细胞亚群，在维持免疫耐受和免疫应答的负调节中发挥重要作用。调节性 T 细胞约占外周血 CD4+T 细胞的 5% ～ 10%。Treg 识别抗原具有特异性，但活化后对其他免疫细胞的抑制作用是非特异性的，且不受 MHC 限制。根据来源不同，可将 Treg 分为自然调节性 T 细胞和诱导性调节性 T 细胞。

1) 自然调节性 T 细胞 （natural Treg, nTreg）

nTreg 直接从胸腺中分化而来，细胞膜表面组成性表达 CD4、CD25、CTLA-4 等膜分子和胞质转录因子 FOXP3，具有免疫抑制作用的 $CD4^+CD25^+FOXP3^+$ 调节性 T 细胞。nTreg 约占正常人外周血 $CD4^+T$ 细胞的 5% ～ 10%，被抗原激活后，主要通过细胞与细胞直接接触的方式和分泌 TGF-β 和 IL-10 等抑制性细胞因子，对多种免疫细胞如活化的自身反应性 $CD4^+/CD8^+T$ 细胞和 DC 产生免疫抑制作用。

2) 诱导性调节性 T 细胞 （inducible Treg, iTreg）

胸腺的 $CD4^+$ 初始 T 细胞进入外周免疫器官后，受抗原及其他（如抑制性细胞因子）因素诱导，分化成具有免疫抑制功能的调节性 T 细胞，即 iTreg，也可由 nTreg 分化而成。该类调节性 T 细胞包括以下三种：① $CD4^+CD25^+FOXP3^+$ 诱导性调节性 T 细胞 （iTreg），是抗原活化的 $CD4^+$ 初始 T 细胞在 TGF-β 和 IL-2 诱导作用下形成的调节性 T 细胞，主要通过分泌 TGF-β、IL-10 和 IL-35 对免疫细胞产生抑制作用；② $CD4^+CD25^-FOXP3^+Th3$ 细胞，是抗原活化的 $CD4^+$ 初始 T 细胞在 TGF-β 诱导作用下形成的调节性 T 细胞，主要通过分泌 TGF-β 对免疫细胞产生抑制作用，主要在口服耐受和黏膜免疫中发挥作用；③ $CD4^+CD25^-FOXP3^+$ Ⅰ型调节性 T 细胞 （Tr1 细胞），是抗原活化的 $CD4^+$ 初始 T 细胞在 IL-10 诱导作用下形成的调节性 T 细胞，主要通过分泌 IL-10 和 TGF-β 对免疫细胞产生抑制作用，主要抑制炎症性自身免疫反应、由 Th1 细胞介导的淋巴细胞增殖和排斥反应，在变态反应性疾病的防治中也有重要意义。

二、T 细胞识别抗原

从胸腺进入外周免疫器官未曾接受过抗原刺激的成熟 T 细胞称为初始 T 细胞 （naïve T cell），主要定居在外周免疫器官的胸腺依赖区。T 细胞在外周免疫器官识别抗原后，最终分化为具有不同功能的 T 细胞亚群，发挥细胞免疫功能。依据来源不同，可将 T 细胞识别的抗原分为内源性抗原和外源性抗原，它们分别通过 MHC Ⅰ类分子、MHC Ⅱ类分子途径提呈给 CD8⁺T 细胞和 CD4⁺T 细胞。初始 T 细胞的 TCR 与 APC 表面 MHC- 抗原肽复合物的特异性结合即为抗原识别（antigen recognition）。

（一）T 细胞识别 MHC Ⅰ类分子途径提呈的抗原

内源性抗原通常是胞内寄生的病毒、细菌感染细胞后，在其复制、增殖过程中，在浆细胞、细胞核内合成的抗原，另外也包括肿瘤细胞合成的肿瘤抗原等。蛋白酶体可以将内源性抗原降解成长约 5 ～ 15 个氨基酸残基的小肽片段。这些抗原肽片段在抗原肽转运体（transporter of antigen peptide，TAP）的协助下，在内质网与新合成的 MHC Ⅰ类分子形成复合物，最后表达在细胞膜表面，提呈给 CD8⁺T 细胞。CD8 分子作为辅助受体，可增强 TCR 的抗原识别能力（图 7-8）。

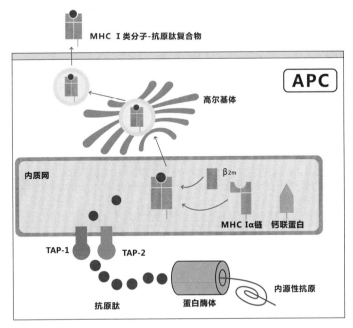

图 7-8 内源性抗原的加工处理与提呈过程示意图

（二）T 细胞识别 MHC Ⅱ类分子途径提呈的抗原

外源性抗原主要来自 APC 通过吞噬、吞饮作用摄取到内体（endosome）

或吞噬体（phagosome）的病原体及其代谢产物和其他可溶性的蛋白质抗原。这些抗原在内体或吞噬体与溶酶体融合成的溶酶内体或吞噬溶酶体中被溶酶体酶降解成 10 ~ 30 个氨基酸残基的小肽片段。这些抗原肽片段与 MHC II 类分子结合形成复合物后，表达在细胞膜表面，提呈给 CD4$^+$T 细胞。CD4 分子作为辅助受体，可增强 TCR 的抗原识别能力（图 7-9）。

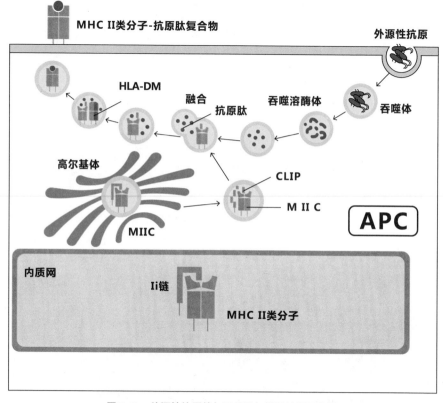

图 7-9　外源性抗原的加工处理与提呈过程示意图

三、T 细胞的活化、增殖和分化

（一）T 细胞活化的信号刺激

1. 双信号刺激

T 细胞的活化需要由 APC 提供的两个信号的刺激。第一信号来自 T 细胞的 TCR、CD4/CD8 分子同 APC 表达的 MHC- 抗原肽复合物的结合。第二信号（共刺激信号）来自 T 细胞表达的 CD28 分子同活化 APC 高表达的 B7 分子（B7-1和 B7-2）之间的相互作用。第一信号的单独刺激不仅不能活化 T 细胞，反而会导致 T 细胞无能。在某些情况下，第二信号的缺失有利于维持自身免疫耐受。

2.IL-2 等细胞因子的作用

IL-2 是 T 细胞的活化过程中必需的生长因子。在 T 细胞识别抗原时，CD28 与 B7 结合产生共刺激信号，启动细胞进入增殖周期的 G1 期后，合成分泌 IL-2 并表达 IL-2 受体。IL-2 与 IL-2 受体结合后，发挥自分泌或旁分泌作用，使细胞增殖周期持续进行，促进 T 细胞大量扩增。此外，IL-4、IL-6、IL-10、IL-12、IL-15、IL-18、IL-23、IFN-γ 等细胞因子在 T 细胞的增殖和分化中也发挥了重要作用。

3. 黏附分子的辅助作用

在 APC 向 T 细胞提呈特异性抗原时，T 细胞表面的黏附分子 LFA-1、CD2 与 APC 表面的 ICAM-1、LFA-3 相互作用，使 T 细胞与 APC 之间的结合更加稳定并能延长结合时间。此时，TCR 与 MHC 分子结合后，多个 TCR-MHC 分子复合物向 T 细胞与 APC 接触面的中央移动，周围的黏附分子相互结合，形成相对封闭的免疫突触（immunological synapse），有利于 T 细胞的活化、增殖和分化成效应 T 细胞。初始 T 细胞活化后，可表达 CD40L，并与 APC 的 CD40 结合，给 T 细胞传送活化信号的同时，也促进 APC 高表达 B7 分子，进一步刺激 T 细胞的克隆增殖。

（二）T 细胞活化信号的转导及基因表达

T 细胞膜表面受体与相应配体结合后产生的信号通过 CD3 分子等跨膜分子从细胞外传递至细胞内，并转换成生物化学形式，即为信号转导（signal transduction）。TCR 复合体与 MHC-抗原肽复合物结合后 TCR 交联聚集，辅助受体同 MHC 分子结合，分别使信号活化受体相关酪氨酸激酶 Src 家族的 Fyn 和 Lck 活化，进而使酪氨酸激酶 ZAP-70 活化，接着使结合器蛋白 LAT 和 SLP-76 磷酸化。SLP-76 活化磷脂酶 C-γ1（PLC-γ1），鸟嘌呤核苷交换因子（GEF）活化小 GTP-结合蛋白 Ras，二者进一步启动 3 条重要的信号转导途径，分别活化转录因子 NFAT、NFB 和 AP-1，使 T 细胞增殖、分化，发挥效应功能（图 7-10）。

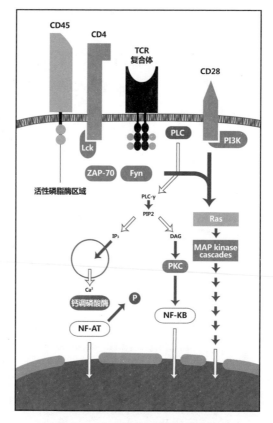

图 7-10　T 细胞活化信号转导过程

（三）抗原特异性 T 细胞克隆性增殖和分化

活化 T 细胞在双信号和细胞因子作用下，增殖并分化为不同的亚群。各亚群发挥不同的免疫效应。

四、T 细胞的免疫效应

（一）Th1 细胞的免疫效应

CD4⁺Th1 细胞主要通过分泌的细胞因子和表达的膜表面分子束发挥效应

功能，在宿主抗胞内病原体的感染及免疫调节中发挥重要作用。

1. 诱导巨噬细胞活化 - 介导迟发型超敏反应

Th1 细胞主要通过分泌 IL-2、IL-3、IFN-γ、TNF-β、MCP-1、GM-CSF、TNF-α 等细胞因子发挥作用。Th1 细胞提供巨噬细胞活化的两个主要信号：一个信号是 Th1 细胞分泌的 IFN-γ，另一个信号是 Th1 细胞表面 CD40L 与巨噬细胞表面 CD40 分子结合。Th1 细胞还可募集巨噬细胞到感染部位：①分泌细胞因子 IL-3 和 GM-CSF 刺激骨髓内单核细胞的产生；②分泌的 TNF-α 和 TNF-β 改变血管通透性，促进血管内皮细胞黏附分子的表达，分泌巨噬细胞趋化蛋白 -1（MCP-1），募集吞噬细胞到达炎症部位。

2. 辅助 CTL 细胞活化增殖

CD4$^+$T 细胞分泌的 IL-2 可促进 CTL 细胞的活化和增殖，并可提高 CTL 细胞的杀伤活性。

3. 辅助 B 细胞产生调理性抗体

Th1 细胞分泌的 IFN-γ 和 IL-2，可辅助 B 细胞产生调理性抗体，该抗体可与靶细胞相应抗原结合，形成免疫复合物，再与表达 CR 或 FcγR 的吞噬细胞和（或）NK 细胞结合，促进清除抗原物质。

Th1 细胞也可借助 FasL 杀伤表达 Fas 的靶细胞。

（二）Th2 细胞的免疫效应

Th2 细胞主要参与体液免疫应答。活化的 Th2 细胞可分泌 IL-4，IL-5，IL-10 等细胞因子并表达 CD40L，辅助 B 细胞产生中和抗体，并诱导免疫球蛋白的类别转换。Th2 细胞可辅助 B 细胞产生 IgE，在诱发 I 型超敏反应及清除细胞外寄生虫感染中起重要作用。

（三）Th17 细胞的免疫效应

在体内 IL-23、TGF-β 的作用下，Th17 细胞可产生高水平 IL-17，在抗胞外病原体感染、参与自身免疫病和炎症反应过程中起重要作用。

（四）Treg 细胞的免疫效应

Treg 细胞可通过如下机制发挥免疫抑制作用：①产生 IL-10、IL-35、

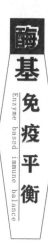
TGF-β 等细胞因子，及表达 CTLA-4 分子抑制 T 细胞活性；②下调 IL-2 受体的表达量，抑制 IL-2 与 T 细胞结合；③诱导 DC 发挥抑制效应 T 细胞增殖的作用；④释放穿孔素和颗粒酶杀伤 T 细胞。

Treg 细胞和 Th17 细胞的生物学作用完全相反，Treg 细胞能抑制 Th17 细胞的作用，增强免疫耐受。两者相互拮抗，从而维持机体免疫状态相对稳定。

（五）CTL 细胞的免疫效应

CTL 细胞的特异性细胞毒效应在抗胞内寄生病原体（主要为病毒）感染和杀伤肿瘤细胞中起重要作用，可以高效、特异地杀伤靶细胞。

1.CTL 细胞的杀伤特点

主要杀伤表达 MHC Ⅰ类分子并携带相应特异性抗原的靶细胞（如病毒感染的靶细胞、肿瘤细胞等）。

2.CTL 细胞对靶细胞的杀伤

（1）识别

CTL 细胞能特异性识别靶细胞表达的 MHC Ⅰ类分子 - 抗原肽复合物。

（2）致死性攻击

CTL 细胞的杀伤机制类似于 NK 细胞，且具有循环杀伤作用，即一个效应 CTL 细胞能够杀伤多个靶细胞。

另外，CTL 细胞也可通过分泌 IFN-γ 等细胞因子抑制病毒复制，活化巨噬细胞，诱导靶细胞 MHC Ⅰ类分子表达。

第四节 B淋巴细胞介导的适应性免疫应答

B细胞由哺乳动物的胎肝和成年骨髓中的造血干细胞分化而来。B细胞表面标志为膜免疫球蛋白（mIg），即BCR，能特异性识别抗原，进而B细胞可增殖、活化、分化为浆细胞，产生针对相应抗原的特异性抗体（图7-11）。B细胞介导的适应性免疫应答依靠体液中的抗体清除抗原异物，因此将此种应答称为体液免疫应答，又称抗体应答（antibody response）。

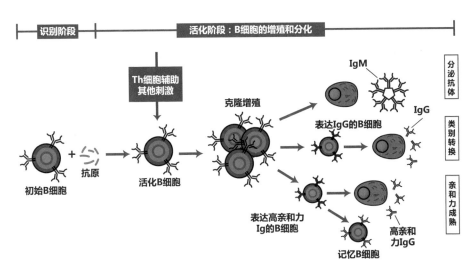

图7-11 B细胞介导的体液免疫应答的各个时相

一、抗体

抗体（antibody，Ab）是B细胞接受抗原刺激后，活化、增殖、分化为浆细胞所产生的，能与相应抗原发生特异性结合，具有免疫功能的球蛋白。具有抗体活性的物质主要存在于血浆蛋白电泳的γ球蛋白区，故抗体也被称作γ球蛋白或丙种球蛋白。目前把具有抗体活性或化学结构与抗体相似的球蛋白统称为免疫球蛋白（immunoglobulin，Ig）。Ig在体内有两种存在形式：①分泌型Ig（secreted Ig，SIg）：即通常所指的抗体，主要存在于血液、组织液及各种外分泌液中，具有多种生物学功能。②膜型 Ig（membrane Ig，mIg）：表达于 B 细胞表面，构成 BCR，可特异性识别并结合相应抗原，从而活化 B 细胞，启动特异性休液免疫应答。

（一）抗体的结构

抗体的基本结构是由两条完全相同的分子量相对较大的重链和两条完全相同的分子量相对较小的轻链通过链间二硫键连接组成的一个四肽链分子（图 7-12）。

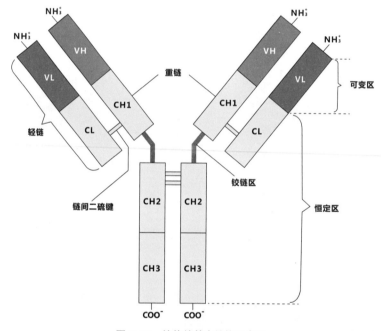

图 7-12　抗体的基本结构示意图

1. 重链和轻链

抗体分子中分子量较大的一对肽链称为重链（heavy chain，H 链），由 450～550 个氨基酸残基组成，相对分子量为 55～70 kDa，有 4～5 个链内二硫键。抗体的糖基位于重链上。根据 H 链氨基酸组成和排列顺序不同，可将 H 链分为 γ、μ、α、δ 和 ε 链五类（class）。据此，抗体也相应地被分为 IgG、IgM、IgA、IgD 和 IgE 五类。各类抗体之间结构特征不同，主要是链内、链间二硫键的数目、位置，连接寡糖的数目，结构域的数目不相同。同类抗体分子之间，同样存在微小差异，称之为亚类。如 IgG 分子可分为 4 个亚类，即 IgG1、IgG2、IgG3 和 IgG4。

抗体分子中分子量较小的一对肽链称为轻链（light chain，L 链），由 214 个氨基酸残基组成，相对分子量约为 25 kDa。L 链分为 κ（kappa）链和 λ（lamda）链，据此，可将抗体分为 κ（kappa）和 λ（lamda）两型。对于天然抗体分子，两条 L 链的型总是相同的，但同一个体内可存在两型抗体分子，如 IgG 有 κ 型 IgG，同时也存在 λ 型 IgG。正常人的血清抗体中，κ：λ 约为 2：1，κ 和 λ 的比例异常可能反映机体免疫系统的异常，如人类抗体 λ 链过多，提示可能有产生 λ 链的 B 细胞肿瘤。

2. 可变区和恒定区

（1）可变区

位于近氨基端（N 端）L 链的 1/2 和 H 链的 1/4（γ、α、δ 链）或 1/5（μ、ε 链）的约 110 个氨基酸的序列变化很大，称为可变区（variable region，V 区）。L 链与 H 链的 V 区分别以 VL 和 VH 表示。可变区由超变区（hypervariable region，HVR）和骨架区（framework region，FR）组成。在 VL 和 VH 内，各有 3 个区域的氨基酸组成和排列顺序高度可变，称为超变区，此区域是抗体与抗原互补结合的位置，故又称为互补决定区（complementarity determining region，CDR）。自 N 端起分别称为 CDR1、CDR2 和 CDR3，其中 CDR3 由于是由多个基因编码的，变异程度最大，是决定该抗体与抗原特异性结合的最重要的区域。可变区中，超变区以外部分的氨基酸组成和排列顺序相对变化不大，称为骨架区，VH 和 VL 各有 4 个骨架区，分别用 FR1、FR2、FR3 和 FR4 表示，骨架区对维持 HVR 的空间结构具有重要作用。

（2）恒定区

位于近羧基端（C 端）L 链的 1/2 和 H 链的 3/4（γ、α、δ 链）或 4/5（μ、ε 链）的氨基酸序列相对恒定，称为恒定区（constant region，C 区）。

L 链和 H 链的 C 区分别用 CL 和 CH 表示。同一种属内所有个体产生的针对不同抗原的同一抗体，尽管其 V 区各不相同，但其 C 区的氨基酸组成和排列顺序比较恒定，具有相同的免疫原性，可以作为抗原制备免疫标记检测技术的第二抗体。而针对同一抗原的不同类型抗体，其 V 区相同或相似，但 C 区可不相同，表现为类、亚类或型、亚型的差别。

3. 功能区

H 链和 L 链的链内二硫键将约 110 个氨基酸残基折叠成球形区，称为功能区（domain）。L 链有 VL 和 CL 2 个功能区；IgG、IgA、IgD 的 H 链含有 4 个功能区，即 VH、CH1、CH2 和 CH3；IgM、IgE 的 H 链含有 5 个功能区，即 VH、CH1、CH2、CH3 和 CH4。其中 VH 和 VL 是特异性识别和结合抗原的部位；CH 和 CL 上具有同种异型的遗传标记，同种异体间的抗体在该区内存在着个别氨基酸排列的差异；IgG 的 CH2 区和 IgM 的 CH3 区含有补体固有成分 C1q 的结合位点，可启动补体活化的经典途径；IgG 的 CH2 区与介导 IgG 通过胎盘屏障有关；IgG 的 CH3 区和 IgE 的 CH4 区具有亲细胞性，能与多种细胞（单核 - 巨噬细胞、粒细胞、B 细胞、NK 细胞等）表面的 Fc 段受体结合，发挥不同的免疫效应。

4. 铰链区（hinge region，HR）

位于 CH1 和 CH2 之间，富含脯氨酸，因此易伸展和弯曲，能改变"Y"字型两臂之间的距离，有利于两臂同时结合两个相同的抗原表位，并能与不同距离的抗原表位结合。当抗体与抗原结合时，抗体分子的构型从"T"字型转变为"Y"字型，从而暴露补体 C1q 的结合位点，为激活补体经典激活途径提供条件。此外，由于铰链区对蛋白水解酶敏感，易被木瓜蛋白酶、胃蛋白酶水解。五类免疫球蛋白分子中，IgG1、IgG2、IgG4 和 IgA 的铰链区较短，IgG3、IgD 的铰链区较长，IgM 和 IgE 无铰链区。

5. J 链和分泌成分

（1）J 链（joining chain）

J 链是由浆细胞合成的一条富含半胱氨酸的多肽链，分子量约 15kDa，主要功能是将抗体单体连接成二聚体或多聚体。2 个 IgA 单体由 J 链连接形成二聚体，5 个 IgM 单体由二硫键相互连接，并通过二硫键与 J 链连接成五聚体。IgG、IgD 和 IgE 是单体分子，无 J 链结构。

（2）分泌成分（secretory component，SC）

分泌成分又称分泌片（secretory piece，SP），是黏膜上皮细胞合成和分泌的一种含糖的肽链，分子量约 75 kD，是分泌型 IgA（SIgA）分子的辅助成分。SC 可以非共价键形式结合到 IgA 二聚体上，并一起被分泌到黏膜表面。SC 可保护 SIgA 的铰链区免受外分泌液中蛋白水解酶的降解作用，并有介导 IgA 二聚体向黏膜表面转运的作用。

6. 酶解片段

抗体分子的铰链区由于对蛋白水解酶敏感，易被木瓜蛋白酶、胃蛋白酶水解，借此可用于抗体的结构和功能的研究以及特定抗体多肽片段的分离和纯化。

（1）木瓜蛋白酶水解片段

木瓜蛋白酶（papain）可在在 IgG 的 H 链间二硫键的近 N 端一侧，将 IgG 水解成 3 个片段（图 7-13），其中 2 个片段完全相同，由完整的 L 链（VL 和 CL）和 N 端 1/2 的 H 链（VH 和 CH1）组成，该片段因含有 VH 和 VL，仍保留结合抗原的能力，故称为抗原结合片段（fragment of antigen binding，Fab）。另一个片段由部分 H 链（CH2 和 CH3）组成，因在低温下易于结晶，称为可结晶片段（fragment crystallizable，Fc）。Fab 只与一个相应的抗原表位结合（单价），不形成凝集或沉淀反应；Fc 具有激活补体、与细胞表面 Fc 受体相互作用等生物学活性。抗体对异种动物的免疫原性主要取决于 Fc 段。

（2）胃蛋白酶水解片段

胃蛋白酶（pepsin）可在 IgG 的 H 链间二硫键的近 C 端，将 IgG 水解成 F（ab'）$_2$ 和 pFc'（图 7-13），F（ab'）$_2$ 由 2 个 Fab 和铰链区组成，因其为双价，能同时与 2 个抗原表位结合，可形成凝集或沉淀反应。另外，

F（ab'）₂片段保留了结合相应抗原的生物学活性，又避免了 Fc 的免疫原性可能引起的副作用和超敏反应，因而被广泛用作生物制品，如白喉抗毒素、破伤风抗毒素经胃蛋白酶水解后精制提纯的制品，仍具有中和外毒素毒性的活性，但免疫原性大幅度降低，可有效防止注射异种抗毒素引起的超敏反应发生。pFc'为 Fc 的水解碎片，最终被降解，不具有任何生物学活性。

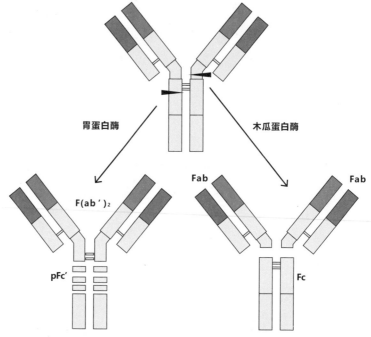

图 7-13　IgG 酶解片段示意图

（二）抗体的基因结构

抗体基因（免疫球蛋白基因）以基因群（gene clusters）的特殊形式存在。编码抗体的基因群在胚系阶段以分隔的、数量众多的基因片段（gene segment）的形式存在。在 B 细胞分化发育过程中，抗体基因片段发生重新排列和组合，从而产生数量巨大、能识别特异性抗原的抗体。

（三）抗体的生物学活性

1. 特异性结合抗原

抗体最主要的生物学活性就是与相应抗原特异性结合，形成抗原 - 抗体复合物。抗体的抗原结合位点由 L 链和 H 链超变区组成，与相应抗原的表位互补，借助静电力、氢键以及范德华力等非共价键相结合，这种结合是可逆的，受 pH、温度和电解质浓度的影响。抗体与相应抗原间的特异性结合反应可表现出一定的生物学效应，如抗体与相应的抗原特异性结合后，可阻止病原体对机体细胞的黏附和侵袭；抗毒素与外毒素结合，可中和外毒素的毒性；抗体与病原体特异性结合时产生的凝集，有利于提高吞噬细胞的吞噬功能。抗体有单体、二聚体和五聚体，因此结合抗原表位的数目也不尽相同。单体可结合 2 个抗原表位，结合价为 2 价；分泌型 IgA 为二聚体，结合价为 4 价；IgM 为五聚体分子，理论上为 10 价，但由于立体构型的空间位阻，仅表现为 5 价。体外进行的抗原抗体反应称为血清学反应（serological reaction），血清学反应是一种重要的实验室诊断方法，可用于抗原或抗体的检测，有助于一些临床疾病的诊断。

2. 活化补体

IgM、IgG1、IgG2、IgG3 与相应抗原结合后，导致抗体的 Fc 段构象发生改变，暴露出补体结合位点，补体 C1q 与之结合，通过经典途径激活补体系统，进而产生多种生物学效应。IgA1、IgG4、IgE 不能通过经典途径激活补体，但是它们凝聚后可以通过旁路途径激活补体。IgM 为五聚体，其激活补体能力较 IgG 强。

3. 结合 Fc 受体

抗体的 Fc 受体有 FcR、FcαR 和 FcεR。当抗体与相应抗原结合后，抗体的 Fc 段构型发生改变，使其 Fc 段与相应的细胞受体结合。

（1）介导 I 型超敏反应

变应原进入特应性体质个体时，诱导合成特异性 IgE。IgE 具有较强的亲细胞性，通过 Fc 与肥大细胞和嗜碱粒细胞上 FcεR 结合，使机体致敏。若相同过敏原再次进入机体与肥大细胞等细胞表面的 IgE 结合后，可诱导这些细胞合成、释放生物活性介质，引起 I 型超敏反应。

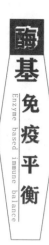

（2）调理作用（opsonization）

指抗体（IgG、IgM）与细菌等颗粒性抗原特异性结合后，再通过其 Fc 段与单核－巨噬细胞及中性粒细胞表面的 Fc 受体结合，通过 Fab 与 Fc 的桥联作用，增强吞噬细胞的吞噬功能。

（3）抗体依赖细胞介导的细胞毒作用（antibody dependent cell-mediated cytotoxicity，ADCC）

当 IgG 与带有相应抗原的靶细胞（如肿瘤细胞或病毒感染细胞）结合后，其 Fc 段可与 NK 细胞、巨噬细胞或中性粒细胞表面相应的 FcγR 结合，激活上述细胞，表现为对靶细胞杀伤作用，称为抗体依赖细胞介导的细胞毒作用。抗体与靶细胞表面抗原分子的结合是特异性的，但 Fc 与效应细胞的结合是非特异性的。

4. 通过胎盘和黏膜

在人类，IgG 是唯一能够通过母体胎盘屏障转运到胎儿体内的抗体，胎盘屏障母体一侧的滋养层细胞表达一种特异性 IgG 输送蛋白，称为新生 Fc 段受体（neonatal FcR，FcRn）。IgG 选择性与 FcRn 结合，转移至滋养层细胞内，主动进入胎儿血液循环中。IgG 穿过胎盘是一种重要的自然被动免疫机制，对胎儿和新生儿的抗感染具有重要意义。另外，分泌型 IgA（SIgA）可通过呼吸道和消化道黏膜，是黏膜局部免疫的最主要因素。

（四）各类抗体的特性与功能

1. IgG

IgG 主要由脾和淋巴结中的浆细胞产生。婴儿出生后 3 个月开始合成 IgG，3～5 岁接近成人水平。IgG 以单体形式存在于血液及其他体液中，是血清和胞外液中含量最高的 Ig，约占血清 Ig 总量的 75%～80%。IgG 分解缓慢，半衰期最长，约 20～23 天。人的 IgG 有 4 个亚类，分别为 IgG1、IgG2、IgG3 和 IgG4。IgG 是机体抗感染的主要抗体，也是机体再次免疫应答的主要抗体。IgG 是唯一能够通过胎盘从母体获得的抗体，形成新生儿的天然被动免疫，在新生儿抗感染免疫中发挥重要作用。IgG1、IgG2 和 IgG3

与相应抗原特异性结合后可通过经典途径激活补体，发挥溶菌、溶细胞等作用。各亚类结合补体的能力不同，IgG3 > IgG1 > IgG2。IgG4 的聚合物也可通过旁路途径激活补体。IgG 的 Fc 段可与中性粒细胞、单核 - 巨噬细胞、NK 细胞等表面的 Fc 受体结合，发挥调理吞噬及 ADCC 效应，有效破坏、杀伤靶细胞。此外，许多自身抗体属于 IgG，参与自身免疫性疾病的病理损伤过程。IgG 也参与Ⅱ、Ⅲ型超敏反应。

2. IgM

IgM 占血清 Ig 总量的 5% ~ 10%。单体 IgM 以膜结合型（mIgM）表达于 B 细胞表面，构成 BCR，仅表达 mIgM 是未成熟 B 细胞的标志。分泌型 IgM 为五聚体，是分子量最大的 Ig，有巨球蛋白之称，一般不易透出血管，几乎全部分布于血液中。IgM 是个体发育中最早合成和分泌的抗体，在胚胎后期已能合成。IgM 不能通过胎盘，若新生儿脐带血中 IgM 含量升高，提示胎儿有宫内感染。在体液免疫应答过程中，IgM 也是最早产生的抗体，在机体早期免疫防御中发挥重要作用。血清中的特异性 IgM 含量增高提示有近期感染，有早期诊断价值。IgM 是血管内抗感染的主要抗体，对防止菌血症、败血症有重要作用。IgM 具有较多的抗原结合价，其结合抗原的能力最强，激活补体和凝集作用也明显高于 IgG。此外，人体天然血型抗体为 IgM 类，是因血型不符而引起输血反应的重要因素。IgM 也参与某些自身免疫病及Ⅱ、Ⅲ型超敏反应的病理损伤过程。

3. IgA

IgA 有血清型和分泌型两种类型，前者存在于血清中，后者存在于分泌液中。血清型 IgA 为单体结构，含量占血清 Ig 总量的 10% ~ 15%，具有中和毒素、调理吞噬等多种生物学效应。分泌型 IgA（SIgA）为二聚体，由两个 IgA 单体即一个 J 链和一个分泌片（SP）组成。SIgA 的单体和 J 链由位于呼吸道、胃肠道、泌尿生殖道的黏膜相关淋巴组织中的浆细胞合成，SP 由黏膜上皮细胞合成。当二聚体 IgA 进入黏膜上皮细胞时，通过二硫键与 SP 连接，组成完整的 SIgA，在 SP 的介导下被转运至黏膜表面。SIgA 广泛分布于呼吸道、消化道、泌尿生殖道黏膜表面，以及唾液、泪液、初乳和呼吸道、消化管、泌尿生殖道的分泌液中（图7-14），它能阻止病原微生物黏附黏膜上皮细胞，有抗菌、抗病毒和中和毒素等多种作用，是机体黏膜局部抗感染的最主要因素。通过母乳喂养，新生儿从母亲初乳中获得SIgA，是一种重要的自然被动免疫，这对婴儿抵抗呼吸道和消化道感染具有重要作用。新生儿易患呼吸道和胃肠道感染可能与SIgA合成不足有关。

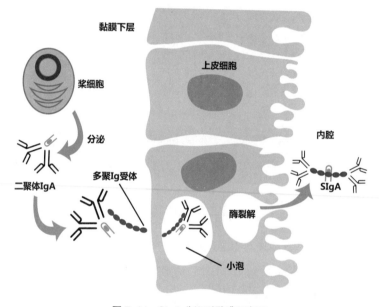

图 7-14　SIgA 分泌到黏膜示意图

4. IgD

血清中 IgD 为单体结构，含量很低（约 30 μg/ml），仅占血清 Ig 总量的 0.3%。IgD 的铰链区较长，对蛋白酶敏感，易被降解，故半衰期很短，仅 3 天。膜结合型 IgD（mIgD）是 B 细胞成熟的重要标志，未成熟 B 细胞仅表达 mIgM，成熟 B 细胞可共表达 mIgD 和 mIgM。mIgD 作为 B 细胞的抗原识别受体，可在相应抗原刺激下，对 B 细胞的活化、增殖和分化起调节作用，B 细胞活化后其表面的 mIgD 逐渐消失。

5. IgE

IgE 是正常人血清中含量最少的 Ig，血清浓度极低，约为 3×10^{-4} mg/ml，仅占血清 Ig 总量的 0.002%。但在特应性体质个体或过敏性疾病和某些寄生虫感染患者血清中，IgE 含量显著增高。IgE 主要由呼吸道（如鼻、咽、扁桃体、支气管）和胃肠道等处的黏膜固有层中的浆细胞合成，这些部位是变应原容易入侵和超敏反应好发部位。

变应原进入特应性体质个体时，诱导合成特异性 IgE，其 Fc 段与肥大细胞或嗜碱粒细胞上相应的 IgE Fc 受体结合，并使上述免疫细胞处于致敏状态。当致敏的肥大细胞或嗜碱粒细胞再次与相应变应原接触时，可引发 I 型超敏反应。

二、B 淋巴细胞

B 淋巴细胞（B lymphocyte），又称 B 细胞，是由哺乳动物的骨髓（bone marrow）或禽类法氏囊（bursa of Fabricius）内的淋巴样干细胞分化发育而来的。

（一）B 细胞的分化发育

骨髓既是 B 细胞的发源地，也是哺乳动物 B 细胞分化成熟的中枢免疫器官。B 细胞在骨髓内的分化发育成熟阶段，为抗原非依赖性的。B 细胞前体经历早期祖 B 细胞（early pro-B cell）、晚期祖 B 细胞（late pro-B cell）、大前 B 细胞（large pre-B cell）、小前 B 细胞（small pre-B cell）、未成熟 B 细胞（immature B cell）和成熟 B 细胞（mature B cell）等几个阶段。在上述 B 细胞发育阶段，自始至终有 CD19 和 CD45R 的表达。

1. 祖 B 细胞（pro-B cell）阶段

祖 B 细胞由骨髓中淋巴样干细胞衍生而来，早期祖 B 细胞分化和发育与骨髓造血微环境密切相关，其表面具有多种黏附分子、干细胞因子受体（SCF-R，CD117）和白细胞介素 -7 受体（IL-7R）。早期 pro-B 细胞开始重排可变区基因 D-J，晚期 pro-B 细胞的 V-D-J 基因发生重排，但此时没有 mIgM 的表达，即不表达 B 细胞抗原受体（BCR）。pro-B 细胞开始表达 Igα/Igβ 异源二聚体，其是 B 细胞的重要标记，也是 BCR 复合物的组成部分，主要介导抗原刺激后的信号传导。pro-B 细胞在骨髓微环境中，通过表面 VLA-4 等黏附分子与骨髓基质细胞表面 VCAM-1 等相应黏附分子配体结合，进而通过其表面 SCF-R 和 IL-7R 接受骨髓基质细胞表面膜型 SCF（mSCF）及其分泌的 IL-7 刺激后，可分化发育为前 B 细胞。

2. 前 B 细胞（pre-B cell）阶段

前 B 细胞的特征是表达 pre-B 细胞受体（pre-BCR）。pre-B 细胞经历大 pre-B 细胞和小 pre-B 细胞两个阶段。pre-BCR 由 μ 链和替代轻链（surrogate light chain，包括分别与轻链 V 区和 C 区同源的 VpreB 和 λ5 两种蛋白）组成，可抑制另一条重链基因的重排（等位基因排斥），促进 B 细胞增殖。大 pre-B 细胞进一步发育成小 pre-B 细胞，在小 pre-B 细胞阶段胞质中出现 pre-BCR，但不能合成完整的 Ig 分子，依然不能表达功能性 BCR，即这种 pre-BCR 没有抗原识别结合能力。μ 链 V 区基因的成功重排，可诱导 Ig 轻链基因 V-J 重排，促进 pre-B 细胞的进一步分化发育。

3. 未成熟 B 细胞阶段

未成熟 B 细胞由前 B 细胞分化而来，在其胞质中出现完整的 IgM 单体分子，同时细胞表面出现功能性 BCR，即完整的 mIgM 和 Igα/Igβ 二聚体分子。mIgM 是 B 细胞分化成熟中首先出现的 BCR，并成为未成熟 B 细胞的表面标志。未成熟 B 细胞虽然已表达 BCR，具有识别抗原的能力，但仍不能介导免疫应答。当未成熟 B 细胞通过表面 BCR（mIgM）与骨髓基质细胞表面自身抗原高亲和力结合相互作用后，激活 RAG1 和 RAG2 基因，通过重编辑 BCR 改变其特异性，失去自身反应能力，不再与自身抗原结合，此过程称为受体编辑（receptor editing）。如果重编辑失败，B 细胞不能合成新的轻链，或新表达的 BCR 仍能与自身抗原结合，该 B 细胞将引发凋亡而导致克隆清除，即使得体内未成熟自身反应性 B 细胞形成中枢免疫耐受。这也是 B 细胞中枢免疫耐受产生的重要机制。但是某些与骨髓基质细胞表面自身抗原低亲和力结合的未成熟 B 细胞仍能继续分化、发育、成熟为具有免疫功能的自身反应性 B 细胞。

4. 成熟 B 细胞阶段

离开骨髓经血液循环进入外周淋巴组织的未成熟 B 细胞需要经历存活

能力的选择，选择的结果取决于竞争进入外周淋巴组织中淋巴滤泡的能力。大多数未成熟 B 细胞不能获得进入淋巴滤泡的机会，寿命较短，半衰期不足 3 天。少数未成熟 B 细胞成功进入淋巴滤泡，继续分化为共表达 mIgM 和 mIgD 的成熟 B 细胞，即初始（naive）B 细胞。成熟 B 细胞膜表面同时表达 Igα/Igβ 异二聚体分子和其他膜分子，是具有免疫活性的淋巴细胞，能够识别抗原，接受抗原刺激后可产生特异性的体液免疫应答。B 细胞先在骨髓中进行阴性选择，在外周免疫器官的生发中心，在 Ag 的刺激下，Ig 基因发生体细胞高频突变，BCR 亲和力的成熟，此即 B 细胞的阳性选择。阳性选择使具有 Ig 基因重排的 B 细胞得以存活，继续发育，分化增殖为浆细胞，合成并分泌可溶性抗体，介导体液免疫应答，参与抗感染免疫与免疫病理应答。

（二）B 细胞的表面分子

1. BCR 复合物

BCR 复合物是 B 细胞表面最重要的分子。BCR 复合物由识别和结合抗原的膜表面免疫球蛋白（mIg）和传递抗原刺激信号的 Igα/Igβ（CD79a/CD79b）异二聚体组成（图 7-15）。

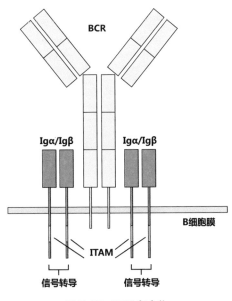

图 7-15 BCR 复合物

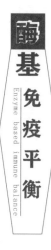

（1）BCR

BCR 是 B 细胞表面特异性识别抗原的受体。BCR 以非共价键与 Igα/Igβ 分子结合，形成 BCR-Igα/Igβ 复合物。BCR 表达于所有 B 细胞，是 B 细胞特征性表面标志，也可用于 B 细胞的鉴定。BCR 可直接识别游离抗原，不需要 MHC 分子参与，不具有 MHC 限制性。BCR 的化学本质是膜表面免疫球蛋白（mIg），以单体形式存在。B 细胞尚未发育成熟时，其 BCR 为 mIgM。发育成熟的 B 细胞同时表达 mIgM 和 mIgD 作为 BCR，但其识别抗原的功能主要依赖 mIgM。受抗原刺激后，B 细胞分化为浆细胞，浆细胞不表达 mIg。mIg 作为 BCR 表达于 B 细胞表面，与分泌性抗体分子结构相同。BCR 的 N 端位于胞外，负责识别结合抗原，C 端位于胞内，在胞质区仅含 3 个氨基酸，无法执行传递信号的功能。但 BCR 跨膜区带有正电荷的氨基酸残基与 Igα/Igβ 分子跨膜区带负电荷氨基酸残基以非共价键结合，组成 BCR-Igα/Igβ 复合物，由 Igα/Igβ 分子传递 BCR 识别抗原的信号，使 B 细胞获得活化的第一信号。

BCR 基因也称 Ig 基因，H 链和 L 链均由 V 区和 C 区基因编码产生，在 B 细胞分化、成熟过程中，H 链基因产生重排，并表达 H 链，然后 L 链基因开始重排，并表达 L 链。在同一个体内，BCR 的多样性高达 5×10^{13}，构成数目庞大的 BCR 库，赋予个体识别各种抗原，产生特异性抗体的巨大潜能。

（2）Igα/Igβ（CD79a/CD79b）

Igα（CD79a）/Igβ（CD79b）以二聚体形式存在，属于 Ig 超家族成员。Igα/Igβ 分子在跨膜区与 BCR 非共价结合，组成 BCR-Igα/Igβ 复合物，介导 BCR 识别抗原后的信号转导。Igα/Igβ 链的胞浆区特别长，其中 Igα 有 61 个氨基酸残基，Igβ 有 48 个氨基酸残基，各含有一个 ITAM 结构，磷酸化后的 ITAM 可募集并活化含 SH2 结构域的酪氨酸激酶 Syk，活化的 Syk 进一步启动 B 细胞活化的后续激酶级联反应，转导 B 细胞的活化信号。

2.B 细胞共受体（coreceptor）

B 细胞表面的共受体是以非共价键结合的 CD19-CD21-CD81 复合体。其中，CD19 分子在 B 细胞谱系发育的各个阶段和活化 B 细胞表面均可表达（浆细胞除外），是 B 细胞特有的表面标志；CD21 分子是补体受体 CR2，结合补体片段 C3d。病原体感染机体后，补体系统活化过程中产生的补体片段沉积于抗原或抗原抗体复合物表面，其中包括 C3b，C3b 进一步裂解为 C3d 和 C3g。因此，B 细胞表面的 BCR 识别结合抗原表面的 B 细胞表位，同时其表面 CD21 分子结合抗原表面的补体片段 C3d，形成 CD21-C3d- 抗原 -BCR 复合物，发挥 B 细胞共受体的作用；CD81 分子主要功能是稳定该复合体的结构。CD21 不能传递该信号，而是由与之紧密相连的 CD19 分子传递的。CD19 分子胞内区与酪氨酸激酶（Lyn/Fyn）相连，可转导活化信号，增强 BCR-Igα/Igβ 复合物传递的第一信号，可使 B 细胞对抗原刺激的敏感性提高 1 000 倍。此外，CD19 可作为免疫治疗 B 细胞白血病的靶点；CD21 也是 EB 病毒的受体，与 EB 病毒选择性感染 B 细胞有关。

3. 共刺激分子

（1）CD40 分子

CD40 分子属肿瘤坏死因子受体超家族成员，其配体是 CD40L（CD40 ligand）分子。CD40L 仅表达于活化 T 细胞表面，与 B 细胞表面 CD40 分子结合，提供 B 细胞活化的第二信号，即共刺激信号，且是 B 细胞活化的最重要的共刺激信号。

（2）ICAM-1（CD54）分子

ICAM-1 分子是表达于 B 细胞表面的黏附分子，与活化 CD4⁺Th 细胞表面相应黏附分子 LFA-1（CD11a/CD18）结合可产生共刺激信号，促进 B 细胞活化第二信号的产生。

（3）B7 分子

B7 分子 [B7-1（CD80）和 B7-2（CD86）] 在静息 B 细胞不表达或低表达，在活化的 B 细胞表达增强。B 细胞作为 APC，其表面 B7 分子与 T 细胞表面 CD28 分子结合，刺激 T 细胞获得活化的第二信号。B7 分子也能与 CTLA-4 结合，且 B7 分子与 CTLA-4 的亲和力是 CD28 分子的 20 倍。CTLA-4 在 T 细胞活化后诱导性表达，其与 B7 分子的结合，可竞争性抑制 CD28，起抑制 T 细胞活

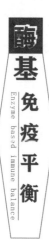

化的作用，从而有效地调节了适度的免疫应答。

4. 丝裂原受体

人 B 细胞表面具有葡萄球菌 A 蛋白（staphylococcal protein A, SPA）受体和美洲商陆（PWM）受体，小鼠 B 细胞表面具有脂多糖（LPS）受体，与相应丝裂原刺激结合后，可刺激 B 细胞发生有丝分裂，转化为淋巴母细胞。

5. 其他表面分子

（1）TLR

B 细胞表面表达一些 TLR（如 TLR5），识别结合病原体表面的 PAMP，可直接激活 B 细胞。

（2）细胞因子受体

B 细胞表面的多种细胞因子受体，如 IL-1R，IL-4R，IL-5R，IL-6R，IL-10R 和 IFN-R，结合相应细胞因子而刺激 B 细胞活化、增殖和分化。

（3）CD20

CD20 表达于除浆细胞以外的所有不同发育阶段的 B 细胞，本质上是一种钙通道蛋白，可调节钙离子跨膜流动，从而调控 B 细胞的增殖和分化。CD20 是 B 细胞特异性标志，是可用于淋巴细胞瘤治疗的单克隆抗体识别靶分子。

（4）CD22

CD22 特异性表达于 B 细胞，其胞内段含有免疫受体酪氨酸抑制基序，是 B 细胞的抑制性受体，能负调节 CD19-CD21-CD81 共受体。

（5）CD32

CD32 是 B 细胞表面的低亲和力 II 型 IgG Fc 受体，有 a、b 两个亚型，即 CD32a、CD32b，亦即 FcγR II A 和 FcγR II B。FcγR II A 是 B 细胞表面活化受体，与抗原 - 抗体复合物中的 IgG Fc 段结合，有助于 B 细胞对抗原的捕获和促进 B 细胞活化。FcγR II B 是 B 细胞表面的抑制性受体，与相应配体结合后可转导 B 细胞活化抑制信号，对 B 细胞活化和抗体生成产生负反馈调节作用。

（6）CD72

CD72 是 C 型凝集素超家族成员，表达于除浆细胞外的所有不同发育阶段的 B 细胞，其胞内段的 2 个 ITIM 磷酸化后可以招募酪氨酸磷酸酶，抑制 B 细胞的活化。CD72 的配体为 CD100。

（7）MHC 分子

B 细胞还表达 MHC Ⅱ类分子，可作为专职 APC，向 T 细胞提呈抗原。

（三）B 细胞亚群

外周成熟的 B 细胞可根据其来源、分布及功能特点分为两个亚群：B1 细胞和 B2 细胞。B1 细胞主要产生低亲和力的 IgM 抗体，参与固有免疫应答；B2 细胞，即为通常所说的 B 细胞，参与适应性体液免疫应答。

1.B1 细胞

B1 细胞占人体 B 细胞总数的 5% ～ 10%，主要分布于腹膜腔、胸膜腔和肠道黏膜固有层中。B1 细胞在个体发育的胚胎期即可产生，其发育与胚肝密切相关，具有自我更新（self-renewal）能力，也可由成人骨髓产生，其表面 BCR 缺乏多样性，主要识别多种病原体表面共有的碳水化合物类抗原，如细菌脂多糖（LPS）等。B1 细胞活化无需 Th 细胞辅助和细胞因子（Th 细胞产生）的刺激，很少发生 Ig 类别转换，主要产生低亲和力的 IgM 类抗体，该抗体能与多种不同抗原表位结合，表现为多反应性（polyreactivity），对多种病原体产生非特异性清除作用。B1 细胞属固有免疫细胞，在免疫应答的早期发挥作用，特别是在腹膜腔等部位对病原微生物的感染能迅速产生抗体，构成了机体免疫防御的第一道防线。B1 细胞也能产生多种针对自身抗原的抗体，与自身免疫性疾病的发生有关。B1 细胞经抗原刺激后不产生免疫记忆细胞。

2.B2 细胞

大多数 B 细胞是 B2 细胞，是分泌抗体参与体液免疫应答的主要细胞。主要定居于脾脏、淋巴结和黏膜相关淋巴组织。B2 细胞在个体发育过程中出现相对较晚，由骨髓多能造血干细胞分化而成，不具有自我更新能力。

B2 细胞表面 BCR 呈现高度多样性，主要识别蛋白质类抗原，且具有高度的特异性。在 Th 细胞的辅助下，B2 细胞活化、增殖、分化为抗体形成细胞—浆细胞（plasma cell），介导适应性体液免疫应答。B2 细胞诱导抗体应答具有以下特点：①需 Th 细胞辅助；②抗体产生潜伏期较长（抗原刺激后 1～2 周）；③产生以 IgG 类为主的高亲和力抗体；④能产生记忆 B 细胞，引起迅速的再次免疫应答。B1 细胞与 B2 细胞比较见表 7-3。

表 7-3 固有免疫应答和适应性免疫应答的特点比较

特点	B1 细胞	B2 细胞
主要产生部位	胚肝	骨髓
更新方式	自我更新	由骨髓产生
表面标志	$mIgM^+$	$mIgM^+/ mIgD^+$
主要分布	胸膜腔、腹膜腔、肠道黏膜固有层	脾脏、淋巴结、黏膜相关淋巴组织
针对抗原	糖类抗原	蛋白质类抗原
分泌的 Ig 类别	IgM > IgG	IgG > IgM
特异性	低（多反应性）	高（单一特异性）
抗体的亲和力	低亲和力抗体	高亲和力抗体
Ig 类别转换	无	有
免疫记忆	无	有
抗体产生的潜伏期	较短，抗原刺激后 48 小时产生	较短，抗原刺激后 1～2 周产生
体细胞高频突变	低 / 无	高
再次应答	无	有

根据功能的不同，B2 细胞又可分为滤泡 B 细胞（follicular B cell, FOB）和边缘带 B 细胞（marginal zone B cell, MZB）。FOB 细胞是 B2 细

胞的主体，主要存在于外周淋巴器官内，介导针对 TD-Ag 的抗体应答，需要 Th 细胞参与。MZB 细胞因主要分布于脾脏边缘窦而得名，高表达 mIgM 和 CD21，而 mIgD 和 CD23 表达水平较低，主要识别血源性 TI-Ag 介导 T 细胞非依赖性的快速抗体应答。MZB 细胞属于固有免疫细胞，通常所说的介导适应性体液免疫应答的 B 细胞不含 MZB 细胞，仅指 B2 细胞中的 FOB 细胞。

（四）B 细胞的功能

1. 产生抗体，导体液免疫应答

B 细胞受抗原刺激后分化为浆细胞，产生大量抗体，通过多种方式介导体液免疫应答。①产生中和作用（neutralization）：抗体与病毒或细菌外毒素结合后，阻断其与靶细胞的结合，从而发挥抗感染和阻断其致病作用。②发挥调理作用：抗体的可变区与病原体表面的表位结合，Fc 段与吞噬细胞表面的 FcR 结合，将病原体带至吞噬细胞表面，促进吞噬细胞对病原体的吞噬清除。③激活补体：细菌或靶细胞抗原与抗体结合通过经典途径激活补体，形成攻膜复合体（MAC）溶解细菌或靶细胞。该过程中形成的抗原 - 抗体 - 补体复合物还可通过结合吞噬细胞表面的补体受体，发挥补体的调理吞噬作用。④产生抗体依赖细胞介导的细胞毒作用（ADCC）：抗体的可变区与靶细胞（如病毒感染细胞或肿瘤细胞）表面的抗原结合，Fc 段与 NK 细胞表面的 FcR 结合后，导致 NK 细胞活化，释放穿孔素、颗粒酶等物质，杀伤靶细胞。

2. 作为 APC，提呈抗原，启动适应性免疫应答

活化 B 细胞具有抗原提呈功能，属于专职 APC，在提呈可溶性抗原中发挥重要作用。活化 B 细胞表面 BCR 识别结合可溶性蛋白质抗原后，通过受体内化使结合的抗原进入 B 细胞内，加工处理为抗原肽，以抗原肽 -MHC II 类分子复合物形式表达于细胞表面，供 CD4$^+$T 细胞识别，从而启动适应性免疫应答。其中，MZB 细胞可以通过 CD21 分子捕获免疫复合物，同时还高表达 MHC II 类分子以及 CD80 和 CD86 分子，所以具有比 FOB 细胞更强的抗原提呈功能。

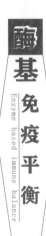

3. 免疫调节作用

活化 B 细胞产生多种细胞因子如 IL-6、IL-10、TNF-α 等，调节多种细胞如 B 细胞、T 细胞、DC、巨噬细胞和 NK 细胞的功能。调节性 B 细胞（Breg）主要通过产生和分泌 IL-10、TGF-β、IL-35 等抑制性细胞因子和表达 FasL、CD1d 等膜表面调节分子发挥负向免疫调节作用。

三、B 细胞对 TD-Ag 的免疫应答

（一）B 细胞识别和提呈 TD-Ag

1. 对 TD-Ag 的识别

TD-Ag 多为蛋白质抗原（如病原微生物、血细胞、血清蛋白等），既含载体表位（T 细胞表位）供 Th 细胞识别，又含半抗原表位（B 细胞表位）供 B 细胞识别。B 细胞可通过 BCR 特异性识别 TD-Ag 的半抗原表位，并与之结合，将抗原摄取到细胞内进行处理、提呈。此种摄取抗原的方式与巨噬细胞和 DC 等 APC 不同。

2. 对 TD-Ag 的提呈

B 细胞将蛋白质类抗原摄入到内体后，循 MHC II 类分子提呈途径，提呈给 $CD4^+$ Th 细胞，进而活化 $CD4^+$ Th 细胞。B 细胞是提呈低浓度抗原的最有效的 APC，且在 TD-Ag 诱导的再次免疫应答中，记忆性 B 细胞扩增后，因其表达高亲和力的 BCR，可优先结合特异性抗原，承担主要的抗原提呈作用。

（二）B 细胞活化

TD-Ag 诱导 B 细胞活化需要两个信号：抗原与 BCR 结合提供第一信号，Th 细胞的 CD40L 与 B 细胞的 CD40 结合提供第二信号（图 7-16）。Th 细胞还可分泌多种细胞因子影响 B 细胞的活化、增殖、分化。B 细胞活化后，分化为产生抗体的浆细胞。

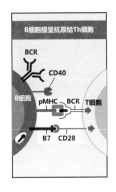 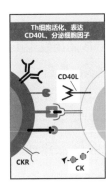 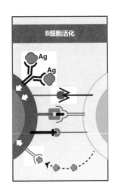 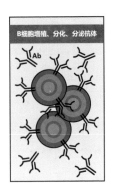

图 7-16　Th 细胞辅助 B 细胞活化

（三）B 细胞的增殖和分化

在外周免疫器官，B 细胞活化后进入 B 细胞区，快速增殖形成生发中心（germinal center，GC）。B 细胞在生发中心不断分裂增殖，形成"暗区"和"明区"。暗区靠近 T 细胞区，主要细胞为中心母细胞（centroblast）。中心母细胞是快速分裂增殖的 B 细胞，但无 mIg 表达。明区包含中心细胞（centracyte）和 FDC 等。中心细胞是中心母细胞分裂增殖后产生的子细胞，体积较小，表达 mIg，大多数进入 GO 期不再分裂。

1. 体细胞高频突变（somatic hypermutation）

中心母细胞的 Ig 重链可变区基因可发生高频突变，这是导致抗体多样性的原因之一。在生发中心，当抗原特异性 B 细胞克隆扩增后，重链基因 VDJ 的基因突变以点突变形式发生。其中一些突变能增强抗体对相应抗原的亲和力。

2. 亲和力成熟（affinity maturation）

在抗体生成过程中，抗体的平均亲和力随时间延长而增加，称为抗体的亲和力成熟。在生发中心，中心母细胞通过体细胞突变改变 BCR，与 FDC 上的抗原结合检验其 BCR 的亲和力。大多数表达低亲和力 BCR 的 B 细胞发生细胞凋亡，而表达高亲和力 BCR 的 B 细胞经过阳性选择完成亲和力成熟，最终发育、分化为浆细胞或记忆细胞。

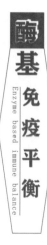

3.Ig 的类别转换（class switching）

B 细胞的 Ig 重链 V 区基因重排后，C 区基因发生不同的重排。V 区基因首先连接 Cμ，进而在膜上表达和分泌 IgM；然后 V 区基因从连接 Cμ 改变为连接 Cγ、Cα、Cε 等，Ig 类别相应从 IgM 转换成 IgG、IgA、IgE 等。目前认为，类别转换的遗传学机制依赖于在 JH 和 CH 之间的一个数千碱基长的称为转换区（switch region，S 区）的内含子序列。在类别转换过程中，两个 S 区形成环状分子，随后出现环出现象而完成类别转换。在 B 细胞中两个 S 区重组介导的这种类别转换可多次发生。Th 细胞分泌的 IL-4、IFN-γ 等细胞因子可诱导 Ig 的类别转换，如 IL-4 可诱导 Cμ 链向 Cγ1 转换，并连续转换为 Cε。

四、B 细胞对 TI-Ag 的免疫应答

TI 抗原激活 B 细胞产生 IgM 抗体，由于缺乏 Th 细胞的辅助作用而无 Ig 类别转换，且不能产生免疫记忆。TI-Ag 包括两种类型，即 TI-1 和 TI-2。

（一）B 细胞对 TI-1 抗原的免疫应答

细菌脂多糖（LPS）等 B 细胞丝裂原属于 TI-1 抗原，高浓度的 TI-1 抗原是 B 细胞多克隆激活剂，低浓度的 TI-1 抗原可通过 BCR 及丝裂原受体激活抗原特异性 B 细胞，进而产生抗体。

（二）B 细胞对 TI-2 抗原的免疫应答

TI-2 抗原多为细菌胞壁和荚膜多糖，如肺炎球菌多糖等。TI-2 抗原含有多个重复出现的呈线形排列的抗原表位，这些抗原表位与 BCR 高亲和力结合后，引起 BCR 交联，使 B1 细胞活化，产生抗体。

五、抗体产生的一般规律及其介导的免疫效应

抗体是 B 细胞介导的体液免疫应答的效应物质。抗体的免疫效应有双重性，一方面对机体有保护作用，另一方面能引起组织细胞的病理性损伤。

（一）初次应答和再次应答

抗原初次进入机体时产生的免疫应答称为初次应答（primary

response），抗原再次进入机体时产生的免疫应答称为再次应答（secondary response）。在体液免疫应答中，特异性抗体的产生有潜伏期，接着抗体效价增加进入平台期，最后由于抗体与抗原结合或通过自然代谢排除导致抗体效价下降进入下降期。初次应答和再次应答在这一过程中的表现（表7-4）明显不同：初次应答的潜伏期长，约7～10天；平台期和下降期短；抗体以 IgM 为主；抗体效价及亲和力低。再次应答的潜伏期短，约2～3天；平台期和下降期长；抗体以 IgG 为主，也有少量的 IgM；抗体效价及抗体亲和力比初次应答明显增高。

表7-4　初次应答和再次应答的特点

	初次应答	再次应答
潜伏期（诱导期）	长（7～10天）	短（2～3天）
抗原浓度	高	低
抗体种类	IgM	IgG，IgM
抗体效价与亲和力	低	高
抗体维持时间	短	长
抗体浓度	浓度低，增加慢，平台低	浓度高，增加快，平台高

（二）抗体介导的免疫效应

抗体可介导多种免疫效应，具体如下。

1. 中和作用

血液循环中的 IgG 是发挥中和作用的主要抗体，IgG 结合外毒素可中和其毒性，结合病毒可阻止其进入宿主细胞，从而发挥保护作用。

2. 免疫调理作用

IgG 与颗粒性抗原结合后，其 Fc 段与吞噬细胞表面的 FcR 结合，促进吞噬细胞的吞噬作用。IgG、IgM 与相应抗原结合后，可激活补体，再与补体活化片断 C3b 形成 C3b- 抗原 - 抗体复合物，C3b 可与吞噬细胞表面的 C3bR 结合，也可促进吞噬细胞的吞噬作用。

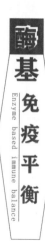

3. 激活补体

IgG、IgM 与相应抗原形成的免疫复合物可激活补体的经典途径，聚合的 IgA 可激活补体的旁路途径。

4. ADCC

IgG 与抗原结合后，其 Fc 段与 NK 细胞、巨噬细胞等的 Fcγ R 结合，能发挥杀伤靶细胞的效应。

5. 分泌型 IgA 的作用

分泌型 IgA 在消化道和呼吸道黏膜的抗感染免疫中发挥重要的作用。

6. 超敏反应

抗体可参与 Ⅰ、Ⅱ、Ⅲ型超敏反应，Ⅰ 型超敏反应主要由 IgE 介导，Ⅱ型、Ⅲ型超敏反应主要由 IgG、IgM 介导。

第五节 免疫耐受

免疫系统接触抗原时，可出现应答和不应答两种结果。免疫系统可对某些特定抗原表现出特异性无应答状态，这种现象称为免疫耐受（immunological tolerance）。能诱导机体产生免疫应答的抗原称为免疫原（immunogens）；诱导机体产生免疫耐受的抗原称为耐受原（tolerogen），或耐受性抗原（tolerogenic antigens）。

一、免疫耐受的形成

免疫耐受可以天然形成。机体在生理状态下对自身组织抗原产生免疫耐受，称为自身耐受（self-tolerance）。自身耐受异常将导致针对自身抗原的免疫应答，称为自身免疫（autoimmunity），引起的相关疾病称为自身免疫病（autoimmune diseases，AID）。

免疫耐受也可以后天获得。在正常情况下，"非己"抗原能够诱导免疫系统对其发生有效的免疫应答。但在某些条件诱导下，免疫系统却对某些"非己"抗原不产生应答，称之为获得性免疫耐受。例如，机体免疫系统对消化道接触的食物等抗原所产生的免疫耐受就属于获得性免疫耐受。

二、免疫耐受机制

免疫耐受机制分为中枢耐受（central tolerance）和外周耐受（peripheral tolerance）。T细胞、B细胞在中枢免疫器官分化、发育过程中所形成的耐受机制称为中枢耐受；维持成熟的T细胞、B细胞在外周的免疫耐受状态称为外周耐受。

（一）中枢耐受

T细胞、B细胞在中枢免疫器官的发育过程是其免疫耐受形成的最敏感阶段。在淋巴细胞成熟过程中，其抗原受体（TCR和BCR）的基因重排是随机的，不受"自己"或"非己"影响。因此，在未成熟淋巴细胞克隆中既有识别

"非己"抗原的淋巴细胞，也不排除产生特异性识别自身抗原的淋巴细胞。绝大多数与自身抗原高亲和力结合的淋巴细胞克隆可在中枢免疫器官通过阴性选择清除，因而外周免疫器官和组织中没有或有极少的自身反应性淋巴细胞克隆（图 7-17）。

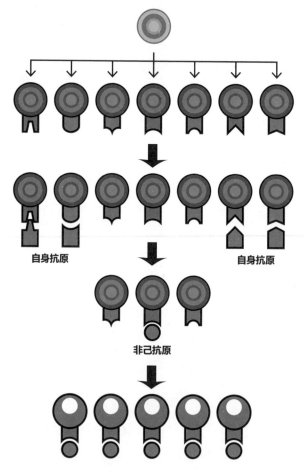

自身抗原   自身抗原

非己抗原

图 7-17 淋巴细胞克隆选择理论

1. T 细胞的中枢耐受

T 细胞在胸腺内的成熟过程中，由于 TCR 链和 TCR 链基因片段的随机重排，木成熟 T 细胞叮表达多种多样的 TCR。胸腺中的髓质上皮细胞和髓样树突状细胞可表达多种外周组织特异性自身抗原，使自身反应性 T 细胞通过阴性选择被清除。某些在胸腺中接触了自身抗原的自身反应性 T 细胞也可以分化成调节性 T 细胞，在进入外周免疫系统后对自身免疫应答发挥抑制作用。

2.B 细胞的中枢耐受

在骨髓中，对自身抗原具有高亲和力的未成熟 B 细胞的 BCR 结合骨髓基质细胞表达的自身抗原或可溶性自身抗原后，未成熟 B 细胞进入可逆性分化暂停状态。此时，未成熟 B 细胞可发生受体重编辑，改变抗原结合特异性，不再与自身抗原结合，可以继续发育为成熟 B 细胞。如果 B 细胞不能合成新的 BCR，或者重新表达的 BCR 仍能与自身抗原结合，则该 B 细胞克隆将被清除。

（二）外周耐受

中枢耐受机制可清除大多数的自身反应性淋巴细胞，但有些自身反应性淋巴细胞克隆未通过阴性选择被清除，可继续发育成熟，进入外周免疫器官。机体可通过外周耐受机制诱导外周免疫器官的自身反应性淋巴细胞处于不应答状态。

1. 自身反应性淋巴细胞的克隆无能

T 细胞和 B 细胞的活化需要来自抗原、共刺激分子和细胞因子等刺激信号的共同作用。当某种活化刺激信号缺失或无功能时，均可导致 T 细胞、B 细胞不能活化，处于"无能"状态。

（1）T 细胞克隆无能

T 细胞识别抗原时，需要共刺激分子提供第二活化信号，才能活化产生免疫应答。当共刺激分子缺乏时，T 细胞不能获得足够的第二活化信号刺激，则无法对抗原产生应答，表现为克隆无能。另外，T 细胞活化后，表面的抑制性受体 CTLA-4 表达增加。CTLA-4 与 APC 的 B7 分子结合后，向细胞内传递抑制性信号抑制 T 细胞活化，也可以诱导 T 细胞无能。组织中的 APC 通常处于静息状态，不表达或表达少量的共刺激分子。这样的 APC 可以持续提呈自身抗原给 T 细胞，则 T 细胞进入无能状态。这可能是决定自身耐受的重要机制之一。

（2）B细胞克隆无能

自身反应性B细胞识别外周可溶性自身抗原时，如果没有Th细胞提供的第二信号，则不能对抗原发生有效应答，处于无能状态。生理条件下，大多数的自身反应性T细胞被克隆清除或处于无能状态，致使自身反应性B细胞无法活化。另外，单体可溶性抗原与BCR结合后，BCR不发生交联，也能导致B细胞处于无能状态。

2. 活化诱导的细胞死亡

持续存在的抗原可不断活化T细胞，使其表达FasL，通过与其他T细胞或B细胞的Fas结合，使自身反应性T细胞或B细胞被清除，这称为活化诱导的细胞死亡（activation-induced cell death, AICD）。

（1）AICD致T细胞清除

当T细胞受到反复刺激活化时，细胞表面的FasL表达增加，与同一T细胞或相邻T细胞表面的Fas结合，可导致T细胞凋亡。机体通过此机制可将成熟淋巴细胞群中对持续性抗原刺激发生特异性应答的T细胞清除。

（2）AICD致B细胞清除

无能B细胞表面高表达Fas，与抗原特异性Th细胞的FasL结合后，导致B细胞凋亡。反之，如果Fas和（或）FasL出现突变，则此种清除机制无法进行，会导致自身抗体的产生。

3. Treg细胞的作用

Treg细胞亚群可抑制外周的自身反应性T细胞、B细胞的活化，进而维持自身耐受状态。Treg细胞功能异常可导致多种自身免疫性疾病，将Treg细胞缺陷小鼠的T细胞转移到裸鼠中可诱导自身免疫性疾病，而预先输入Treg细胞可预防这类疾病发生。此外，调节性B细胞、调节性树突状细胞等也在外周耐受中发挥一定的作用。

4. 独特型网络

免疫球蛋白（包括抗体、BCR及免疫球蛋白超家族的TCR）的V区有不同的表位，具有免疫原性，通常把这种表位称为独特型（idiotypes，Id）表位。抗原刺激机体所产生的独特型抗体（Ab1）或淋巴细胞表面抗原受体达到一定的量时，可引起机体的免疫应答，产生抗独特型抗体（Anti idiotype antibodies，AId）。抗独特型抗体（Ab2）分为二类：① Ab2α 是抗 Ab1 的 V 区骨架部分的抗体，具有封闭相应 B 细胞克隆的 BCR 或 Ig 分子的抗原结合位点的作用，抑制相应 T 细胞、B 细胞克隆的活化；② Ab2β 是抗 Ab1 的 V 区 CDR 部分的抗体，其分子构象与 Ab1 的相应抗原类似，可以模拟抗原与相应的 T 细胞克隆的 TCR 或 B 细胞克隆的 BCR 结合，故又称 Ab2β 为抗原的内影像（internal image）。独特型抗体和抗独特型抗体可构成独特型网络。独特型网络在自身耐受的形成和维持上也起着重要作用，其机制为：①抗独特型抗体可特异性结合表达独特型表位的 B 细胞，在其他免疫细胞和免疫分子的协助下，能大量破坏表达独特型表位的 B 细胞，造成其耗竭；②抗独特型抗体可作用于淋巴细胞上的独特型表位，使 T 细胞、B 细胞发生免疫耐受；③抗独特型抗体可与 BCR 结合而抑制抗体产生；④大量抗独特型抗体的存在可诱导 Treg 细胞发挥免疫抑制作用。

5. 淋巴细胞移行限制

自身反应性淋巴细胞在未活化时，只表达 L- 选择素、CD45RA 等黏附分子，因而不能穿过血管壁进入外周组织，这使其不易接触外周组织中的自身抗原。而与自身抗原结合的 B 细胞会失去进入淋巴滤泡的能力，这样也失去了产生自身抗体的能力。

三、免疫耐受与临床

免疫耐受是免疫系统的重要生理功能，对于免疫耐受机制的研究具有重要的生物学意义和临床应用价值。可以通过人工诱导耐受和人工终止耐受，用于预防和治疗临床相关疾病。①人工诱导耐受：可通过诱导对自身抗原的免疫耐受治疗自身免疫性疾病；可通过诱导对移植抗原的免疫耐受预防移植排斥反应；可通过诱导对变应原的免疫耐受防治超敏反应。②人工终止耐受：可通过打破肿瘤抗原的免疫耐受，激发有效的抗肿瘤免疫应答；可通过终止对某些病原体抗原的免疫耐受来治疗一些慢性感染性疾病；可通过防止免疫耐受的设计，增强疫苗的免疫原性。

（一）人工诱导耐受

能否成功诱导免疫耐受主要取决于抗原和机体两方面的因素。

1. 抗原方面的因素

抗原的性质、剂量、接种途径、体内持续时间、是否添加佐剂等是决定抗原能否诱导免疫耐受的重要因素。

（1）抗原性质

一般来说，抗原分子量越小，结构越简单，同诱发耐受的动物的亲缘越近，则越容易诱发免疫耐受。反之，分子量越大，结构越复杂，亲缘越远的抗原，其免疫原性越强。例如：天然的牛血清白蛋白（BSA）是单体和聚合体的混合物，免疫小鼠后，BSA 聚合体可以被 APC 摄取、加工并提呈给 Th 细胞，Th 细胞协助 B 细胞活化，进而产生特异性抗体。而单体形式的 BSA 不易被 APC 摄取、提呈，不能有效地激活 Th 细胞，而缺少 Th 细胞辅助的 B 细胞则不易产生抗体。此外，具有多个重复结构的抗原表位，易诱发免疫耐受。

（2）抗原剂量

诱导免疫耐受形成所需的抗原剂量与抗原种类、动物种属、品系及年龄有关。高剂量的 TI 抗原能诱导免疫耐受产生，而低剂量与高剂量的 TD 抗原均可诱导免疫耐受产生。例如，注射过低剂量（$10^{-8}M$）或过高剂量（$10^{-5}M$）的 BSA 均不能刺激机体产生抗体，但注射适宜剂量（$10^{-7}M$）的 BSA 可以刺激机体产生高水平抗体。抗原剂量过低时，不足以激活 T 细胞、B 细胞，则无法诱导免疫应答，导致低带耐受（low zone tolerance）。以 T 细胞的活化为例，APC 表面须有 $10 \sim 100$ 个相同的抗原肽 -MHC 分子，且与相应数目的 TCR 结合后，才能使 T 细胞活化。抗原肽 -MHC 分子过少，则无法使 T 细胞活化。而抗原剂量过高时，会活化抑制性免疫细胞，抑制免疫应答的发生，导致高带耐受（high zone tolerance）。通常 T 细胞比 B 细胞更易于诱导耐受。

（3）抗原接种途径

一般来说，口服抗原最易诱导免疫耐受，其次为鼻内接种、静脉注射、腹腔注射，皮内、皮下及肌肉注射不易诱导免疫耐受。口服抗原诱导消化道派尔集合淋巴结和小肠固有层 B 细胞产生 SIgA，发挥局部黏膜免疫效应，却能引起全身的免疫耐受，称为耐受分离（split tolerance）现象。

（4）抗原在体内的持续时间

免疫耐受的维持需要抗原的持续刺激，一旦抗原消失，已建立的免疫耐受则逐渐消退。因为体内不断有免疫活性细胞产生，所以需要耐受原持续存在以诱发新产生的免疫细胞对其产生免疫耐受。因而，在体内缓慢分解的抗原比快速分解的抗原更易诱导长时间的免疫耐受。

（5）佐剂的作用

抗原添加佐剂后易诱导免疫应答，不添加佐剂则易诱导免疫耐受。通常，全身应用大剂量的无佐剂抗原可以诱导免疫耐受。

2. 机体方面的因素

诱导免疫耐受的难易程度与个体的遗传背景有关。

（1）免疫系统的成熟度

机体免疫系统越成熟，则越不易诱发免疫耐受，所以胚胎期或新生期的个体容易诱发免疫耐受。在免疫功能成熟的个体诱发免疫耐受时，一般需要大剂量抗原，且需要同时应用免疫抑制剂。

（2）动物的种属和品系

不同种属、不同品系的动物都可通过人工诱导建立对某种抗原的免疫耐受，但其难易程度有较大差异。一般来说，胚胎期和出生后的大鼠、小鼠都可以建立免疫耐受，而通常家兔、有蹄类和灵长类只有在胚胎期才能诱导免疫耐受。

（3）免疫功能抑制措施

应用人工方法暂时抑制机体的免疫功能有利于诱导免疫耐受，方法主要有：①亚致死量放射线全身照射可杀灭绝大多数淋巴细胞。②胸导管引流可除去循环中的淋巴细胞。③抗淋巴细胞单克隆抗体可特异性破坏相应的淋巴细胞。④大剂量的免疫抑制剂（如环磷酰胺、环孢霉素 A、FK506 等）可抑制机体的全部免疫应答，而适当剂量的免疫抑制剂与抗原同时应用，可帮助建立特异性免疫耐受。⑤共刺激信号阻断剂可以诱导机体对抗原的免疫耐受，如 CTLA-4/Ig（CTLA-4 与 Ig Fc 段的融合蛋白）可与 B7 高效结合，阻断 CD28-B7 的相互作用；抗 CD40L 抗体可阻断 CD40 与 CD40L 的结合。⑥抑制 APC 的功能也可以诱导免疫耐受形成，如 IL-10、TGF-β 等既能抑制 DC 成熟，又能抑制 DC 提呈抗原；在甲状腺、卵巢、肾脏的移植中，事先清除供体的 APC 可有效建立对移植物的免疫耐受。⑦提高移植物的 FasL 表达可诱导 Fas$^+$T 细胞的凋亡，延长移植物的存活时间。⑧人工合成的游离 MHC Ⅰ类分子能够特异性地阻断 CD8$^+$ 细胞对同种异体 MHC Ⅰ类分子的识别，诱导产生免疫耐受。⑨移植"非己"抗原至胸腺内可导致机体对该抗原的全身耐受。

（二）人工终止耐受

肿瘤的发生和进展、慢性迁延性感染症的产生均与免疫耐受相关。因肿瘤细胞表面抗原的改变、MHC 分子表达水平下调和共刺激信号缺陷等，可诱导免疫系统对其产生免疫耐受。在迁延不愈的慢性感染症中，免疫耐受的形成是病原体（如结核杆菌、HIV 等）难以被清除的主要机制之一。以人工方法打破或终止免疫耐受，可以有效地治疗上述疾病。

使用各种模拟抗原物质，可特异性地打破已建立的免疫耐受。例如，通过理化、生物等因素改变耐受原的结构，或使用与耐受原结构类似的新抗原等。IL-2、IL-12、IFN-γ 等细胞因子可以提高 B7、CD40 等的表达，可终止已建立的免疫耐受。

近年来发现，抑制或清除 CD4$^+$CD25$^+$ Treg 细胞可以打破免疫系统对肿瘤的免疫耐受。同时，这种方法也可以有效提高一些慢性感染症的治疗效果。

第六节　免疫调节

免疫调节（immunoregulation）是指在抗原刺激机体发生免疫应答过程中，免疫系统内部以及免疫系统与其他系统之间相互作用，使免疫应答维持在适宜的强度与时限，以保持机体免疫功能的稳定。

一、抗原的免疫调节作用

抗原可以直接诱发并调节免疫应答，主要作用于免疫应答起始阶段。抗原的结构特点、剂量和进入途径等可以决定免疫应答的类型及强度。

（一）抗原性质

1. 抗原的分子量与结构

抗原分子量越大，结构越复杂，诱发的免疫应答越强。

2. 抗原与机体的亲缘关系

亲缘关系越远的抗原，所携带的与机体不同的表位越多，激活的 T、B 细胞克隆也越多，诱发的免疫应答越强。

3. 抗原的可降解性

易于降解的 T 细胞表位，更有利于抗原提呈，其诱发的免疫应答强；而易于降解的 B 细胞表位在体内的滞留时间短，其诱发的免疫应答弱。

（二）抗原剂量和进入机体的途径

1. 抗原剂量

抗原剂量过小或过大均可引起免疫耐受，在抗原剂量适宜的情况下，抗原剂量与免疫应答的强度呈正相关。

2. 抗原进入机体的途径

皮内、皮下接种可激发较强的免疫应答，其次为肌肉注射、腹腔注射，静脉注射和口服抗原易诱导免疫耐受。

另外，两种结构相似的抗原先后进入机体时，先进入机体的抗原可抑制后进入抗原所激发的免疫应答的强度，这一现象称为抗原竞争（antigenic competition）。

二、免疫分子的免疫调节作用

（一）抗体的免疫调节作用

1. 免疫复合物的免疫调节作用

抗体与抗原形成的免疫复合物，不仅能促进清除抗原，而且能够发挥正、负反馈调节作用。

（1）IgM 形成的免疫复合物

具有正反馈调节作用。IgM 与抗原形成的复合物激活补体，产生的 C3dg 片段可结合在抗原物质（如细菌）表面，并与 B 细胞表面的 C3dg 受体（CD21）结合后，通过 B 细胞辅助受体（CD19、CD21 和 CD81）促进 B 细胞的活化。

（2）IgG 形成的免疫复合物

具有负反馈调节作用。其作用机制是：① IgG 的封闭抗原作用，即 IgG 与 BCR 竞争结合抗原；② IgG 与抗原形成的免疫复合物上的游离表位与 BCR 结合，而 IgG 的 Fc 段与同一 B 细胞的 FcγRⅡb 结合，形成 BCR 与 FcγRⅡb 的交联，进而产生抑制性信号，抑制 B 细胞的活化（图 7-18）。

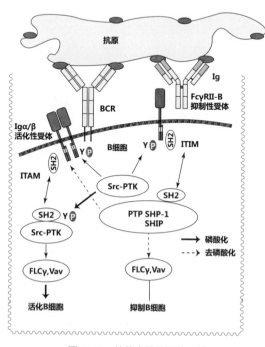

图 7-18　抗体介导的受体交联

在免疫应答中，首先产生 IgM，此时形成的免疫复合物对免疫应答起促进作用；但当 IgG 大量产生时，标志着体液免疫应答达到高峰，IgG 所形成的免疫复合物可抑制免疫应答。因此，抗体的类别转换也能间接地调控免疫应答的强度。

2. 独特型网络的免疫调节作用

独特型网络在免疫应答的调节过程中具有重要作用。抗原刺激相应 B 细胞克隆产生大量的 Ab1 后，Ab1 在清除相应抗原的同时，其 V 区的独特型表位又可刺激相应 B 细胞克隆产生 Ab2。Ab2α 可阻止抗原与相应的 BCR 结合而抑制免疫应答；Ab2β 可模拟抗原来刺激产生 Ab1 的 B 细胞克隆，增强免疫应答；Ab2 的 V 区又可刺激相应 B 细胞克隆产生 Ab3，由 Ab2β 诱导产生的 Ab3 的特异性与 Ab1 相同，因此亦称为 Ab1'，即 Ab1 的内影像。独特型抗体和抗独特型抗体可通过相互识别、相互刺激和相互制约对免疫应答进行调节。

（二）补体的免疫调节作用

1. 促进 APC 提呈抗原

滤泡树突状细胞和巨噬细胞等 APC 可通过 CR1 受体捕获 C3b-Ag-Ab 复合物，提高摄取、提呈抗原的能力。

2. 促进 B 细胞活化

B 细胞表面的 CR1、CR2（CD21）受体，可分别与 C3b-Ag-Ab 复合物或 C3d-Ag、iC3b-Ag、C3dg-Ag 复合物结合，提高 B 细胞摄取、提呈抗原的能力并能促进 B 细胞的活化。

3. 对 T 细胞的调节作用

C1q 与 APC 的作用可导致 Treg 细胞增加，进而抑制 T 细胞的活化，或通过 C1qR 抑制 T 细胞的增殖。C3a 也可以结合 T 细胞或 APC 表面的 C3aR 而促进 T 细胞活化。

（三）细胞因子的免疫调节作用

在免疫应答过程中，免疫细胞及组织细胞可分泌多种细胞因子，发挥不同的生物学作用，形成复杂的细胞因子网络，在调节免疫功能方面发挥非常重要的作用。例如，免疫细胞及组织细胞分泌的 IFN-γ 可诱导巨噬细胞活化。

（四）免疫细胞表面受体的免疫调节作用

免疫细胞表面受体可与细胞因子或其他细胞表面受体结合，发挥免疫调节作用。例如，APC 的共刺激分子 B7-1（CD80）和 B7-2（CD86）的受体有两种，一种是组成性表达于静止 T 细胞表面的低亲和力 CD28，另一种是表达于活化 T 细胞表面的高亲和力 CTLA-4。一方面，当共刺激分子与 C28 结合时，提供 T 细胞活化的共刺激信号；而共刺激分子与 CTLA-4 结合则产生 T 细胞活化的抑制性信号。另一方面，共刺激分子与 CTLA-4 的结合可以防止 AICD 的发生，使活化的淋巴细胞不出现凋亡，该种作用也可能有利于免疫记忆细胞不发生凋亡。

三、免疫细胞的免疫调节作用

（一）T 细胞的免疫调节作用

T 细胞在免疫调节中发挥非常重要的作用，可以决定免疫应答的类型和强度，可通过正性和负性的调节作用维持免疫功能的平衡与稳定。

1.Th 细胞的免疫调节作用

CD4$^+$Th 细胞可分为 Th1 细胞、Th2 细胞、Th17 细胞、Treg 细胞等亚群。

（1）Th1 细胞或 Th2 细胞

当胞内寄生的病原体感染机体时，固有免疫细胞分泌的 IFN-γ 等细胞因子可促使 Th0 细胞向 Th1 细胞分化，抑制 Th0 细胞向 Th2 细胞分化；反之，当胞外寄生的病原体感染机体时，固有免疫细胞分泌的 IL-4 等细胞因子则可促使 Th0 细胞向 Th2 细胞分化，抑制 Th0 细胞向 Th1 细胞分化。Th1 细胞可分泌 IFN-γ、IL-2 和 TNF-β 等细胞因子，诱导细胞免疫应答，抑制体液免疫应答；而 Th2 细胞可分泌 IL-4、IL-6 和 IL-10 等细胞因子，诱导体液免疫应答，抑制细胞免疫应答。Th1 细胞和 Th2 细胞可相互抑制，转变免疫应答类型（细胞免疫或体液免疫为主），此亦称为 Th 细胞的类型转变（T helper drift）。这种免疫调节有利于机体充分发挥免疫功能，清除胞内或胞外寄生的病原体。

（2）Th17 细胞

Th17 细胞可分泌 IL-17、IL-6 和 TNF-α 等细胞因子，可介导炎性反应、自身免疫病、肿瘤、移植排斥反应等。

（3）Treg 细胞

Treg 细胞可维持机体免疫耐受及防止发生自身免疫病。Treg 细胞主要通过如下机制发挥免疫抑制作用：①分泌 TGF-β、IL-10 和 IL-6 等细胞因子抑制细胞免疫应答；②表达的 CTLA-4 分子与效应细胞的 CD28 竞争性结合 B7 分子，可抑制效应细胞功能；③表达糖皮质激素诱导的肿瘤坏死因子受体（glucocorticoid-inducible tumor necrosis factor receptor, GITR），进而发挥免疫抑制作用；④高表达 CD25 分子，可与效应 T 细胞竞争性结合 IL-2，抑制效应 T 细胞的增殖。

2.CTL 细胞的免疫调节作用

CTL 细胞不仅能杀伤靶细胞，也有免疫调节作用。CTL 细胞按分泌的细胞因子不同可分为 Tc1（CD8$^+$Th1）细胞和 Tc2（CD8$^+$Th2）细胞，其免疫调节作用分别类似于 CD4$^+$Th1 细胞和 CD4$^+$Th2 细胞。但目前尚不清楚 Tc1 细胞和 Tc2 细胞之间的转变机制。

3.γδ T 细胞

γδ T 细胞可通过分泌细胞因子调节免疫应答。当机体感染胞内寄生病原体时，γδ T 细胞可分泌 IFN-γ、IL-2 和 IFN-α 等促进细胞免疫应答以清除胞内寄生病原体；当机体感染胞外寄生病原体时，γδ T 细胞则分泌 IL-4、IL-5 和 IL-6 等促进体液免疫应答以清除胞外寄生病原体。另外，也可分泌 IL-3 和 GM-CSF 等促进骨髓的造血功能。

（二）B 细胞的免疫调节作用

目前的研究证明，体内存在调节性 B 细胞亚群（Breg），Breg 通过分泌 IL-10 等细胞因子和细胞间接触的方式介导免疫抑制功能，对于固有免

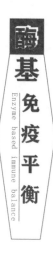

疫应答和适应性免疫应答都起重要的调节作用。

（三）活化诱导的细胞死亡

T 细胞活化后，细胞表面的 FasL 表达增加，与活化的 T 细胞、B 细胞所表达的 Fas 结合，诱导 AICD。AICD 可清除过度活化的 T 细胞、B 细胞，终止免疫应答，避免了 T 细胞和 B 细胞蓄积所引起的自身免疫病的发生。

四、其他方式的免疫调节作用

免疫系统受神经内分泌系统的调控；反之，免疫系统对神经内分泌系统亦产生影响。神经内分泌系统和免疫系统之间存在着下行通路和上行通路。

下行通路（down route）指由神经系统、内分泌系统到免疫系统。大脑皮质有免疫功能分区现象，在不同部位接收外界刺激之后，对免疫功能产生不同的影响。内分泌系统与神经系统通过下丘脑－垂体－内分泌腺轴构成调节通路，调控免疫应答。免疫系统直接受外周自主神经的支配，且表达神经递质和内分泌激素的受体，接受神经内分泌系统传递的各种信息。

上行通路（going up route）指由免疫系统到内分泌系统、神经系统。神经内分泌系统存在细胞因子的受体，免疫系统可分泌细胞因子对其发挥调节作用。免疫细胞分泌的神经内分泌肽类物质，与垂体分泌的神经内分泌肽在结构上和功能上都极为相似，对神经内分泌系统具有反馈调节作用。

（李胜军 李海威）

参考文献

[1] Murphy K, Weaver C. Janeway's immunobiology[M]. 9th ed. New York, NY: Garland Science, 2016.

[2] 李朝品，陈廷. 微生物学与免疫学 [M]. 北京：科学出版社，2017.

[3] 曹雪涛. 医学免疫学 [M]. 七版. 北京：人民卫生出版社，2018.

[4] 孙逊，凌虹，杨巍. 医学免疫学 [M]. 九版. 北京：高等教育出版社，2022.

[5] 周光炎. 免疫学原理 [M]. 四版. 北京：科学出版社，2017.

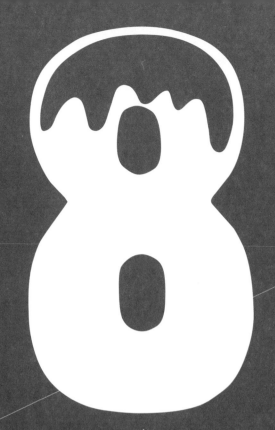

第八章
酶与免疫性疾病

免疫系统是机体执行免疫功能的重要系统，免疫细胞内或机体内具有免疫调节功能的酶平衡直接或间接影响免疫系统功能，构成酶基免疫平衡要点；一些处于免疫功能核心位置的具有酶作用的关键分子异常或缺失会对自身器官或组织产生伤害引起自身免疫病。

人体免疫系统从三个方面来发挥它的"国防"作用：一是防御功能。它可抵抗外来病原微生物感染我们的机体，这种能力过低，就会反复发生各种感染；但能力过高，又易发生变态反应（超敏反应）。二是维护人体内部的稳定。它有清除体内衰老、死亡或损伤细胞的能力，可保持体内细胞的健康。如果这种能力超常，把自己身体内正常细胞也当作衰老的或损伤的细胞来清除，也就是对自己的正常细胞发生了免疫功能，这就是自身免疫性疾病。三是监视人体内细胞的变异。这种功能可以识别和清除体内的突变细胞。在外界环境影响及病毒细菌的作用下，人体内有一些细胞发生变异，这些变异细胞进一步发展就成了肿瘤细胞。体内的免疫监视功能可及时发现这些异常细胞，并及时将其清除。如果这种功能低下，人体就会发生肿瘤。这些功能像国家的军队一样，对外防御敌人，对内维持稳定。

在我们生活当中，酶看不见，也摸不着，但是其催化的反应效果是可观和可感的。早在1773年，意大利科学家斯帕兰扎尼将肉块放入一个小巧的金属笼子里，然后给鹰吃进去，一段时间以后，把这个小笼子取出，发现肉不见了。当时他就推测：在我们的胃当中，一定有某种能催化、消化肉的特殊物质。当时他并不知道，这就是酶。当细菌、病毒等致病微生物进入人体后，免疫系统中的巨噬细胞首先发起进攻，将它们吞噬到"肚子"里，然后通过酶的作用，把它们分解成一个个片段，并将这些微生物的片段显现在巨噬细胞的表面，并进一步激活免疫系统中的T细胞，活化的T细胞能够释放穿孔素和颗粒酶等具有酶活性的效应分子清楚病原体和变异的细胞。病毒感染的细胞或肿瘤细胞能够激活NK细胞。NK细胞是人体抵抗癌细胞和病毒感染的第一道防线，可非特异性直接杀伤肿瘤细胞，这种天然杀伤活性既不需要抗原致敏，也不需要抗体参与，且无MHC限制。NK细胞是体内负责杀伤老化、受病毒感染、肿瘤等异常细胞的最主要"战士"。循环的NK细胞通常处于休眠状态，一旦被激活，它们会渗透到组织中，分泌穿孔素、颗粒酶及肿瘤坏死因子，攻击肿瘤细胞和病毒感染细胞。除了具有强大的杀伤功能外，NK细胞还具有很强的免疫调节功能，与机体其他多种免疫细胞相互作用，调节机体的免疫状态和免疫功能。

酶可以促进糖在人体中的吸收。食用馒头时，淀粉酶将馒头中的淀粉分解成麦芽糖，被人体吸收，让人感到甜味。酶究其本质是一种蛋白质，是由生物体内活细胞产生的一种生物催化剂，它能在机体中十分温和的条件下，高效率地催化各种生物化学反应，酶能让反应速度提高 100 万～1000 亿倍，促进生物体的新陈代谢。人体内至少有 4000 多种酶，人体内酶的活性和数量与免疫系统、免疫细胞、免疫因子密切相关。免疫细胞在激活的过程中需要多种酶的辅助或协同作用，很多细胞因子实际上是酶类或具有酶活性的多肽，如免疫系统补体激活的过程中的 C3 转化酶和 C5 转化酶等都是细胞因子。当体内因为先天或后天的原因缺乏与免疫系统相关的某种酶时，会发生相应的酶功能丧失相关的疾病和临床症状，导致免疫性疾病的发生，比如超敏反应、自身免疫性疾病、免疫缺陷病、肿瘤和移植排斥反应。

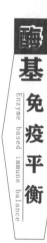

第一节　酶与超敏反应

一、超敏反应和过敏性疾病概述

超敏反应（hypersensitivity），即异常、过高的免疫应答。即机体与抗原性物质在一定条件下相互作用，产生致敏淋巴细胞或特异性抗体，如与再次进入的抗原结合，可导致机体生理功能紊乱和组织损害的免疫病理反应。又称变态反应。根据 Gell 和 Coombs 分类，超敏反应分为 4 种类型（Ⅰ～Ⅳ）。过敏反应性疾病常包含不止一种过敏反应类型。

过敏性疾病是人类重大疾病之一。其发病率约占世界人口的 $10\% \sim 30\%$，而且正以每年大于 1% 的速度增加，以儿童患者的发病率上升最为明显。世界变态反应组织对 30 个国家过敏性疾病的流行病学调查显示：这些国家的总人口中，22% 的人患有过敏性疾病，如过敏性鼻炎 哮喘、结膜炎、食物过敏、药物过敏等。美国有四五千万人有过敏问题，其中 3950 万人患有季节性过敏性鼻炎。世界卫生组织估计每年有超过 18 万人死于哮喘。在过去的几十年里，过敏性疾病的发生率在全球有显著和迅速的增加。

（一）Ⅰ型过敏反应

Ⅰ型过敏反应（速发型过敏反应）由 IgE 介导。抗原（超敏反应中称为过敏原）与特异性 IgE（与肥大细胞和嗜碱性粒细胞相结合），触发炎性介质的释放，包括储存的炎症介质（如组胺、蛋白酶、趋化因子）和新合成的其他介质（如前列腺素、白三烯、血小板活化因子、白介素）。除此而外，过敏毒素（C3a、C5a）、蜂毒、蛇毒、抗 IgE 抗体以及吗啡、可待因等也可直接引起肥大细胞脱颗粒。这些炎症介质可导致血管扩张、毛细血管通透性增加、黏液分泌亢进、平滑肌收缩等局部或全身病理变化；临床常见疾病如下。

1. 全身过敏性反应

（1）药物过敏性休克

青霉素过敏最为常见，头孢菌素、链霉素、普鲁卡因等也可引起过敏性休克。青霉素本身无免疫原性，但其降解产物青霉噻唑醛酸或青霉烯酸，与体内组织蛋白共价结合后，可刺激机体产生特异性 IgE，使肥大细胞和嗜碱性粒细胞致敏。当机体再次接触青霉素时，青霉噻唑醛酸或青霉烯酸蛋白可通过交联结合靶细胞表面 IgE 而触发过敏反应，重者可发生过敏性休克甚至死亡。

（2）血清过敏性休克

临床应用动物免疫血清如破伤风抗毒素、白喉抗毒素进行治疗或紧急预防时，有些患者可因曾经注射过相同血清制剂已致敏而发生过敏性休克，重者可在短时间内死亡。

2. 局部过敏反应

（1）呼吸道过敏反应

因吸入花粉、尘螨、真菌和毛屑等变应原或呼吸道病原微生物感染引起，临床常见过敏性鼻炎和过敏性哮喘。过敏性哮喘有速发相和迟发相反应两种类型，以局部出现嗜酸性粒细胞和中性粒细胞浸润的炎症反应为特征。

（2）消化道过敏反应

少数人进食鱼、虾、蟹、蛋、奶等食物后可发生过敏性胃肠炎，出现恶心、呕吐、腹痛和腹泻等症状，严重者也可发生过敏性休克。患者肠道菌群失调、肠道天然免疫耐受被打破、胃肠道黏膜表面分泌型 IgA 含量明显减少和蛋白水解酶缺乏与消化道过敏反应发生有关。

（3）皮肤过敏反应

主要包括荨麻疹、特应性皮炎（湿疹）和血管神经性水肿，可由药物、食物、肠道寄生虫或冷热刺激等引起。

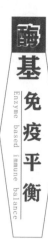

（二）Ⅱ型超敏反应

Ⅱ型超敏反应（抗体依赖细胞毒性超敏反应），是由 IgG 或 IgM 抗体与靶细胞表面相应抗原结合后，在补体、吞噬细胞和 NK 细胞参与下，引起的以细胞溶解或组织损伤为主的病理免疫反应。表面结合的抗原－抗体结构（与Ⅲ型超敏反应中的循环抗原－抗体复合物相反）激活参与抗体依赖性细胞介导的细胞毒性（如自然杀伤细胞、嗜酸性粒细胞、巨噬细胞）、激活补体，这种反应能引起组织和细胞损伤；临床常见疾病如下。

1. 输血反应

多发生于 ABO 血型不符的输血。供血者红细胞表面的血型抗原与受者血清中的天然抗体（IgM）结合后，激活补体溶解红细胞，引起溶血反应。

2. 新生儿溶血症

血型为 Rh- 的母亲由于输血、流产或分娩等原因接受 Rh+ 红细胞刺激后，可产生抗 Rh+ 红细胞的 IgG 类抗体。再次妊娠且胎儿血型为 Rh+ 时，抗 Rh 抗体通过胎盘进入胎儿体内，溶解红细胞，引起流产、死胎或新生儿溶血症。

3. 自身免疫性溶血性贫血

服用甲基多巴类药物或流感病毒、EB 病毒感染机体后，可使红细胞膜表面成分发生改变，从而刺激机体产生相应抗体。这种抗体与改变的红细胞表面成分特异性结合、激活补体，溶解红细胞，引起自身免疫性溶血性贫血。

4. 药物过敏性血细胞减少症

青霉素、磺胺、安替比林和非那西汀等药物能与血细胞膜蛋白或血浆蛋白结合获得免疫原性，刺激机体产生针对药物的特异性抗体。抗体与结合药物的红细胞、粒细胞或血小板作用，或与药物结合形成抗原－抗体复合物后，再与具有 Fcγ R 的血细胞结合，引起药物性溶血性贫血、粒细胞减少症或血小板减少性紫癜。

5. 肺出血－肾炎综合征（Goodpasture's syndrome）

患者产生针对肺泡和肾小球基底膜的非胶原蛋白的 1gG 类抗体，在肺泡基底膜和肾小球基底膜结合该抗原，激活补体或通过调理吞噬破坏组织细胞，导致肺出血和肾炎。

6. 甲状腺功能亢进症（Graves 病）

抗甲状腺刺激素（TSH）受体的 IgG 类自身抗体能高亲和力结合 TSH 受体，刺激甲状腺细胞持续分泌大量甲状腺素，引起甲状腺功能亢进症。

7. 移植排斥反应

器官移植后的排异反应是受者的淋巴细胞针对供者同种异型抗原发生的免疫应答，细胞免疫和体液免疫在排斥反应的不同时段发挥作用。超急性排斥反应为受者体内预存的抗体所介导，抗体与血管内皮表面上的抗原结合时，可引起血小板黏附、血栓形成、移植物缺血功能丧失。急性期和慢性期主要是针对移植抗原的细胞免疫应答，前者通过直接识别机制由供者的抗原提呈细胞激活受者的 T 细胞，后者通过间接识别机制由受者的抗原提呈细胞激活受者的 T 细胞生成 CTL 对移植物产生直接细胞毒性攻击。

8. 其他

抗乙酰胆碱受体的自身抗体与该受体结合，干扰乙酰胆碱的作用，减少受体的数量，从而导致重症肌无力。抗链球菌细胞壁抗体与心肌发生交叉反应，产生炎症反应和刺激巨噬细胞活化，引起急性风湿性心肌炎或血管炎。

（三）Ⅲ型超敏反应

Ⅲ型超敏反应是一类由循环中可溶性抗原抗体免疫复合物沉着在血管或组织所致的急性炎症反应。这类免疫复合物可激活补体系统，或与某些免疫细胞结合并使其活化，从而触发炎性介质的释放。免疫复合物的形成部分取决于免疫复合物中抗原与抗体的相对比例。在免疫反应的早期，存在过量的抗原和小的抗原 – 抗体复合物，这些复合物不会激活补体。当抗原抗体的比例平衡，所形成的免疫复合物较大，趋向于沉积在不同的组织（肾小球、血管），引起全身性反应。诱导抗体的同种型在免疫反应过程中发生变化，复合物成分的同种型、糖基化、大小和电荷有助于临床反应。Ⅲ型超敏反应通常发生在接触抗原后 4 ~ 10 天，如果持续接触抗原，可转为

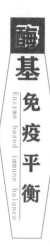

慢性。临床常见疾病如下。

与Ⅲ型超敏反应有关的过敏性疾病包括血清病、系统性红斑狼疮（SLE）、类风湿关节炎（RA）、白细胞分裂性脉管炎、冷球蛋白血症、急性过敏性肺炎几种类型的 肾小球肾炎。

1. 局部免疫复合物病

（1）Arthus 反应

是局部Ⅲ型超敏反应。用马血清经皮下免疫家兔数周后，再次重复注射同样血清后在注射局部出现红肿反应，3～6小时达到高峰。红肿程度随注射次数增加而加重，注射5～6次后，局部出现缺血性坏死，反应可自行消退或痊愈，称为 Arthus 反应。其机制是，反复马血清免疫诱导机体产生大量抗体，再次注射马血清后，抗体与局部抗原在血管壁相遇，结合成为 IC 并沉积，引起局部血管炎。

（2）类 Arthus 反应

胰岛素依赖型糖尿病患者局部反复注射胰岛素后可刺激机体产生相应IgG 类抗体，若再次注射胰岛素，在注射局部出现红肿、出血和坏死等类似Arthus 反应的炎症反应。长期吸入抗原性粉尘、真菌孢子等，再次吸入相同抗原后也能在肺泡间形成 IC，引起过敏性肺泡炎。

2. 全身性免疫复合物病

（1）血清病

通常是在初次大量注射抗毒素（异种动物血清，如抗破伤风毒素和抗蛇毒血清）后1～2周发生，其主要临床症状是发热、皮疹、淋巴结肿大、关节肿痛和一过性蛋白尿等。这是由于患者体内新产生的针对抗毒素的抗体与大量未排除的抗毒素结合形成大量中等分子量的免疫复合物所致。血清病具有自限性，停止注射抗毒素后症状可自行消退。临床应用抗 TNF-α 单抗、大剂量注射青霉素、磺胺等药物也可引起血清病样反应。

（2）链球菌感染导致的肾小球肾炎

一般发生于 A 族溶血性链球菌感染后2～3周，此时体内产生抗链球菌抗体,与链球可溶性抗原结合形成循环免疫复合物,沉积在肾小球基底膜上,引起免疫复合物型肾炎。免疫复合物型肾小球肾炎也可在其他病原微生物如肺炎双球菌、乙型肝炎病毒或疟原虫感染后发生。

(四) IV型超敏反应

与上述的由特异性抗体介导的三种类型的超敏反应不同,IV型超敏反应是由特异性致敏效应 T 细胞介导的细胞免疫应答的一种类型。在豚鼠、大鼠和小鼠中,对绝大多数蛋白质抗原的 DTH 反应均可经 CD4$^+$T 细胞被动转移。但最近证明,CD8$^+$T 细胞也可被动转移 DTH 样反应。如抗病毒的 DTH 反应主要由 CD8+T 细胞介导,而对注入人体内的蛋白质或细胞外的抗原主要由 CD4$^+$T 细胞介导。DTH 反应中的最终效应细胞是活化的单核吞噬细胞。该型反应均在接触抗原 24 小时后才出现,故称为迟发型超敏反应(delayed type hypersensitivity, DTH)。DTH 反应可见于胞内寄生菌如分枝杆菌、单核细胞增多性李斯特菌、病毒、真菌的感染,某些简单化学物质引起的接触性皮炎,以及器官移植中的排斥反应。迟发性超敏反应不涉及抗体,但由 T 细胞介导。这些 T 细胞接触特定抗原后被致敏,当持续暴露或再次接触相同的抗原后被激活,可发生直接毒性作用或通过不同类型的 T 细胞释放不同的细胞因子可激活嗜酸性粒细胞、单核细胞巨噬细胞、中性粒细胞或杀伤细胞激活,引起免疫损伤。临床常见疾病如下。

与 IV 型超敏反应有关的疾病包括 Stevens-Johnson 综合征、中毒性表皮坏死松解症 (SJS/TEN)、伴有嗜酸性粒细胞增多和全身症状的皮疹(DRESS)、接触性皮炎(如毒常春藤)、亚急性或慢性过敏反应性肺炎、急慢性同种移植物排斥、结核引起的免疫反应及许多类型的药物过敏。

1. 结核病

结核病是典型的感染性迟发型超敏反应性疾病。胞内感染有结核分枝杆菌的巨噬细胞在 Th1 释放的 INF-γ 作用下被活化后清除结核杆菌。如结核杆菌抵抗活化巨噬细胞的杀菌效应则可发展为慢性感染,形成肉芽肿。肉芽肿的中央是由巨噬细胞融合所形成的巨细胞，外围包绕大量 T 细胞和成纤维细胞，在缺氧和巨噬细胞及 T 细胞的细胞毒作用下，导致干酪样坏死。

2. 接触性皮炎

接触性皮炎为典型的接触性迟发型超敏反应。由于接触小分子半抗原物质如油漆、染料、农药、化妆品和某些药物（磺胺和青霉素）等引起皮肤局部红肿、皮疹和水疱，严重者可发生皮肤剥脱。其机制为：小分子半抗原与体内蛋白质结合成完全抗原，经朗格汉斯细胞摄取并提呈给 T 细胞，使其活化、分化为效应性和记忆性 Th1、Th17。机体再次接触相应抗原后刺激记忆性 T 细胞活化，产生 IFN-γ 和 IL-17 等细胞因子，使皮肤角化细胞释放促炎细胞因子和趋化因子，诱导单核细胞趋化并分化为巨噬细胞，介导组织炎症损伤。

3. 其他

临床其他主要由 T 细胞介导的炎症性疾病也与Ⅳ型超敏反应相关，如 Th1 和 Th17 介导的类风湿性关节炎、多发性硬化、炎症性肠病和银屑病以及 CTL 介导的Ⅰ型糖尿病等（表 8-1）。

表 8-1　四种类型超敏反应的比较

	Ⅰ型	Ⅱ型	Ⅲ型	Ⅳ型
抗体及参与细胞	IgE、肥大细胞、嗜碱性粒细胞、嗜酸性粒细胞	IgM、IgG、吞噬细胞、NK 细胞	IgG、中性粒细胞、血小板、嗜碱性粒细胞	Th1、Th17、CTL、巨噬细胞
抗原	能够诱导产生 IgE 的抗原	细胞抗原、基质抗原	可溶性抗原	可溶性抗原、细胞性抗原
效应机制	变应原与结合在肥大细胞或嗜碱性粒细胞上的 IgE 结合并交联，使细胞释放活性介质，引起平滑肌收缩、血管扩张通透性增强、黏膜腺体分泌增加	抗体与细胞或基质抗原结合，通过调理吞噬细胞、ADCC 和激活补体破坏细胞	抗原抗体复合物沉积组织，通过活化补体、中性粒细胞集聚和活化血小板导致炎症性组织损伤	Th1 和 Th17 细胞释放细胞因子活化 CTL 和巨噬细胞，导致局部组织损伤；CTL 也可直接识别和杀伤靶细胞
临床常见疾病	药物过敏性休克、支气管哮喘、枯草热、食物过敏症、湿疹等	输血反应、新生儿溶血症、药物过敏性血细胞减少症等	Arthus 反应、血清病、肾小球肾炎等	结核病、接触性皮炎、多发性硬化症、1 型糖尿病等

二、酶和过敏性疾病

超敏反应的发病机制中涉及众多的具有酶的活性的成分以及固有免疫细胞和适应免疫细胞效应分子，如肥大细胞脱颗粒释放的蛋白酶（类胰蛋白酶等）、呼吸道和消化道过敏反应中涉及的消化酶（丝氨酸蛋白酶和半胱氨酸蛋白酶）、巨噬细胞内的消化酶（造血前列腺素 D 合酶）、补体、T细胞释放的颗粒酶和穿孔素以及炎性因子等。

（一）固有免疫细胞的异常激活

①哮喘患者中 M2 型巨噬细胞数量与哮喘症状严重程度相关，并促进过敏性哮喘中的 Th2 炎症反应。②在变应性鼻炎中 γδT 细胞主要与 IL-17 的分泌有关，IL-17 细胞因子引起肥大细胞脱颗粒、嗜酸性粒细胞聚集，促使 B 细胞产生大量免疫球蛋白 E 诱发气道炎症。调节 Treg 细胞能纠正 IL-17$^+$γδT 细胞免疫失衡来治疗变应性鼻炎。在变应性鼻炎中 γδT 细胞局部组织表达特异，能够诱导 Th1、Th2 相关因子的产生，并且与鼻黏膜上皮细胞相互作用，调节炎症的发展。调节 γδT 细胞分泌的 IL-4 和 γ 干扰素，能改善变应性鼻炎患者的临床症状，减轻炎症反应，增强患者的免疫功能，降低远期复发率。③在支气管哮喘中 γδT 细胞在过敏性哮喘的气道炎症中局部优势性增殖，能够分泌 IL4 等细胞因子调节 Th2 应答反应促进炎症进展，同时作用于 B 细胞诱导特异性 IgE 的产生，可以影响嗜酸性粒细胞的浸润，部分 TST 细胞通过分泌 IFN-γ、IL-17 抑制迟发的气道炎症反应，而 γδT 细胞中 Vγ1$^+$T 细胞、Vγ4$^+$T 细胞亚群在过敏性哮喘中表现出了不同的炎症导向作用。

（二）过敏原中的蛋白酶

呼吸道过敏性疾病如哮喘、花粉热（过敏性鼻炎）等是困扰人类的常见疾病。当患者暴露于尘螨、霉菌、细菌、植物花粉和动物皮屑等过敏原时，这些疾病通常加剧并恶化。过敏原中的蛋白酶活性成分是重要致病因子，多种源自尘螨（HDM）、烟曲霉菌真菌（Aspergillus fumigatus）及地衣芽孢杆菌（Bacillus licheniformis）中的丝氨酸蛋白酶和半胱氨酸蛋白酶，被报道可高效地在体内外诱导白细胞介素 33（Interleukin 33，IL-33）的释放。IL-33 是一种组成性表达，并定位于细胞核的二型炎症因子，可快速响应环境损伤刺激从而释放到细胞外，进而引发过敏性炎症反应，在引发哮喘等呼吸道炎症性疾病中起到关键作用。

（三）造血前列腺素 D 合酶

造血前列腺素 D 合酶（hematopoietic prostaglandin D synthase，HPGDS）是一种谷胱甘肽转移酶，依赖于谷胱甘肽发挥活性作用，在巨核细胞系和多种免疫细胞中多有分布，广泛存在于多种组织，在过敏性疾病中发挥重要生物学功能。研究发现，HPGDS 参与机体过敏反应的调控。HPGDS 能够催化前列腺素 H2（prostaglandin H2，PGH2）转化为前列腺素 D2（prostaglandin D2，PGD2），PGD2 和 DP2 受体结合，促进炎症因子的释放和过敏反应的发生。近年的研究发现，HPGDS 在特应性皮炎（atopic dermatitis，AD）、食物过敏（food allergy）、过敏性鼻炎（allergic rhinitis）、过敏性哮喘（allergic asthma）、嗜酸性食管炎（eosinophilic esophagitis，EoE）的发病中发挥重要作用，促进过敏反应和炎症性疾病的发生。HPGDS 在不同疾病中发挥关键作用的细胞有所不同，HPGDS 在特应性皮炎中的 Th2 细胞、过敏性哮喘中的肥大细胞、过敏性鼻炎和嗜酸性食管炎中的嗜酸性粒细胞中高表达，并在疾病的发生发展中发挥重要功能。

（四）性激素

性激素与过敏性疾病的发生有密切联系，性激素可以直接影响免疫细胞的功能和发育，以及对自身免疫细胞反应的易感性，从而导致过敏性疾病在男性与女性中表现出不同的患病率和临床表现。在特应性皮炎中，女性将硫酸脱氢表雄酮酶转化为硫酸脱氢表雄酮的量高于男性，因此，女性更容易受到脱氢表雄酮的影响，抑制辅助型 T 细胞 2 的增殖，从而出现一系列的临床症状。在过敏性哮喘中，雌激素可以加剧 2 型气道炎症反应，雄激素可以减轻 2 型气道炎症反应。研究发现在鼻黏膜中存在雌激素和孕酮受体，当雌激素浓度增加时会诱导两种受体上调，出现鼻腔分泌物增加和鼻粘膜肿胀等临床表现。

（五）酰基羧酸水解酶（acyloxyacyl hydrolase, AOAH）

生活环境中内毒素的量与过敏性哮喘的发生呈负相关，吸入内毒素可诱导肺上皮细胞的耐受，从而削弱了其对过敏原的免疫应答。酰基羧酸水解酶（AOAH）是表达于宿主吞噬细胞中的一种独特的酯酶。AOAH通过水解LPS分子的两条脂肪酸链而使LPS失去生物活性。研究表明，Aoah基因缺失小鼠内毒素耐受时间大大延长，因而AOAH促进内毒素耐受的消退。利用屋尘螨（House dust mite，HDM）提取物诱导小鼠过敏性哮喘，发现相比于野生型小鼠，Aoah-/-小鼠对过敏性哮喘有抵抗作用。在此模型中起核心作用的Th2应答减弱，而处于Th2应答上游的树突状细胞以及2型先天性淋巴样细胞的募集活化、肺上皮细胞的应答也在Aoah-/-小鼠中显著降低。进一步研究发现，体循环中的微量LPS能够抑制过敏性哮喘，而Aoah-/-小鼠粪便、肠系膜淋巴结、血液、肺中活性LPS的量均显著升高。如用抗生素清除肠道中的革兰氏阴性菌，Aoah-/-小鼠恢复对HDM的应答，而经直肠给予LPS又抑制过敏性哮喘，表明肠道菌来源的LPS如果不能被AOAH灭活，将通过体循环进入肺，诱导肺上皮细胞耐受，减弱对过敏原的应答从而抑制气道炎症。此项研究提供了肠道菌来源的内毒素调节过敏性哮喘的直接证据，并表明AOAH通过降解肠道内毒素防止肺上皮细胞产生耐受，降低了肺上皮细胞识别过敏原的阈值。

（六）类胰蛋白酶

类胰蛋白酶是肥大细胞的重要介质之一，在肥大细胞被激活后释出胞外，与其他介质一起参与过敏性炎症过程。类胰蛋白酶一方面对过敏反应症状的出现有一定影响，另一方面可以作为肥大细胞脱颗粒的标志物，在过敏性疾病的鉴别诊断中起重要作用。类胰蛋白酶属于肥大细胞特异性活性物质，与支气管哮喘、过敏性休克、慢性荨麻疹、全身过敏反应等病情相关，在中药注射剂过敏性疾病的鉴别诊断中起重要作用。

1. 支气管哮喘

急性期哮喘组血浆类胰蛋白酶值与对照组比较显著升高，缓解后明显降低。类胰蛋白酶抑制剂可降低哮喘患者对吸入性过敏原的哮喘样反应，对人肺类胰蛋白酶和重组小鼠类胰蛋白酶有强效抑制作用，可用于肥大细胞介导的哮喘的诊断和治疗。

2. 过敏性休克

患者休克后 1 ～ 2 小时，类胰蛋白酶水平显著升高，4 天后仍能在血清（血浆）中检出类胰蛋白酶，提示类胰蛋白酶可作为过敏性休克的指标，为临床诊断与治疗提供依据。

3. 慢性荨麻疹

患者类胰蛋白酶水平及阳性率与正常对照组比显著提高，其增高的水平与荨麻疹的病情严重程度成正相关。

4. 全身过敏反应

给大鼠尾静脉注射临床过敏样反应阳性批号双黄连注射液，给药后 10 分钟各剂量给药组大鼠血清类胰蛋白酶浓度均呈明显升高，且其浓度变化趋势与给药剂量呈正相关。在对不同品系大鼠 I 型超敏反应敏感性的比较中发现，BN 大鼠和 Wistar 大鼠在注射给予 OVA 溶液 40 μg/kg 剂量下血清类胰蛋白酶浓度均显著性升高（$P < 0.01$）。因此，类胰蛋白酶可以作为中药注射剂类过敏反应和 I 型超敏反应检测体系中重要的评价指标。

5. 过敏性鼻炎

模型动物类胰蛋白酶表达水平明显升高，且经玉屏风散治疗后过敏性鼻炎脱颗粒释放类胰蛋白酶表达降低。类胰蛋白酶的检测可以作为反映肥大细胞活性的指标，其在血清中的含量增高与临床症状的严重程度有一定相关，在支气管哮喘、慢性荨麻疹、过敏性休克等疾病诊断中起到重要的作用。

第二节 酶与自身免疫性疾病

一、自身免疫性疾病概述

自身免疫性疾病（autoimmune disease）是因免疫自身稳定的打破而引起的疾病状态。免疫自身稳定（immune homeostasis）是指机体的免疫系统对自身的细胞或分子形成免疫耐受状态而不发生病理性免疫应答的状态。在胚胎发育过程中，由于 T 细胞受体（TCR）和 B 细胞受体（BCR）基因的随机重排，人体的免疫系统出现了多样性极为丰富的淋巴细胞库，其中的淋巴细胞克隆可达 1×10^9。这些克隆中的淋巴细胞几乎可以识别所有的微生物抗原、外源性抗原和自身抗原，并具有相应的免疫应答能力。虽然，在淋巴细胞发生的过程中，针对自身抗原的 T 淋巴细胞和 B 淋巴细胞可发生克隆删除或失活，形成免疫自稳，但在人体内仍存在自身反应性 T 淋巴细胞和自身反应性 B 淋巴细胞克隆。在某些情记下，这些自身反应性 T 或 B 淋巴细胞可攻击自身的细胞或分子，产生自身免疫（autoimmunity）反应，持续迁延的自身免疫反应会引发自身免疫性疾病。

自身免疫性疾病影响了世界上大约 5% ~ 8% 的人口，给患者造成了巨大的痛苦。人类已经发现了超过 80 种自身免疫性疾病。自身免疫病分为器官特异性和全身性自身免疫病，器官特异性自身免疫病是指患者的病变一般局限于某一特定的器官，由针对特定器官的靶抗原的自身免疫反应引起。此外，某些自身抗体可通过对靶器官的正常功能过度刺激或抑制而引发器官特异性功能异常型自身免疫病。器官特异性自身免疫病主要有慢性淋巴细胞性甲状腺炎、甲状腺功能亢进、胰岛素依赖型糖尿病、重症肌无力、溃疡性结肠炎、恶性贫血伴慢性萎缩性胃炎、肺出血肾炎综合征、寻常天疱疮、类天疱疮、原发性胆汁性肝硬化、多发性脑脊髓硬化症、急性特发性多神经炎等。全身性自身免疫病又称为系统性自身免疫病，由针对多种器官和组织的靶抗原的自身免疫反应引起，患者的病变可见于多种器官和组织，病变分布广泛，如皮肤、肾脏和关节等均发生病变，表现出各种相关临床体征和症状。系统性自身免疫病包括系统性红斑狼疮、类风湿关节炎、强直性脊柱炎、系统性血管炎、硬皮病、自身免疫性溶血性贫血等。

自身免疫病有下述基本特征：①患者体内可检测到高效价的自身抗体和（或）自身反应性 T 细胞。②自身抗体和（或）自身反应性 T 细胞介导对自身细胞或自身成分的免疫应答，造成组织细胞损伤或功能障碍；病情转归与自身免疫应答的强度相关；应用免疫抑制剂治疗有效。③通过血清或淋巴细胞转输可以被动转移疾病，应用自身抗原或自身抗体可在动物复制出具有相似病理变化的自身免疫病模型。④疾病的发生有一定的遗传倾向，且与性别和年龄相关（女性、老年多见）。

二、酶与自身免疫性疾病

自身免疫性疾病是指一系列广泛的临床病症集合，由于自我免疫耐受的破坏而导致针对自身目标的免疫反应，进而形成组织病变和临床症状。尽管目前在针对相关炎症和组织病变过程中的细胞及分子机制方面取得了进展，但自身免疫性疾病的发病机制依然有待详尽研究。目前研究表明，除极少数由单基因突变引起的病例外，大多数自身免疫性疾病都存在复杂的遗传背景并进而导致疾病易感性。在自身免疫性疾病的整个发病过程中涉及众多的酶，这些酶在自身免疫病的发生发展过程中发挥了重要作用。

（一）酶与系统性红斑狼疮

1. 诱发因素

自身抗原改变、免疫系统异常、遗传因素、环境因素等，可诱发系统性红斑狼疮（Systemic Lupus Erythematosus, SLE）等自身免疫性疾病。有研究表明，活性维生素 D 是诱发 SLE 的一个环境因素。在自身免疫性疾病中发挥重要作用，且与 24 羟化酶（24 hydroxylase, CYP24A1）及 25 羟化酶（25 hydroxylase, CYP27B1）密切相关。

2. 发病机制

（1）RNA 的腺苷脱氨基酶 -1（ADAR1）

发病机制研究中显示，来自 SLE 患者的血液样本具有异常高的 RNA 编辑水平，作用于 RNA 的腺苷脱氨基酶 -1（Adenosine Deaminases Acting on RNA-1，ADAR1）的表达存在组织差异性，SLE 患者外周血单个核细胞（PBMCs）中，ADAR1 对干扰素刺激基因（Interferon-stimulated genes，ISGs）表达的抑制机制可能受损。

（2）泛素特异性蛋白酶 46（USP46）

在狼疮性肾炎（lupus nephritis，LN）时 USP46 可能通过影响足细胞裂孔膜蛋白的表达和线粒体的功能，介导了足细胞损伤与蛋白尿形成，揭示了在狼疮性肾炎时 USP46 表达上调，介导足细胞损伤和线粒体功能障碍，敲低 USP46 可缓解足细胞损伤和线粒体功能障碍，为进一步阐明狼疮性肾炎足细胞损伤的分子机制提供实验依据，同时为阐明狼疮性肾炎的发病机制提供了新的思路。

3. 病理损伤机制

系统性红斑狼疮（Systemic Lupus Erythematosus，SLE）是由多种抗 DNA 和抗组蛋白自身抗体与相应抗原形成大量的 IC 沉积在皮肤、肾小球、关节、脑等部位的小血管壁，激活补体造成组织细胞损伤所引起的全身性自身免疫病。

（1）激活 C1s 的丝氨酸蛋白酶活性

补体经典途径活化过程中，活化的 C1r 激活 C1s 的丝氨酸蛋白酶活性。

（2）活化过程中形成 C3 转化酶及 C5 转化酶

补体经典途径活化过程中可产生 C4b2a 复合物即 C3 转化酶，可使 C3 裂解为 C3a 和 C3b。此外，补体经典途径活化过程中新生的 C3b 可与 C4b2a 中的 C4b 结合，形成 C4b2a3b 即 C5 转化酶。

（3）补体组分 1q（C1q）异常

补体组分 1q（C1q）异常，是狼疮性肾炎（lupus nephritis，LN）发

病的机制之一，而机体炎症反应会加重肾脏损伤，血清脂蛋白相关磷脂酶A2（Lp-PLA2）和补体C1q可作为预测膜性LN疾病活动性的重要血清学指标之一。

（4）中性粒细胞丝氨酸蛋白酶（neutrophil serine proteases，NSPs）

近年研究显示NSPs可能作为自身抗原产生自身抗体，以及通过介导多种炎症因子促进炎症性病变，参与SLE病理过程。

4. 疾病诊断及病情监测

（1）磷脂酰丝氨酸-特异性磷脂酶A1(PS-PLA1)

SLE患者血清PS-PLA1水平明显增高，且其升高水平与SLE病情活动呈正相关，但与狼疮肾炎无明显相关性。PS-PLA1可作为SLE血清学生物标志物之一，用于SLE诊断及其疾病活动度的评估。

（2）血清脂蛋白相关磷脂酶A2(Lp-PLA2)及补体组分1q（C1q）

膜性狼疮性肾炎（LN）是SLE累及肾脏后引发的常见肾脏损伤，也是导致SLE患者残疾，甚至死亡的主要因素。补体组分1q（C1q）异常，是LN发病的机制之一，而机体炎症反应会加重肾脏损伤，血清Lp-PLA2和补体C1q可作为预测膜性LN疾病活动性的重要血清学指标之一。

（3）赖氨酸乙酰转移酶2A（Lysine acetyltransferase 2A，KAT2A）

KAT2A可能通过调控cGAS-STING-IFN通路参与狼疮肾炎的炎症进展机制。

（4）胆碱酯酶（cholinesterase，ChE）

SLE患者血清ChE水平降低与SLE疾病活动及脏器或系统受累密切相关，提示其可作为新的炎症标志物，对评估SLE患者疾病活动及脏器受累具有重要的临床意义。

（5）超氧化物歧化酶（superoxide dismutase，SOD）

血清D二聚体（DD）、补体C3、SOD与SLE患者病情进展有关。且在患者病情活动度上有一定的预测价值。

（6）血清Smad特异性E3泛素蛋白连接酶1（Smurf1）

SLE患者，血清Smurf1异常增高，Smurf1水平增高可能有助于预测

SLE 患者血液系统受累。

(二) 酶与类风湿性关节炎

类风湿关节炎（Rheumatoid Arthritis，RA）是一种以侵蚀性关节炎为主要临床表现的自身免疫性疾病。其发病机制复杂，目前认为它受遗传、环境、感染及免疫因素的影响，患者中 Th17 细胞活化、Th1/Th2 比例失衡、调节性 T 细胞数量减少和功能异常，以及各种细胞因子调控失衡均是目前比较明确的 RA 发病机制。

1. 诱发因素

（1）磷酸化的腺苷酸活化的蛋白激酶（p-AMPK）

RA 患者 CD4$^+$T 细胞的典型特征是葡萄糖从糖酵解分解和线粒体加工转移到戊糖磷酸途径，从而有利于合成代谢而非分解代谢。其关键问题已被定位于线粒体和溶酶体，包括由于缺乏 DNA 修复核酸酶以及由于缺乏 N 肉豆蔻酰基转移酶（N-Myristoyltransferase，NMT）而导致的溶酶体 AMPK 束缚效率低下。

（2）葡萄糖 6 磷酸异构酶（G6PI）

有研究证明，G6PI 是 RA 缺氧条件下的新型促血管生成因子。另有研究证实 G6PI 可通过促进细胞周期的 G0 向 G1/S 转换来增加 RA FLS 增殖并抑制其凋亡促进 RA 疾病进展。

（3）磷酸丙糖异构酶（TPI）

袁吉钊等发现 RA 患者体内 TPI 显著高于正常人，血清 TPI 含量与 RA 活动度呈正相关，提示 TPI 是一种新的 RA 疾病相关性自身抗原，同时还发现 TPI 不仅可以特异性刺激 RA PBMC 增殖，同时还可刺激 PBMC 分泌大量 INF － γ、TNF － α 及 IL-17 等炎症因子。

（4）磷酸甘油酸激酶 1（PGK1）

研究人员观察到 CIA 大鼠的滑膜组织中 PGK1 浓度增加，在抗 PGK1 siRNA 处理后，RA 成纤维细胞样滑膜细胞（fibroblast-like synoviocytes，FLS）的增殖水平、迁移能力及上清液中 IL-1β 及 INF-γ 等炎症因子水平

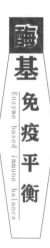

均显著下降，提示 PGK1 可能与 RA 的滑膜炎症及异常增生有关。

（5）磷酸烯醇化酶（ENO1）

SEYEON 等研究中首次表明 ENO1 的细胞表面表达在 RA 患者的单核细胞和巨噬细胞中显著上调。

（6）果糖 -2, 6- 二磷酸酶 3（PFKFB3）

RA 患者的滑膜组织和 FLS 中 PFKFB3 表达增加，抑制 PFKFB3 可降低 IL-6、IL-8 的表达以及 RA 患者体内 FLS 的增殖、迁移和侵袭。

（7）磷酸果糖激酶 15（15-phosphofructokinase，PFK）

同时还发现磷酸果糖激酶 15 可抑制 TNF-α 诱导的 RA FLS 中的 NF-κB 通路。

（8）己糖激酶 1（HK-I）、己糖激酶 2（HK-II）

SONG 等研究中提示，HK-I/II 有助于塑造 RA FLS 和巨噬细胞的炎症表型。

2. 病理损伤机制

类风湿性关节炎（RA）是一种常见的慢性炎症性关节病，主要病理特征是滑膜成纤维细胞的大量增生、炎性细胞浸润及新生血管的形成，逐渐导致关节软骨和骨破坏。

基质金属蛋白酶 3（MMP-3）是导致软骨降解非常重要的蛋白酶，在 RA 临床诊疗中具有重要意义，可用于 RA 病情活动性及滑膜病理情况判断，可作为临床诊断 RA 和评估病情的辅助检查。下调 MMP-3 水平，可发挥治疗 RA 作用。

3. 病情监测

（1）磷酸化的腺苷酸活化的蛋白激酶（p-AMPK）

p-AMPK 水平在 RA 患者血浆中可能反应性增高，并与临床病情活动度、炎症指标显示出正相关性。

（2）激活 MBL 相关的丝氨酸蛋白酶（MASP）

RA 患者血清甘露糖结合凝集素（MBL）和 MASP-2 水平明显降低，血清 Dickkopf-1 蛋白（DKK-1）水平明显升高，且与病情变化密切相关，可为评估疗效和预后提供参考信息。

（3）基质金属蛋白酶3（MMP-3）

基质金属蛋白酶3（MMP-3）是导致软骨降解非常重要的蛋白酶，在 RA 临床诊疗中具有重要意义，可用于 RA 病情活动性及滑膜病理情况判断，可作为临床诊断 RA 和评估病情的辅助检查。下调 MMP-3 水平，可发挥治疗 RA 作用。

（三）酶与原发性血小板减少症 (Primary immune thrombocytopenia, ITP)

原发免疫性血小板减少症，是一种获得性自身免疫性出血性疾病，抗体介导和 / 或 T 细胞介导的血小板破坏是 ITP 的主要发病机制。

1. 环氧化酶 -1(COX-1)、环氧化酶 -2(COX-2)

有研究表明环氧化酶 -1(COX-1)、环氧化酶 -2(COX-2) 与血小板的聚集有关，在 ITP 发病机制中发挥重要作用。ITP 患者血清 COX-1、COX-2 水平显著升高，且 Th17/Treg 升高，COX-1、COX-2 与 Th17/Treg 均呈正相关，两者可能共同参与 ITP 的发病，临床可通过检测 COX-1 与 COX-2 的水平对 ITP 患者体内免疫状态进行及早判断，有助于早期诊断或干预。

2. 白介素 1 受体相关激酶 2(IRAK2)

李锋等研究结果提示 ITP 患者 B10 细胞中 IRAK2 的表达异常可能是 ITP 发病机制中的重要环节之一。IRAK2 低表达的 B10 细胞可破坏 Th1/Th2 和 Th17/Treg 亚群的免疫稳态并使其亚群平衡倾向于 Th1 和 Th17 优势的方向。

3. 过氧化物酶 6（PRDX6）

PRDX6 下调后能够激活丝 / 苏氨酸激酶（AKT）信号通路，促进促凋亡蛋白 Bad 磷酸化，诱导 PLT 失活，促进 ITP 进展。血清中 ITGB3、PRDX6 水平与 PLT 计数、CD4T 细胞 /CD8T 细胞比值均呈正相关（$P < 0.05$），提示血清中整合素 β3（ITGB3）、PRDX6 水平能够在一定程度上反映机体免疫应答状态和血液中 PLT 含量。

4.Bruton 酪氨酸激酶（Btk）

B 细胞在 ITP 的发病中起重要作用，B 细胞免疫异常，产生针对血小板和巨核细胞表面膜糖蛋白的自身抗体，引起血小板破坏导致血小板减少，导致患者发病。B 细胞的活化、增殖和分化主要受 B 细胞抗原受体（B cell antigen receptor, BCR）信号通路调控。Bruton 酪氨酸激酶（Bruton's tyrosine kinase, Btk）是 BCR 信号通路的下游分子之一。BTK 抑制剂可通过抑制 B 细胞活化，并通过 Fc 受体信号阻断抗体介导的免疫细胞活化。BTK 抑制剂可以通过抑制脾巨噬细胞中自身抗体或 FcγR 信号传导来减少血小板破坏，还可以通过影响 B 细胞活化来影响自身抗体的产生，从而减少血小板破坏。

（四）多发性硬化症

多发性硬化症（Multiple sclerosis, MS）是一种中枢神经系统慢性炎症性疾病，以血管周围炎症、脱髓鞘、轴突损伤和神经元丢失为特征。小胶质细胞（Microglia, MG）向促炎型（MG1）极化加重了炎性脱髓鞘损伤，向神经保护型（MG2）极化则可抑制炎症反应、促进髓鞘生成、减轻轴索损伤。由于 MS 样本不易获取，因此实验性自身免疫性脑脊髓炎（experimental autoimmune encephalomyelitis, EAE）动物模型是研究 MS 病理过程、发病机制的重要途径，在临床神经免疫学的研究中具有重要意义。

1. 受体酪氨酸激酶（AXL）

AXL 是 MS 治疗中的关键分子靶点；AXL 可通过上调细胞因子信号抑制物 3(Suppressor of cytokine signaling, SOCS3) 抑制 JAK2/STAT1 信号通路，促进小胶质细胞 MG2 型极化，减轻 EAE 模型小鼠炎性脱髓鞘损伤。

2. 基质金属蛋白酶（MMPs）

在受损的 CNS 中，MMPs 有促进细胞外基质（Extra Cellular Matrix, ECM）重塑的作用，而 MMPs 功能失调会导致出现几种炎症性脱髓鞘疾病，包括 MS 的发生和发展。基质金属蛋白酶 3（MMP3）可以通过调节多种信号通路，或降解抑制少突胶质细胞分化和成熟的成分，如硫酸软骨素蛋白多糖（chondroitin sulfate proteoglycans, CSPGs）和纤粘连蛋白（fibronectin, Fn），以及髓鞘碎片等促进少突胶质细胞分化和髓鞘生成。基质金属蛋白酶 7（MMP7）局部靶向上调 MMP7 水平可能是清除抑制髓鞘再生的纤维粘连蛋白聚集体（fibronectin aggregates，aFn）的第一步。基质金属蛋白酶9（MMP9）对髓鞘再生的影响是双重性的，其也存在有益作用，比如巨噬细胞和小胶质细胞在再生阶段产生的 MMP9 会降解 NG2，NG2 是 OPCs 上存在的一种跨膜硫酸软骨素蛋白多糖，可抑制少突胶质细胞的成熟。基质金属蛋白酶 28（MMP28）主要在神经元中表达，是髓鞘形成和巨噬细胞招募的负调控因子。

第三节　酶与免疫缺陷病

一、免疫缺陷病概述

免疫缺陷病（immunodeficiency disease, IDD）是因遗传因素或其他原因造成免疫系统先天发育障碍或后天损伤所致的综合征。患者因免疫细胞发育、分化、增生、调节和代谢异常，出现一系列临床表现：对病原体（细菌、病毒、真菌）甚至条件性病原微生物高度易感，对自身免疫病及超敏反应性疾病易感，某些肿瘤特别是淋巴细胞恶性肿瘤的发生率增高。

免疫缺陷病按病因不同分为两大类：原发性免疫缺陷病（primary immunodeficiency disease, PIDD），又称先天性免疫缺陷病，这些疾病通常在出生时存在并且是通常具有遗传性的遗传疾病，常在婴儿期或儿童期表现明显；但是，某些原发性免疫缺陷病（如普通变异型免疫缺陷病）直到成年才被发现，存在超过 100 种原发性免疫缺陷病，全部均相对罕见。获得性免疫缺陷病（acquired immunodeficiency disease, AIDD），又称继发性免疫缺陷病，可发生在任何年龄，多因严重感染，尤其是直接侵犯免疫系统的感染、恶性肿瘤、应用免疫抑制剂、放射治疗和化疗等原因引起。一些免疫缺陷病可以使寿命缩短。有些可以终生存在而不影响寿命，有些治疗或者不经治疗可以缓解。

二、酶与免疫缺陷病

（一）先天性无丙种球蛋白血症

X- 连锁无丙种球蛋白血症（X-linked agammaglobulinemia, XLA）为 X- 连锁隐性遗传病，是由于人类 B 细胞系列发育障碍引起的原发性免疫缺陷病。本病仅见于男性，又名 Bruton。2018 年 5 月 11 日，国家卫生健康委员会等 5 部门联合制定了《第一批罕见病目录》，X- 连锁无丙种球蛋白血症被收录其中。1993 年其病因被阐明，是由于 Bruton 酪氨酸激酶（Bruton tyrosine kinase, Btk）基因突变所引起。Btk 数据库是目前最大的免疫缺陷病数据库，根据 Btk 数据库资料，2015 年已经在 1322 个家族 1790 个病人中发现了 582 个独立存在的 Btk 基因突变。突变位于 20 个酪氨酸激酶结构域和 13 个丝氨酸/苏氨酸激酶结构域。Btk 属于非受体酪氨酸蛋白激酶 Tec 家族成员，表达于所有 B 细胞及中性粒细胞，但浆细胞中不表达。Btk 是影响 B 细胞发育、分化、成熟的重要分子。在 B 细胞活化早期其胞质内特有的 Btk 被磷酸化，与 C 蛋白及 Src 家族成员结合，参与活化信号的传导。Btk 基因突变引起 Btk 合成障碍，使 B 细胞发育过程停滞于前 B 细胞阶段，影响其分化成熟，导致成熟 B 细胞减少甚至阙如。

Btk 基因突变位点很多，与临床症状相关性不强，仅通过基因突变无法预知疾病的病程、复杂的程度、B 细胞的数量和免疫球蛋白的水平，要明确基因突变与临床症状的相关性，还必须彻底阐明 Btk 在 B 淋巴细胞信号传导中的确切机制。Btk 在细胞内与很多分子相互作用，在信号传导过程中起重要作用，但这些分子如何协调地与 Btk 作用，完成 Btk 参与的信号传导，目前尚未明确。

（二）高 IgM 综合征

高 IgM 综合征（hyper-immunoglobulin M syndromes，HIGM）是一类罕见的免疫缺陷病，20 世纪 60 年代由 Asselain 和 Rosen 等首次报道。其主要特点为反复感染，血清 IgG 和 IgA 明显降低，IgM 水平正常或升高。HIGM 可分为单 B 细胞缺陷和 B 细胞联合其他细胞缺陷，包括单核细胞、巨噬细胞、树突状细胞，这些细胞信号通路中需要 CD40 参与。前者仅导致体液免疫缺陷，后者还可导致细胞免疫缺陷。CSR 和 SHM 都经过相同步骤：转录相关染色质靶区域打开，然后进行 DNA 剪切、修复和连接，因此这些步骤中的相关分子突变即可导致该病。经典的 HIGM 分为 4 类：① CD40L 缺陷；② CD40 缺陷；③活化诱导的胞苷脱氨酶（AID）缺陷；④尿嘧啶 DNA 转葡糖基酶（UNG）缺陷。目前将由于 CD40L 或 CD40 异常导致的 HIGM 归类到联合免疫缺陷中，而活化诱导的胞苷脱氨酶（AID）、尿嘧啶 DNA 转葡糖基酶（UNG）

异常及新发现的 IN080 基因和 MSH6 基因缺陷引起的 HIGM 因仅累及 B 细胞而划归到体液免疫缺陷中，这 6 种基因突变中，以 CD40LG 突变所导致的 X-连锁 HIGM(X -linked hyper IgM syndrome) 最为常见。根据国外的统计资料，XHIGM 的患病率为 2/1 000 000，目前未发现该病有人种之间的差异。国内目前尚缺乏大样本的研究资料。

活化诱导的胞苷脱氨酶（activation-induced cytidine deaminase，AID）基因（AICDA，位于 12p13）突变所引起的 HIGM 类型，属常染色体隐性遗传；比 CD40L 缺陷少见。AID 可使 DNA 中的胞嘧啶脱氨生成尿嘧啶，属 DNA 剪切中的步骤，故 AID 缺陷可导致 CSR 障碍。经 CD40 或细胞因子刺激后，AID 仅选择性地在生发中心 B 细胞短暂表达，因此为 B 细胞特异性 CSR 缺陷。目前共发现 41 种 AICDA 突变，错义和无义突变最多见，还有拼接处突变、缺失和插入突变。最近发现一种 AID 分子 C 末端杂合错义突变，此类突变型有 CSR 缺陷而没有 SHM 缺陷，说明 AID 分子 C 末端在 CSR 与 SHM 的作用机制不同。

尿嘧啶 -DNA 转葡糖激酶（Urail-DNA glycosylase，UNG）所引起的 HIGM 类型属常染色体隐性遗传。患者和 AID 缺陷表现相似，CSR 障碍而 SHM 未受影响。尿嘧啶 -DNA 转葡糖激酶是 DNA 剪切中的作用酶，该基因位于 12q23-q24.1，能够切除尿嘧啶残基。

CD40 信号转导需要 NF-κB 介导，因此 NF-κB 信号通路中的分子缺陷也同样能够导致 HIGM。如 NF-κB 必需调节分子（NF-κB essential modulator，NEMO 或 IKK）或 NF-κB 的抑制蛋白 IκBα 突变均可出现 HIGM 表现。由于 NF-κB 同时参与 T 细胞和 Toll 样受体信号通路，因此此类缺陷除 Ig CSR 障碍外还有更多的发育和免疫缺陷表现，如无汗性外胚层发育不良伴免疫缺陷。

（三）重症联合免疫缺陷病

重症联合免疫缺陷病（severe combined immunodeficiency disease，SCID）的病因复杂，其发病主要与 T 细胞的某些膜蛋白和胞质内的蛋白缺

陷有关，目前发现的能引起 SCID 的突变基因主要有 13 个，包括 IL-2RG、
JAK3、IL-7Rα、RAG1、RAG2、DCLRE1C、Ligase4、DNA-PKcs、CD3δ、
CD3ε、CD3ζ、ADA 和 CD45。其中以 IL-2RG 基因突变所导致的 X- 连锁隐
性遗传 SCID 最常见，占所有 SCID 患者总数的 50% 左右；其次为 ADA 缺陷
引起的 SCID，约占所有 SCID 患者总数的 20%，常染色体隐性遗传 SCID 患
者总数的 40% 左右。其余基因引起的 SCID 较少见或罕见。SCID 是一种同
时累及体液免疫和细胞免疫的原发性免疫缺陷病，一般以 T 细胞发育和（或）
功能缺陷为共同特征，根据是否存在 B 淋巴细胞和 NK 细胞缺陷，可以分
为 T⁻B⁻NK⁺、T⁻B⁻NK⁻、T⁻B⁺NK⁺、T⁻B⁺NK⁻ 四种表型。由于 B 细胞的成熟依赖于
T 细胞的辅助，所以造成 B 细胞数目正常但是功能存在缺陷，IgG、IgA 及
IgM 浓度均低下，甚至阙如。本病特征性的临床表现为出生后不久即发生
持续呼吸道感染、腹泻及生长发育停滞，念珠菌病，此外还有接种卡介苗
之后所导致的卡介苗播散性感染。SCID 发病机制见图 8-1。

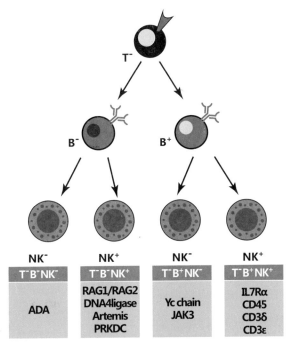

图 8-1　SCID 发病机制示意图

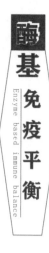

1. 抗原受体缺陷所导致的 SCID

由于突变导致 SCID 的抗原受体基因主要有 RAG-1、RAG-2、Artemis、Ligase4、DNA-PKcs、CD3δ、CD3ε 和 CD3ζ。

RAG-1 和 RAG-2 基因定位于 11p13。其突变导致的淋巴细胞表型为 $T^-B^-NK^+$，占 SCID 患者总数的 3% 左右。RAGI 或 RAG2 突变会导致抗原受体基因重组活性缺陷，使 B 和 T 细胞受体复合物的装配受阻，从而导致成熟 B 和 T 淋巴细胞缺乏，但有正常的 NK 细胞群。这两个分子缺陷除可导致典型的 SCID 以及 Omenn 综合征外，还可以导致一些特殊的表现：免疫缺陷合并早期腹腔内多脏器受累和反复的 CMV 感染，自身免疫性全血细胞减少，单纯 $TCR\alpha\beta^+$ 减少和 $TCR\gamma\delta^+$ 增多．免疫缺陷合并全身性肉芽肿病（可累及皮肤、黏膜和内脏器官），EBV^- 淋巴瘤。

Artemis 缺陷是由于 DCLRE1C 基因突变引起该基因定位于 10p13，Artemis 分子缺陷会导致 DNA 修复缺陷，由该基因突变所导致的 SCID 患者数大约占 SCID 患者总数的 1%，其淋巴细胞表型为 $T^-B^-NK^+$。

Ligase4 缺陷，淋巴细胞表型为 $T^-B^-NK^+$。可引起典型的 SCID 或 Omenn 综合征，临床表现为特殊面容、小头畸形、生长发育障碍、心理运动迟缓、皮肤异常、全血细胞减少，并且易患白血病或其他肿瘤。

DNA-PKcs 缺陷，其编码基因为 PRKDC，淋巴细胞表型为 $T^-B^-NK^+$。该基因含有 86 个外显子，目前只发现一名患者有该分子缺陷，外显子多可能是导致该缺陷极少被发现的原因。

CD3 缺陷涉及 CD3δ、CD3ε、CD3γ 和 CD3ζ，占 SCID 总患者数的 1% 左右。淋巴细胞表型为 $T^-B^+NK^+$。不同的 CD3 亚单位由 γε、δε 和 ζ-ζ 二聚体构成，参与前 TCR 和 TCR 的组成，对 TCR 的重组和信号传递有重要作用，参与胸腺 T 淋巴细胞的生成和成熟 T 淋巴细胞的激活。由于 T 细胞表达 CD3 的差异，CD3 缺陷的临床表现轻重程度差别较大。

2. 腺苷脱氨酶（ADA）缺陷

腺苷脱氨酶（ADA）缺陷是一种嘌呤代谢障碍性疾病，主要影响淋巴细胞的发育和功能，其占全部SCID的20%，常染色体隐性遗传SCID的40%左右。

ADA基因位于20q13.2-20q13.11，含有32214个碱基对，1578个核苷酸编码序列，共分为12个外显子。所编码的ADA分子由363个氨基酸残基组成，广泛分布于人体各组织中，血液中ADA主要存在于红细胞、粒细胞和淋巴细胞。其主要功能是催化腺苷、2-脱氧腺苷脱氨转化为肌苷和2-脱氧肌苷。当ADA缺陷时，上述反应不能进行，使机体内腺苷和2-脱氧腺苷浓度升高，损伤有核细胞，特别是ADA表达量较高的淋巴细胞，所以患者常表现为淋巴细胞减少，细胞和体液免疫功能丧失。除联合免疫缺陷症状外，ADA缺陷患者还有一些特征性非免疫系统的改变，如肋骨发育异常、肝功能异常和神经系统异常如认知功能异常和感觉神经性耳聋。

编码CD45分子的基因定位于1q31-1q32，CD45分子是一个造血细胞特异的跨膜蛋白酪氨酸磷酸酶，是前TCR和TCR信号传导所必需的成分。所导致的SCID淋巴细胞表型为$T^-B^+NK^-$或$T^-B^+NK^+$，这类SCID非常罕见。

(四) IL-1受体相关激酶缺陷导致的免疫缺陷病

IL-1受体相关激酶4（IL-1-receptor-associated kinase，IRAK-4）是IRAK家族成员之一。其编码基因位于染色体12q12。IRAK-4在Toll/IL-1受体（TIRs）介导的信号通路中起关键作用。由于IRAK-4突变仅损伤TIR信号通路传导而不影响系统发育，因此该病仅有免疫缺陷表现。

IRAK-4包括两个受体结构域：死亡结构域（DD）和催化激酶结构域（KD）。当TIR与TLR激动剂或IL-1/IL-18结合后，TIR会招募衔接蛋白MyD88，然后MyD88再结合IRAK-4。Capucine Picard等人总结全球IRAK4突变共计48例，来自31个家族，包括17种纯和突变和14种杂合突变。新突变包括2种无义突变、1种拼接突变、2种移码突变和2种错义突变。除错义突变外，其他突变类型都会导致IRAK4蛋白功能缺失或表达缺失。

(五) DNA修复缺陷引起的免疫缺陷病

1. 共济失调毛细血管扩张综合征（ataxia-telangiectasia，AT）
是一种复杂的常染色体隐性遗传病，主要临床表现为进行性神经系统损伤、眼睛和皮肤毛细血管扩张以及免疫缺陷。该病是由 ATM（A-T mutated）基因突变所引起的。

　　ATM 基因定位于染色体 11q22-23，由 160kB 的碱基组成，含有 66 个外显子。mRNA 为 13kB。ATM 蛋白由 3056 个氨基酸组成，是一种丝氨酸 / 苏氨酸蛋白激酶，属脂酰肌醇 -3- 激酶相关激酶（phosphatidylinositol-3-kinase related protein kinase，PIKK）家族。ATM 蛋白与其下游的包括 p53 蛋白在内的 700 多种底物相互作用，参与下游的信号转导。ATM 蛋白的功能结构域很多，除了近 C- 末端的激酶结构域外，还有 FAT 结构域、哺乳动物雷帕霉素靶蛋白（mammalian target of rapamycin，mTOR）、转录结构域相关蛋白（transformation/transcription domain associated protein，TRRAP）等，主要参与细胞周期节点调节和 DNA 损伤修复。

　　正常情况下，DNA 损伤后，DNA 双链断裂感应复合物 MRE11-RAD50-NBS1（MRN）首先被招募到损伤部位，活化的 ATM 蛋白可进一步激活该复合物，该复合物作为 ATM 磷酸化途径的衔接蛋白，进一步活化下游底物。

　　当 ATM 基因发生突变时，会导致细胞周期节点和 DNA 双链断裂修复紊乱。ATM 蛋白在 T、B 淋巴细胞发育阶段，尤其是 V(D)J 重排过程中，可修复 DNA 双链断裂，若在此阶段发生突变，必然会影响 T、B 淋巴细胞的发育，导致 TCR 的 α 链表达障碍、B 细胞分化异常和免疫球蛋白类别转换受损。目前研究表明，AT 患儿的 7 号和 14 号染色体发生断裂、重排和易位的几率很高，而这两个染色体正是编码免疫球蛋白基因和 TCR 基因所在部位，如果 ATM 蛋白缺陷就可导致细胞免疫和体液免疫缺陷。如神经组织的 ATM 蛋白不能表达，则可引起神经系统退行性病变，从而出现共济失调的临床症状。另外，如前所述，ATM 蛋白与 PI3K 激酶相关，而 PI3K 激酶不仅参与信号转导，而且参与糖转运，最近的研究表明 ATM 蛋白可被胰岛素激活，参与非DNA 损伤信号途径的蛋白合成，这也许是 AT 患儿胰岛素抵抗所致糖尿病的原因。

　　以往普遍认为 ATM 参与 DNA 损伤修复，因此是一种核蛋白，最新研究表明 ATM 蛋白不仅存在于细胞核内，还存在于胞质内，与过氧化物酶体及细胞内体功能相关，并参与维持胞内外离子交换平衡。目前，已检测到 500 多种 ATM 基因突变，其中最常见的是错义突变、无义突变和小片段缺失。

2. Bloom 综合征

Bloom 综合征是又一种常染色体隐性遗传性染色体不稳定性综合征。其临床表现主要包括生长发育障碍、皮肤损害、不育和免疫缺陷。其光敏感性面部蝶形红斑是其与其他生长发育迟缓性疾病相鉴别的症状。该综合征是由 BLM 基因突变所致。该基因定位于染色体 15q26.1，编码 1417 个氨基酸组成的 BLM 蛋白，该蛋白属 DNA 解旋酶家族，是一种 DNA 结合蛋白，可结合并舒展 holiday 节点和 D 环，防止 DNA 序列自发重排，维持染色体稳定。另外，BLM 蛋白与其他蛋白如 BRCA1 可组成 BASC（BRCA1-associated genosome surveillance complex），而该复合物包含很多肿瘤抑制蛋白和 DNA 修复蛋白，如 MSH2、MSH6、MLH1、ATM、BLM 以及前面提到的 MRE11-RAD50-NBS1（MRN）复合物。该复合物可感知 DNA 损伤信号，协同起来完成断裂 DNA 的修复。

目前，已发现 70 种 BLM 基因突变，最常见的是 10 号外显子缺失 6 个核苷酸或插入 7 个核苷酸序列。

3. 免疫缺陷伴着丝粒不稳定和面容异常（immunodeficiency with centromeric instability and facial anomalies，ICF）

该病是一种罕见的染色体不稳定性疾病。其主要表现为无丙种球蛋白血症，B 细胞数目正常，T、B 细胞对抗原和有丝分裂原的反应性降低；1 号、16 号和 9 号染色体着丝粒不稳定，易发生断裂重排；面容异常主要表现为鼻梁宽平、眼距狭窄和内眦赘皮，小颌畸形、低耳位和巨舌亦可见到，部分患者可出现生长发育迟滞和精神运动行为异常。

该病由 DNA 甲基转移酶基因（DNA methyltransferase genes 3 beta，DNMT3B）突变所致。该基因定位于 20q11.2，由 23 个外显子组成，编码 853 个氨基酸组成的 DNMT3B 蛋白，该蛋白包括 3 个结构域：PWWP 结构域、

PHD 结构域和 m⁵C-MTase 结构域。PWWP 结构域因富含 Pro-Trp-Trp-Pro 氨基酸残基而得名，PHD 结构域即植物同源结构域（plant homeodomain），又称为 ATRX，是一种 ATP 依赖的解旋酶，目前这两个结构域的作用尚不明确；m⁵C-MTase 结构域中含有结合腺苷蛋氨酸、激活靶 DNA 胞嘧啶和使 DNA 结合有序化的部位，并且该结构域在 DNA 从头甲基化中发挥重要作用。

DNMT3B 基因突变患者其 1 号、16 号和 9 号染色体着丝粒 CpG 岛低甲基化，最常见的部位是随体 2 和随体 3 区域。DNMT3B 基因突变引起 ICF 的机制尚不清楚，最近的一篇报道显示，microRNA 的表观遗传学改变可能在其中发挥一定作用。

自 20 世纪 70 年代被首次报道，至今仅发现 50 多例 ICF 患者，21 种 DNMT3B 基因突变，大部分是欧洲人种，另有两个不相关的日本家系、美国黑人和土耳其人的报道。57% 的突变发生在编码区，通常发生在编码蛋白质催化结构域的 C- 末端，突变类型常为错义突变。影响的主要是 DNMT3B 的甲基化活性而不是其抑制功能。另有 40% ICF 患者 DNMT3B 基因外显子未发现突变，其突变位点可能位于启动子或其他转录调控元件，或者是影响剪切和多聚腺苷酸化的突变。另有人认为 ICF 可能有两种亚型：一种是由 DNMT3B 基因突变所致的随体 2 和随体 3CpG 岛低甲基化，另一种则主要表现为随体 α 的低甲基化，其突变基因尚未明确。

4. PMS2 缺陷

PMS2（postmeiotic segregation increased 2）即减数分裂后分离增强蛋白 2。PMS2 参与减数分裂过程中 DNA 双链的错配修复。目前已知与 DNA 错配修复密切相关的主要有两种复合物：一种是 MutS 同源类似物，包括 MSH1-6；另外一种是 MutL 同源类似物，主要包括 PMS2、MLH1 和 PMS1。MSH2-6 可识别错配 DNA 位点，最常见的是 O⁶MeG，并可招募 PMS2/MLHI 复合物至错配位点。PMS2 具有核酸内切酶活性，并进一步活化核酸外切酶 EXO1，二者协同可将错配 DNA 剪切掉，在 DNA 聚合酶和连接酶的作用，完成错配 DNA 的修复。

PMS2 基因定位于 7p22.2，由 15 个外显子组成，编码 862 个氨基酸组成的 PMS2 蛋白。PMS2 基因缺陷与很多综合征相关，如 Lynch 综合征、turcot 综合征和某些肿瘤（结直肠癌、白血病、淋巴瘤）。另外，皮肤咖啡牛奶斑（Café-au-lait Macules）也是其主要临床特征之一。

PMS 基因突变在免疫系统主要影响免疫球蛋白类别转换重组（class switch recombination，CSR）。免疫球蛋白 CSR 过程由 AID 蛋白启动，AID 作用于类别转换区 S 区上游的 DNA 转录位点，将胞嘧啶转变为尿嘧啶，然后 UNG 蛋白酶催化切除生成的尿嘧啶残基，形成断裂的 DNA 单链。DNA 错配复合物 PMS2 进一步将单链断裂 DNA 变为断裂的 DNA 双链，启动双链断裂 DNA 修复，完成免疫球蛋白的类别转换重组。PMS2 基因突变患儿无法进行 CSR，外周血 T 细胞数目和功能正常，B 细胞和类别转换的 B 细胞数目降低，血清 IgM 升高，IgG 和 IgA 降低。

（六）与 IgE 升高相关的原发性免疫缺陷病

高 IgE 综合征（hyper IgE syndrome，HIES）或称作 Job 综合征，是一种比较少见的原发性免疫缺陷病，1966 年由 Davis 等第一次报道。目前，共发现 3 个基因突变可导致该病，分为常染色体显性遗传和常染色体隐性遗传两种。其中，前者由编码信号传导与活化转录分子 3（signal transducer and activator of transcription factor 3，STAT3）的基因突变引起，占高 IgE 综合征患者总数的绝大部分；后者由编码酪氨酸激酶 2（tyrosine kinase 2，TYK2）和胞质分裂作用因子 8（dedicator of cytokinesis 8，DOCK8）的基因突变引起。不同分子缺陷所导致的 HIES 临床表现稍有不同，反复的湿疹、皮肤和肺部感染为其共同临床表现。实验室检查可见血清 IgE 显著增高，并常伴有嗜酸性粒细胞增高。

1.STAT3 突变所导致的 HIES

STAT3 基因位于 17q21.31，由 75 kB 碱基组成，含有 24 个外显子。STAT3 分子由 770 个氨基酸组成含 6 个功能区域：N- 末端结构域、卷曲螺旋、DNA 结合结构域、连接区域、SH2 结构域和 C 端的转录活化区，其中 SH2 区是其结构中最保守和功能最重要的部分，STAT3 单体通过 SH2 结构域与另一STAT3 分子磷酸化的酪氨酸残基相互作用形成二聚体进入细胞核，调节相应基因的转录。自 2007 年发现该基因突变可以导 HIES 以来，其突变类型和突变热点逐渐被认识，突变类型主要为框内缺失和错义突变，其中以 R382W/Q 和 V637M 最常见；突变部位主要位于 DNA 结合结构域和 SH2 结构域。

除 HIES 共同临床表现外，STAT3 基因突所导致的 HIES 还有其特异性的表现，主要包括骨关节异常，如骨质疏松、病理性骨折、脊柱侧弯、囟缝早闭和关节过度屈曲等；其次是乳牙脱落延迟，这是该病患儿儿童时期的常见表现。有些患者还可伴有恶性肿瘤（如淋巴瘤和白血病）和动脉畸形（如冠状动脉的微动脉瘤）。

2. TYK2 突变所导致的 HIES

TYK2 基因位于 19p13.2，由 30 kB 碱基组成，含有 25 个外显子。TYK2 缺陷的患儿对胞内细菌（如分枝杆菌、沙门菌）、真菌和病毒易感性增加。到目前为止，仅发现 1 例 HIES 患者是该基因突变引起。其余 TYK2 突变的患者虽无 IgE 增高的表现，但都表现出了结核分枝杆菌感染。

第四节 酶与肿瘤免疫

一、肿瘤免疫概述

肿瘤免疫（tumor immunology）是研究肿瘤抗原、机体免疫功能与肿瘤发生发展和转归的相互关系，机体对肿瘤免疫应答和肿瘤细胞逃逸免疫效应的机制，及肿瘤的免疫诊断和免疫防治的科学。肿瘤是机体正常细胞恶变的产物，其特点是不断增殖并在体内转移。因此肿瘤细胞在免疫学上的突出特点是出现某些在同类正常细胞中看不到的新的抗原标志。现已陆续发现的肿瘤抗原包括肿瘤特异性抗原和肿瘤相关抗原，前者为肿瘤细胞所独有；后者大多指胚胎性抗原，为胚胎组织与肿瘤组织所共有。

肿瘤免疫逃逸（Tumor escape）是指肿瘤细胞通过多种机制逃避机体免疫系统识别和攻击，从而得以在体内生存和增殖的现象。机体免疫系统具有免疫监视功能，当体内出现恶变细胞时，免疫系统能够识别并通过免疫机制特异地清除这些"非己"细胞，抵御肿瘤的发生发展。然而，恶变细胞在某些情况下能通过多种机制逃避机体的免疫监视，在体内迅速增殖，形成肿瘤。也就是说，一方面，机体可通过天然和获得性免疫抵抗肿瘤的发生；另一方面，肿瘤细胞可通过多种机制逃避机体免疫的识别和攻击。肿瘤的发生与否及转归如何都取决于这两方面的总体作用。肿瘤免疫逃逸机制的深入研究，为探讨肿瘤免疫治疗提供了新思路。

肿瘤免疫治疗就是通过重新启动并维持肿瘤－免疫循环，恢复机体正常的抗肿瘤免疫反应，从而控制与清除肿瘤的一种治疗方法，包括单克隆抗体类免疫检查点抑制剂、治疗性抗体、癌症疫苗、细胞治疗和小分子抑制剂等。近几年，肿瘤免疫治疗的好消息不断，已在多种肿瘤如黑色素瘤、非小细胞肺癌、肾癌和前列腺癌等实体瘤的治疗中展示出了强大的抗肿瘤活性，多个肿瘤免疫治疗药物已经获得美国FDA（Food and Drug Administratio, FDA）批准临床应用。肿瘤免疫治疗由于其卓越的疗效和创新性，在2013

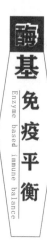

年被《科学》杂志评为年度最重要的科学突破。

二、酶与肿瘤免疫

肿瘤和免疫细胞的代谢重编程之间的影响是肿瘤免疫应答公认的的决定因素之一。越来越多的证据表明，肿瘤代谢不仅在维持肿瘤发生和生存中起着关键作用，还可以通过释放代谢产物来影响免疫分子（如乳酸、PGE2、精氨酸等）。实际上，肿瘤和免疫细胞之间的这种能量相互作用导致了肿瘤生态系统中的代谢竞争，限制了营养的有效供给，并导致微环境酸中毒，从而阻碍了免疫细胞的功能。更有趣的是，在维持体内各种类型免疫细胞稳态的过程中，代谢重编程也是必不可少的。目前，越来越多的研究指出，免疫细胞在增殖、分化和执行效应器功能的过程中会发生代谢重编程，这对免疫应答至关重要。肿瘤细胞和免疫细胞的代谢重编程过程中涉及众多酶的参与，其对免疫细胞的功能和肿瘤的免疫治疗至关重要。

（一）颗粒酶 B (granzyme B, GzmB)

1. 非霍奇金淋巴瘤

在非霍奇金淋巴瘤的鉴别诊断中，可用流式细胞术检测颗粒酶 B 和穿孔素的表达水平，鉴别 T 细胞淋巴瘤和 NK 细胞淋巴瘤中的亚型。

2. 卵巢癌

研究发现，卵巢癌患者外周血 NK 细胞中穿孔素和颗粒酶 B 的表达高于健康人，卵巢癌中颗粒酶 B 和穿孔素的高表达可促进肿瘤的发生发展。

3. 肺癌

通过检测分析肺癌血清中颗粒酶 B 含量，发现颗粒酶 B 在肺癌患者中低表达，在健康人群中高表达。

4. 结直肠癌

研究显示，在结直肠癌肿瘤组织中颗粒酶 B 高表达，在正常结肠黏膜组织低表达。YUNUSOVA 等的研究结果显示，在结直肠癌外周血中 NK 细胞中颗粒酶 B 和穿孔素随着肿瘤体积增大和淋巴结侵袭而升高。其原因是颗粒酶 B 在诱导肿瘤细胞凋亡过程中，细胞外颗粒酶 B 由于未被受体吸收，可能会进入到循环血中。

5. 乳腺癌

在乳腺癌外周血中，颗粒酶 B 和穿孔素主要表达于细胞毒性 T 细胞和 NK 细胞，其原因在于在生理情况下，静止的 CD8⁺T 细胞前体细胞内颗粒酶 B 和穿孔素的表达水平低，当机体内发生癌变时，CD8⁺T 淋巴细胞被激活，释放出大量的颗粒酶 B 和穿孔素，诱导肿瘤细胞凋亡。CD3⁺T 细胞中颗粒酶 B 和穿孔素的表达与肿瘤大小、肿瘤分期、淋巴结转移呈正相关，CD8⁺T 细胞中颗粒酶 B 的表达也与肿瘤大小、肿瘤分期呈正相关。

（二）白细胞介素的受体相关激酶（IRAK-M）

IRAK-M 是一个是活的丝氨酸／苏氨酸激酶，优势表达于巨噬细胞，是一个强有力的 TLR 信号负向调控因子。研究发现，在同基因小鼠肺癌模型中 IRAK-M 在 TAM 中的表达水平显著高于腹腔巨噬细胞。Lewis 肺癌细胞皮下接种 IRAK-M-/- 小鼠较接种野生型小鼠肿瘤生长速率显著降低。IRAK-M 缺陷的中性粒细胞能够在体内外实验中促进 T 细胞的增殖和活化，增强 T 细胞抗肿瘤反应，IRAK-M 的缺陷使得中性粒细胞被特性编辑为一种高效的抗肿瘤免疫调控器。

（三）金属蛋白酶（MP）

金属蛋白酶（MP）是一个在其活性中心具有金属离子的大型蛋白酶家族。根据结构域的不同，金属蛋白酶可分为多种亚型，主要包括基质金属蛋白酶（MMPs）、解整合素金属蛋白酶（ADAMs）以及具有血栓反应蛋白基序的 ADAMs（ADAMTS）。它们具有蛋白质水解、细胞黏附和细胞外基质重塑等多种功能。MP 在促进免疫细胞活性和调节免疫细胞迁移方面发挥重要作用。MP 和免疫细胞之间的关系如图 8-2 所示。

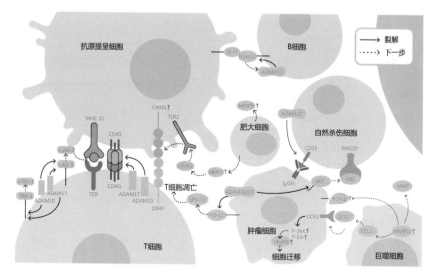

图 8-2　MP 与免疫细胞中间的信号传递

1.CD4$^+$Th 细胞

ADAM10 和 ADAM17 在静止的 CD4$^+$Th 细胞表面表达，对调节 CD4$^+$Th 的发育和功能很重要。ADAM10/17 在 T 细胞共刺激受体以及共抑制受体的脱落中发挥关键作用。例如，CD154（CD40L）是一种 II 型膜共刺激受体，在 T 细胞和 APC 之间的相互作用后，CD154 表达在几个小时内迅速上调，随后在 ADAM10 和 ADAM17 裂解后从 T 细胞表面释放。此外，ADAM10 和 ADAM17 还作用于共刺激受体 CD137，以及抑制性受体 LAG-3 和 TIM-3，sLAG-3 和 sTIM-3 的可溶性形式都是在 ADAM10 和 ADAM17 蛋白水解裂解后形成的。

2.B 细胞

是体液免疫的关键细胞成分，位于脾脏中边缘区 B 细胞（MZB）表达高水平的 CD80/86 共刺激分子，导致 T 细胞活化。Notch2 信号传导是 MZB 细胞发育所必需的，在 MZB 的发育过程中，Notch2 异二聚体与基质细胞和 APC 上的 DLL1 等配体结合，这启动了一种未知的金属蛋白酶水解受体，导致 Notch 胞内结构域的释放，该结构域转移到细胞核并触发下游靶基因的表达。这种未知的金属蛋白酶可能是 ADAM10。

3. NK 细胞

表达 IgG Fc 受体 Fcγ RIII (CD16), CD16 分子可被 ADAM17 从活化的 NK 细胞表面裂解, ADAM17 的抑制会削弱 CD16 和 CD62L 的胞外脱落, 从而显著增加细胞内 TNF-α 和 IFN-γ 的水平。此外, MMPs 和 ADAMS 可以从肿瘤细胞表面切割活化受体 NKG2D 的配体。这些裂解蛋白的可溶性形式与 NKG2D 结合, 并诱导该受体的内吞和降解, 导致肿瘤逃避监控。总的来说, ADAM17 裂解的多种底物与 NK 细胞的不同作用有关。

4. 肿瘤相关巨噬细胞（TAM）

有助于癌症的发生和恶性进展, 高水平的 TAM 与预后不良和总体生存率降低有关。在多种癌症中, 发现 TAM 通过分泌 MMPs 促进肿瘤血管生成和侵袭, 并调节免疫反应。MMP 的调节与 TAM 分泌的趋化因子密切相关。

(四) 胸苷磷酸化酶、吲哚胺 2, 3- 双加氧酶 (IDO)、HBV DNA 聚合酶

肿瘤相关巨噬细胞还可以通过产生促血管生成因子胸苷磷酸化酶 (thymidine phosphorylase) 参与促血管生成过程, 胸苷磷酸化酶在体外促进血管内皮细胞的迁移, 并且其表达丰度与肿瘤新生血管的量显著相关。

吲哚胺 2, 3- 双加氧酶（indolamine-2., 3-dioxygenase, IDO）是一种免疫抑制性酶类, 目前发现 IDO 不但表达在肿瘤细胞和间质细胞（如乳腺癌、黑色素瘤、结肠癌、肺癌）, 在肿瘤患者引流淋巴结的树突状细胞（DC）上亦能检测到 IDO 的表达。

研究显示, HBV DNA 聚合酶通过抑制 NF-κB 中 p65 的表达来下调 ICAM1 的水平以介导 HCC 免疫逃逸。

(五) L- 天冬酰胺酶

研究还发现通过减少天冬酰胺（Asn）、给予 L- 天冬酰胺酶（ASNase）或者给予 Na+ 依赖性谷氨酰胺载体 2 (alanine-ser-ine-cysteine transporter 2, ASCT2) 的抑制剂来减少天冬酰胺的摄取, 均可抑制 CD8+T 细胞的活性和抗肿瘤反应。Asn 水平升高可增强 CD8+T 细胞的活化和对肿瘤细胞的效应功能, 限制 Asn 饮食、给予 ASNase 酶或 Asn 转运体 SLC1A5 的抑制

剂可削弱 CD8$^+$T 细胞的活性和反应。Asn 不会直接改变细胞的代谢通量，却能与 SRC 家族蛋白酪氨酸激酶 LCK 结合并诱导其 Tyr394 和 Tyr505 的磷酸化，从而激活 LCK 信号，进而促进 T 细胞活化并改善 T 细胞对病原体或恶性细胞的反应。

（六）表观遗传调控相关酶

肿瘤微环境（TME）由多种细胞类型组成。除肿瘤细胞外，TME 还包含多种非上皮细胞类型，包括构成血管系统的细胞（内皮细胞、周细胞和平滑肌细胞）、参与免疫监测的细胞（淋巴细胞、巨噬细胞和肥大细胞）以及基质细胞（成纤维细胞）。CD8$^+$T 细胞是机体识别与杀伤肿瘤细胞的关键免疫细胞，其功能却常常被复杂的肿瘤微环境所抑制。肿瘤细胞可利用多种表观修饰机制调节 T 细胞介导的抗肿瘤免疫应答，从而实现免疫逃逸。

基于表观遗传学的治疗旨在调节影响免疫细胞、其他正常细胞和 / 或癌细胞中各种信号通路的转录编程，从而影响这些细胞群体的命运。表观遗传药物是作用于细胞表观基因组以发挥其功能的化学物质，这些药物包括 DNA 甲基转移酶（DNMT）、DNA 去甲基酶、组蛋白去乙酰化酶（HDAC）、组蛋白乙酰转移酶（HATs）、组蛋白甲基转移酶（HMT）、组蛋白去甲基酶（HDMs）和其他相关酶的抑制剂。

已知与免疫功能（STING）、CD8$^+$ 细胞毒性 T 细胞（GzmB、IFN-γ、IL-2、IL-12）和 FOXP3$^+$Treg 细胞相关的关键效应分子通过表观遗传途径进行调节。事实上，许多细胞因子和趋化因子在癌症中通过表观遗传途径调节。

（七）E3 泛素连接酶

肿瘤免疫治疗在肿瘤治疗领域正变得越来越重要，并在治疗各种晚期恶性肿瘤方面显示出良好的效果。然而，耐药性和不良反应仍然是免疫治疗管理的主要挑战。免疫治疗的未来方向是确定新的靶点，开发联合治疗和减少副作用的新方法。泛素化是一种典型的蛋白质翻译后修饰。在此过程中，泛素与底物共价结合，并介导其转移至 26S 蛋白酶体复合体进行降解。E3 泛素连接酶是泛素化反应中的关键酶，介导泛素 - 蛋白酶体系统中底物的识别，并确定泛素化反应的特异性。目前，越来越多的 E3 连接酶被确定为肿瘤免疫反应的关键调节因子，包括 MARCH 家族和 FBXO38，它们介导程序性细胞死亡受体 1（PD-1）的蛋白酶体降解。在肿瘤免疫治疗中，靶向 E3 连接酶可以增强抗肿瘤免疫。因此，靶向 E3 连接酶可能是临床肿瘤免疫治疗的有效策略。

第五节 酶与移植免疫

一、移植免疫概述

机体丧失功能的器官，可以通过器官移植重建其生理功能。器官移植的实验研究则在 20 世纪初开始，Carrel 等首先发现，狗的自体肾移植可维持良好的功能，而同种异体肾移植总是在移植后 1 周左右被排斥，器官移植排斥的机制不清。直到 40 年代，英国科学家 Medawar 应用家兔皮肤移植实验模型，进行了一系列研究，证实了移植排斥反应本质是受体免疫系统对移植器官的免疫排斥反应。进一步的研究证明，引起小鼠移植排斥的主要抗原存在于第 17 对染色体上的主要组织相溶性基因复合物（H-2）编码的抗原。这些移植排斥的免疫学基础研究，大大促进了临床器官移植的发展。

一般将器官移植分为自体移植（autologous transplantation）、同系移植（syngeneic transplantation）、同种（异体）移植（allogeneic transplantation）和异种移植（xenogeneic transplantation）。在人的同种移植中，同卵双生子之间，由于遗传背景完全相同，互相之间移植的器官不会受到排斥，临床上进行的器官移植主要是遗传背景不完全相同的同种异基因移植（allogeneic transplantation）。1954 年，美国医生 Murray 第一次施行同卵双生姐妹之间的肾移植获得长期生存，此后许多同种异基因肾移植也获得成功。肾移植已是临床治疗晚期肾功能衰竭的主要手段。1956 年，美国医生 Thomas 第一次给一位白血病患者进行骨髓移植获得成功，目前异基因骨髓移植已成为临床许多疾病，包括遗传病、血液系统疾病等的重要治疗方法，Murray 和 Thomas 的工作标志着器官移植已成为临床疾病治疗的手段，对医学的发展具有重要的意义。

器官移植是治疗终末期器官功能衰竭的最有效方法，但全球移植器官供体严重短缺，每天都有人在等待中离世。据不完全统计，我国每年约有 150 万人需要进行器官移植，但每年的器官捐献者仅约 1 万人，最终能够得到移植器官的人数远远低于需要治疗的人数。异种移植的雏形源于 17 世纪法国。当时，一位 15 岁的男孩因未知感染出现严重高热，在对他进行数十次当时流行的放血疗法后，男孩体内严重缺血，当时的医生将新鲜的羊羔血注射到患者的静脉中，不久，该患者的身体竟然恢复正常。此后，异种器官移植开始被不断研究。2022 年 3 月 8 日，世界首例接受猪心移植的心脏病患者大卫·贝内特（David Bennet）在术后两个月去世。尽管令人遗憾，但给异种器官移植的未来带来了新的希望。

移植后并发症包括排斥反应、移植物抗宿主反应、感染、肾功能衰退、肿瘤、动脉粥样硬化等。所有接受的同种异体移植的受者都要面临移植排斥的问题，受者的免疫系统会将移植物识别为异体组织并攻击它，接受含有免疫细胞的器官移植还可能出现移植物抗宿主问题。含有免疫细胞（特别是骨髓、肠和肝脏）的移植物的接受者处于移植物抗宿主病的风险中，其中，供体免疫细胞会攻击受体组织。在移植期间和移植后，通过移植前筛查和移植后免疫抑制的使用可将这些并发症的风险降至最低。

二、酶与移植免疫

（一）补体激活形成的裂解片段

补体激活形成的裂解片段在移植排斥反应中发挥重要作用，包括：① C3a、C5a 可诱导巨噬细胞、中性粒细胞募集，加重移植物血管内皮细胞损伤；可介导巨噬细胞释放前列腺素 E2，导致血管痉挛；可介导肥大细胞释放组胺，引起组织水肿；通过与内皮细胞表面相应受体结合，可激活移植物内皮细胞并改变细胞支架，并促进炎症因子释放；可促进内皮细胞表达黏附分子。② C4d 可与组织（如Ⅳ型胶原）共价结合，分布于毛细血管基底膜和内皮细胞表面，成为组织内抗体沉积和补体激活的持久性标志物。③可溶性 C5b ～ 9，可通过介导 NF-kB 核转运而促进炎症因子（如 CCL2、CXCL8 等）合成和分泌，并促进黏附分子表达。④ C5a 和可溶性 C5b ～ 9 可诱导内皮细胞合成组织因子，介导移植排斥反应中的血栓性微血管病（如弥漫性血管损伤和血栓形成）。⑤膜攻击复合物（MAC），除介导细胞溶破外，也可诱导内皮细胞增殖。

（二）穿孔素和颗粒酶 B

①穿孔素和颗粒酶 B 是由 CTL 颗粒储存并分泌的，作用于靶细胞膜破坏靶细胞膜从而导致细胞死亡，是细胞毒性作用的始动因子，与急性排斥（acute rejection，AR）发生密切相关。②穿孔素和颗粒酶 B mRNA 表达可以早期判断 AR 的发生，其表达早于组织病理学改变。③穿孔素和颗粒酶 B 可以在外周血液和移植物排泄物，如尿液等。通过逆转录 - 聚合酶链反应等分子生物学技术检测出表达，可作为判断 AR 发生的一种非侵入性、较敏感和特异的诊断方法。④通过定量检测发现其表达水平与排斥反应的严重程度相关。⑤免疫抑制剂如环孢素 A 能抑制其表达。⑥可作为临床诊治参考，如表达阳性预示 AR，需附加免疫抑制治疗；如表达阴性，说明移植物处于稳定状态，无需附加免疫抑制剂。

（三）组蛋白去乙酰化酶 Sirt1

有研究表明 Th17 和 Treg 细胞之间的平衡与同种异体移植物排斥反应的发生密切相关。Th17 细胞对于急性和慢性排斥的发生十分重要，而 Treg 细胞又对于诱导和维持受者对移植物的免疫耐受至关重要。Sirtuins 是 NAD^+ 依赖的第三类组蛋白去乙酰化酶，其在转录调控、新陈代谢、细胞老化、细胞自噬 / 凋亡、自身免疫、氧化应激、炎症等各项生理过程中均扮演着重要角色。Sirtuins 家族共有七位成员，其中 Sirt1 对于各类在机体免疫功能发挥重要作用的转录因子起着重要的调控作用。最初的研究认定 Sirt1 在免疫过程中主要发挥着抗炎作用。但是近年来聚焦 T 淋巴细胞的研究实验表明 Sirt1 在免疫应答过程中发挥着重要的促炎作用。一方面，Sirt1 可以对 Foxp3 蛋白这一 Treg 细胞的特异性转录因子去乙酰化从而负性调控 Treg 细胞的免疫功能；另一方面，Sirt1 还可以通过调节 RORγt 的活性正向调控 Th17 细胞的功能。

（四）组蛋白去乙酰化酶 11

组蛋白乙酰化是一种重要的表观遗传修饰，受到组蛋白乙酰转移酶和组蛋白去乙酰化酶的动态调节。组蛋白去乙酰化酶 11(histone deacetylases 11,HDAC11) 是 IV 类 HDAC 的唯一成员，能够催化组蛋白和非组蛋白赖氨酸残基去乙酰化并具有去脂酰化活性。HDAC11 与免疫细胞的成熟、分化和功能密切相关，研究显示 HDAC11 通过负调控 IL-10 和上调促炎细胞因子发挥免疫激活作用，但 HDAC11 也负调控中性粒细胞和 T 细胞的功能，发挥免疫抑制作用。

关于 HDAC11 在移植免疫中的作用，有研究报道抑制 HDAC11 能够改善器官移植后的免疫排斥反应。在大鼠肝移植模型中沉默 HDAC11 会上调 IL-10 表达，下调 TNF-α、IL-2 表达。敲降 HDAC11 几乎消除了急性排斥反应产生的肝脏炎症，使大鼠的存活率高于对照组和免疫抑制剂 FK506 处理组。另一项研究也发现了类似的现象，即抑制 HDAC11 可通过上调 KCs 中 IL-10 的表达诱导大鼠原位肝移植后的免疫耐受。HDAC11 敲除大鼠血浆中 TNF-α、IL-2、IFN-γ 等促炎因子水平降低，而 IL-4 和 IL-10 水平升高，大鼠原位肝移植术后的存活率显著高于对照组和 HDAC11 过表达组。此外，在小鼠 KCs 中敲降或过表达 HDAC11 分别促进和抑制 IL-10 表达。在 LPS 刺激下，沉默 HDAC11 抑制 KCs 表面主要组织相容性复合体 II(major histocompatibility complex II，MHC-II) 以及 B7-1、B7-2 和 CD40 等共刺激因子的表达，进一步抑制 $CD4^+T$ 细胞增殖，诱导免疫耐受。在小鼠同种异体心脏移植实验中，在受体小鼠中全身性敲除 HDAC11 或仅在 Tregs 中特异性敲除 HDAC11 均能增强移植物的免疫耐受性，使 60% 的受体小鼠长期存活。在移植物动脉硬化小鼠模型中，在受体小鼠 Tregs 中特异性敲除 HDAC11 可使移植物的心肌组织在移植后 30 天时仍保持良好状态且不发生动脉内膜增生。但同时有报道在小鼠同种异体骨髓移植模型中，HDAC11 敲除的供体 T 细胞通过上调 IFN-γ、TNF 等 Th1 细胞因子表达，加快移植物抗宿主病发病并促进受体 T 细胞增殖，造成更严重的免疫排斥反应和器官损伤。

全身性敲除 HDAC11 或在巨噬细胞中特异性敲除 HDAC11 均增强了移植物和宿主的免疫耐受能力，这与 HDAC11 是 APCs 免疫功能的激活因子一致。

而 HDAC11 是 T 细胞功能的负调控因子，敲除 HDAC11 增强 T 细胞的免疫排斥反应。由于 Tregs 能够抑制 Teffs 的功能，在 Trcgs 中特异性敲除 HDAC11 增强了 Tregs 对 Teffs 的抑制作用从而减轻免疫排斥。因此，根据 HDAC11 对不同细胞的调控作用以及免疫细胞的功能，在不同细胞中特异性抑制或敲除 HDAC11 可能进一步减轻移植手术引发的免疫排斥反应。

（五）吲哚胺 2,3- 双加氧酶

吲哚胺 2，3- 双加氧酶（IDO）是一种胞内酶，催化 L- 色氨酸转化为 N- 甲酰基尼氨酸。IDO 是一种限速酶，催化色氨酸降解为酪氨酸，被认为对需要色氨酸增殖的 T 细胞具有耐受作用。IDO 在功能性静止调节性 T 细胞的激活和调节中也起着重要作用。IDO 在哺乳动物体内广泛分布。对小鼠体内 IDO 的构成性表达分析表明，表达 IDO 的细胞主要分布于附睾、胎盘、胃肠道黏膜、肺、胸腺、眼前房等组织中，而且特异性地表达在巨噬细胞和 DC 上。

IDO 对移植排斥反应的作用：IDO 在炎症或感染过程中的表达显著增加，所以其最初被认为是机体抵御微生物感染的效应机制之一。近年对 IDO 的更为深入的研究发现，IDO 并不只是一种诱导型的宿主防御机制，其对于免疫系统的反应调控同样发挥着重要作用。研究显示胎盘滋养层母细胞表达的 IDO 对抑制排斥反应起到了至关重要的作用，当应用 IDO 的特异性抑制剂于妊娠小鼠后，迅速引起了 T 细胞介导的胚胎排斥反应，导致妊娠小鼠出现流产。IDO 的活性表达受 γ 干扰素（IFN-γ）调控，IFN-γ 可刺激 DC 分泌有活性的 IDO，这种 DC 能明显抑制 T 细胞增殖。在对同种异体骨髓移植后出现的急性移植物抗宿主病（GVHD）的研究中发现，IDO 的表达与 GVHD 相关感染关系密切。在小鼠同种异体原位肝移植中，最严重的免疫排斥反应多见于移植术后第 7 天，无需任何免疫抑制剂的情况下，受体小鼠可自然克服这种排斥过程，而使用 IDO 特异性抑制剂后，可见显著的急性免疫排斥反应进而导致移植失败。正常肝组织中仅表达 IDO，而原位肝移植术后却可同时检测到 IDO 的表达，且 IDO 特异性抑制剂能诱导原位肝移植排斥反应，显示活性 IDO 在调节异体原位肝移植耐受方面起重要作用。在同种异体小

鼠小肠移植实验中，高表达 IDO 的供体 DC 术前输注受体显著延长了移植小肠的存活时间并减轻了排斥反应。在小鼠皮肤移植实验中，IDO 转染的供体 DC 预先处理的小鼠同样以一种抗原依赖的方式诱导同种异体皮肤移植物的免疫耐受。

（王光川）

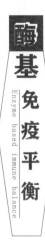

参考文献

[1] 曹雪涛．免疫学前沿进展 [M]．4 版．北京：人民卫生出版社，2017.

[2] 曹雪涛．医学免疫学 [M]．7 版．北京：人民卫生出版社，2018.

[3] 曹雪涛．医学免疫学 [M]．2 版．北京：人民卫生出版社，2021.

[4] 闫新宇，韩金帅，王俊阁．γδT 细胞在气道过敏性疾病中的作用 [J]．中国临床医生杂志，2024，52(1)：29-31.

[5] 罗曼．维生素 D 代谢酶 CYP27B1 及 CYP24A1 在系统性红斑狼疮中的作用 [D]．川北医学院，2021.

[6] 狄雪琪．ADAR1 在系统性红斑狼疮中的表达特征及其与血清 IFN-α 的关系 [D]．郑州大学，2021.

[7] 赵杭．去泛素化酶 USP46 在狼疮性肾炎足细胞损伤中的作用及可能机制 [D]．河北医科大学，2023.

[8] 曾君．血清 PS-PLA1 水平与系统性红斑狼疮疾病活动度相关性分析 [D]．中国人民解放军陆军军医大学，2023.

[9] 韦雅芳．赖氨酸乙酰转移酶 KAT2A 对狼疮肾炎的作用研究 [D]．中南大学，2022.

[10] 杨桂钊．系统性红斑狼疮患者血清胆碱酯酶水平变化及外周血单个核细胞非神经元胆碱能系统基因表达的研究 [D]．川北医学院，2022.

[11] 孙梦娇．受体酪氨酸激酶 AXL 介导实验性自身免疫性脑脊髓炎小胶质细胞极化的机制研究及靶向药物筛选 [D]．兰州大学，2023.

[12] 刁娜．IRAK-M 在炎症性肠病及炎症相关结直肠肿瘤进展中的作用及机制研究 [D]．南方医科大学，2019.

[13] 翁香琴．《流式细胞学在非霍奇金淋巴瘤诊断中的应用专家共识(2016 年版)》解读 [J] 临床血液学杂志，2017，30 (9)：687-692.

[14]Chapman N M, Chi H. Metabolic adaptation of lymphocytes in immunity and disease [J]. Immunity, 2022, 55(1): 14-30.

[15]Chen W, Chen S, Yan C, et al. Allergen protease-activated stress

granule assembly and gasdermin D fragmentation control interleukin-33 secretion [J]. Nat Immunol, 2022, 23(7): 1021-1030.

[16]Smolen J S, Aletaha D, McInnes I B. Rheumatoid arthritis [J]. Lancet. 2016, 388(10055): 2023-2038.

[17]McInnes IB, Schett G. Pathogenetic insights from the treatment of rheumatoid arthritis [J]. Lancet. 2017, 389(10086): 2328-2337.

[18]Mcinnes I B, Schett G. The pathogenesis of rheumatoid arthritis [J]. N Engl J Med, 2011, 365(23): 2205-2219.

[19]Bonnans C, Chou J, Werb Z. Remodelling the extracellular matrix in development and disease [J]. Nat Rev Mol Cell Biol, 2014, 15(12): 786-801.

[20]Kessenbrock K, Plaks V, Werb Z. Matrix metalloproteinases: regulators of the tumor microenvironment [J]. Cell, 2010, 141(1): 52-67.

[21]Wu J, Li G, Li L, et al. Asparagine enhances LCK signalling to potentiate CD8[+]T-cell activation and anti-tumour responses [J]. Nat Cell Biol, 2021, 23(1): 75-86.

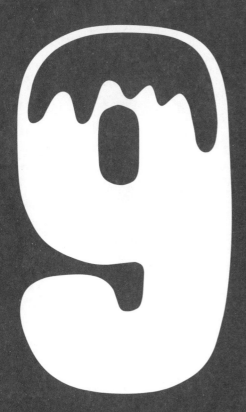

第九章

酶基免疫平衡理论的科学意义

酶是一种生物催化的活性蛋白，催化人体与外界的物质能量更充分地转化，调节生理与细胞环境，激活人体免疫力。人体内酶越多、越完整，人就越健康越年轻。

第一节　酶与免疫平衡关系的深入解读

酶与免疫平衡关系的深入解读与阐述具有极其重要的科学意义，我们在酶与免疫平衡理论提出基础上，试探性地提出了三网络平衡与人体健康，即：免疫细胞网络平衡，细胞因子网络平衡，机体酶分子网络平衡。这三个网络之间的平衡与相互作用决定了人体内在健康的模式，也直接影响人体外在健康和整体健康水平，甚至决定人的寿命。

酶与免疫的关系之密切与平衡是一个生物学和免疫学领域里的重要研究课题。免疫系统三大功能的发挥，依赖于酶类功能的健全，配合及相互作用。这一领域里的相关科学问题的深入研究及相关机理的阐述必将进一步推动免疫学及免疫细胞中酶作用原理研究的进展，以及免疫相关疾病的治疗。基于上述分析，我们试探性提出酶与免疫系统平衡问题，即：机体细胞内外存在着大量生物活性酶类，这些酶类的数量及活性高低，直接或间接影响免疫器官和组织，免疫细胞，亚群的活性，细胞因子的产生，从而影响到整个机体免疫功能，生命状态和人体健康（图 9-1）。因此，保持酶和免疫平衡，同时调节酶平衡和免疫平衡是人类战胜疾病，是保持健康的关键所在。

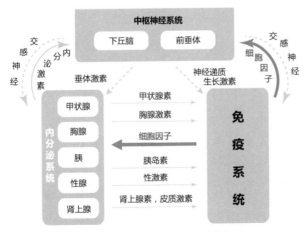

图 9-1　体内三大系统平衡与酶的作用

第二节　应用酶基免疫平衡理论指导大健康产业发展

　　大健康产业作为一个快速发展的行业，为了人民群众日益增长的健康需求，国家出台众多政策法规，保障全民健康，鼓励健康产业发展。2016年《"健康中国2030"规划纲要》发布，这是中华人民共和国成立以来首次在国家层面提出的健康领域中长期战略规划。国务院正式印发《国务院关于实施健康中国行动的意见》，把"健康中国"作为重要的国家战略推进实施，健康产业纳入国民经济支柱产业，全社会健康消费支出将会进一步提高，国内大健康产业将会加速发展。

　　21世纪，大健康产业是继AI和互联网行业后的朝阳产业。从行业对GDP的贡献来看，美国健康行业增加值占GDP比重超过15%，加拿大、日本等国健康产业增加值占GDP比重也超过10%。而在我国，仅占国民生产总值的4%～5%，低于许多发展中国家。因此，中国的大健康产业预测从2021年的不到2万亿美元增长到2030年的5万亿美元，年均增长率超过10%（约62万亿元）。

　　目前，大健康产业已成为发展潜力最大的未来产业，健康服务已经成为关系到国计民生、未来社会整体幸福指数的国家级重大事业。中国与全球的大健康产业发展情况基本一致，同样由于社会结构变化而需求不断增长，具有可持续增长性。让我国健康产业得到长足稳健的发展，也逐渐形成独有特色的模式，以药品、保健食品、营养补充剂、医疗器械、保健用品、中医保健养生、健康体检咨询、预防康复健康管理为理念的"大健康"产业链条已初具规模。

　　在此条件下，以酶基免疫平衡理论为指导的相关系列产品的问世，必将带动中国大健康产品及产业在健康的道路上迅猛发展，造福于全体人民。

　　些帮助机体功能的特别酶产品，免疫健康及预防疾病，抗衰老产品，用于维护机体酶与免疫平衡的产品对于人民，特别是老年人群，患病人群的预防与辅助治疗十分重要。酶好生活集团也将为此付出不懈的努力，正在基于酶基免疫平衡理论系统开发一系列相关产品，如生命PACK等必将满足健康产业需求，为大健康产业发展贡献力量。

（王晓楠 单凤平）